实用临床 B 超诊断与应用

刘杲友　编著

汕頭大學出版社

图书在版编目（CIP）数据

实用临床 B 超诊断与应用 /刘呆友编著. — 汕头：
汕头大学出版社，2020.12
ISBN 978-7-5658-4146-0

Ⅰ.①实⋯　Ⅱ.①刘⋯　Ⅲ.①超声波诊断
Ⅳ.①R445.1

中国版本图书馆 CIP 数据核字（2020）第 246168 号

实用临床B超诊断与应用

SHIYONG LINCHUANG B CHAO ZHENDUAN YU YINGYONG

编　　著： 刘呆友
责任编辑： 邹　峰
责任技编： 黄东生
封面设计： 郭宝鹰
出版发行： 汕头大学出版社
　　　　　　 广东省汕头市大学路 243 号汕头大学校园内 邮政编码：515063
电　　话： 0754－82904613
印　　刷： 蚌埠市广达印务有限公司
开　　本： 850mm×1168mm　1/16
印　　张： 17.5
字　　数： 459 千字
版　　次： 2020 年 12 月第 1 版
印　　次： 2023 年 10 月第 1 次印刷
定　　价： 65.00 元
ISBN 978-7-5658-4146-0

作者简介

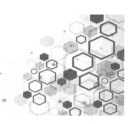

刘呆友，山东省诸城市妇幼保健院医生。

1995 年 9 月—1999 年 7 月，中专毕业于山东省益都卫生学校社区医学专业；

1997 年 9 月—2001 年 7 月，专科毕业于山东省潍坊医学院临床医学专业；

2009 年 3 月—2012 年 1 月，本科毕业于山东省泰山医学院临床医学专业；

1999 年 10 月—2013 年 4 月，山东省诸城市精神卫生中心超声科工作；

2013 年 4 月至今，山东省诸城市妇幼保健院超声医学科工作。

前　言

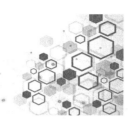

超声诊断是一种现代医学影像学诊断方法。经过几代人的辛勤探索和经验积累，随着各种新性能超声仪器的不断涌现，超声诊断水平有了很大的提高。

B型超声是超声的主要检查方法。近年来，虽然超声技术发展突飞猛进，但内镜超声、超声造影、三维成像、弹性成像等新技术都是在B型超声基础上发展起来的。因此，凡是进行超声工作的医师及相关医务人员，都应该了解B型超声的基本知识，以便更好地应用其为被检查者服务。

超声诊断是一种无创、无痛、方便、直观的有效检查手段，深受临床医师和患者的欢迎，是一项有价值的临床辅助诊断方法。B型超声检查的范围很广，不同的检查部位，检查前的准备亦不相同。本书在介绍B型超声的基础上，对心脏疾病、胸腔疾病、胃肠疾病等的B超诊断与应用进行了详细论述，读者能够在了解超声的基础上，简单把握相关疾病的超声诊断与应用。

近年来，超声诊断的应用在大部分基层医疗卫生单位普及开来，超声医生在掌握超声诊断技术和仪器使用的同时，也需要不断学习、不断提高，才能适应超声技术的快速发展。但是目前国内关于超声诊断的专著较少，基层医生进行超声诊断业务学习较为困难。为适应医疗卫生事业对超声诊疗的需求，方便更多从事超声诊断工作的临床医师了解相关知识，笔者精心编撰了这部《实用临床B超诊断与应用》，希望能对基层医疗卫生单位超声医生培训有所裨益。

限于笔者水平和编写时间仓促，书中一定存在疏漏、错误之处，敬请广大读者不吝批评指正，以便进一步修订完善。书中参考、借鉴了国内外同类医疗科技资料和著作，谨此一并致谢！

编　者
2020 年 10 月

目 录

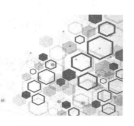

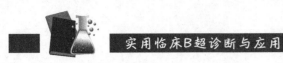

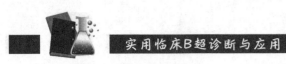

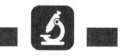

第一章 概 论

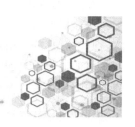

第一节 超声诊断的定义

超声医学是声学、医学和电子工程技术相结合的一门新兴学科。凡研究超声对人体的作用和反作用规律，并加以利用，以达到诊断、保健和治疗等目的的学科，都可称为超声医学。

超声诊断学是研究和应用超声的物理特性，以特定方式扫查人体、诊断疾病的科学。它主要通过研究人体对超声的反作用规律，来了解人体内部情况，在现代医学影像学中与 CT、X线、核医学、磁共振并驾齐驱，互为补充。它以强度低、频率高、对人体无损伤、使受检人无痛苦、显示方法多样而著称。

超声诊断仪有多种档次，先进的高档仪器结构复杂，具有高性能、多功能、高分辨率和高清晰度等特点。其基本构件包括发射、扫查、接收、信号处理及显示 5 个组成部分。

超声诊断仪分两大部件，即主机和探头。一个主机可以有一个、两个或更多的探头，而一个探头内可安装一个压电晶片或数十个以至上千个晶片，如实时超声诊断探头由一个至数十个晶片组成一个阵元，依次轮流工作，发射和接收声能。

晶片由伸缩材料构成，担任"电—声"或"声—电"的能量转换，故称换能器，按频率分，有单频率、多频率和宽屏探头。

实时超声探头按压电晶片的排列，分线阵、凸阵、环阵等；按用途划分，又有体表、腔内、管内等各种名称；有的探头仅数毫米，可进入冠状动脉内。

第二节 超声诊断的种类

一、超声波诊断法

超声波诊断法即 A 型超声诊断法，是将回声以波的形式显示出来，为幅度调制型。

二、二维超声显像诊断法

二维超声显像诊断法即 B 型超声诊断法，是将回声信号以光点的形式显示出来，为辉度调制型。回声强则光点亮，回声弱则光点暗。光点随探头的移动或晶片的交替轮换而移动扫查。由于扫查连续，可以由点、线而扫描出脏器的解剖切面，是二维空间显示，又称二维法。按成像速度不同，可分为慢速成像法和快速成像法。

1. 慢速成像法

慢速成像法分为手控探头扫查法、机械运动扫查法、计算机机械运动扫查法 3 种。

2. 快速成像法

快速成像法分为机械方形扫查法、机械扇形扫查法、电子（线阵）方形扫查法、电子（栅阵、凸阵、环阵）扇形扫查法4种。

慢速成像法只能显示脏器的静态解剖图像，由于每帧图像线数甚多，图像清晰，扫查的空间范围大。快速成像则能显示脏器的活动状态，也称实时显像诊断法，但所显示的面积较小，每幅图像线数与每秒显示的帧频，相互制约，互成反比。

三、超声光点扫描法

超声光点扫描法是在辉度调制型中加入慢扫查锯齿波，使回声光点从左向右自行移动扫查，故称M型，它是B型超声中的一种特殊显示方式。纵坐标为扫描时间线，显示超声传播时间（被测结构深度位置），横坐标为光点慢扫描时间，当探头固定一点扫查时，从光点的移动可观察反射体的深度及其活动状态。常以此法探测心脏。

四、超声频移诊断法

超声频移诊断法即D型多普勒超声，主要有以下几类。

1. 多普勒超声听诊法

多普勒超声听诊法可听取早期胎心胎动，用于产科监测胎心。

2. 多普勒超声频谱诊断法与彩色多普勒超声

多在二维声像图上固定取样线、取样点，再提取多普勒信号，显示出多普勒频谱图，用脉冲多普勒可以探测心脏血管内血液的流向、流速、流量，并可同时听取多普勒信号。采用伪彩色编码技术，多用红蓝色代表血流的向背方向。颜色的深浅代表血流的快慢，统称彩色多普勒超声（简称CDFI）。

3. 经颅多普勒超声诊断法及彩色三维经颅多普勒超声诊断法

经颅多普勒，简称TCD，在神经科颇具有实用价值。通过枕骨大孔可以检出椎动脉颅内段，基底动脉和小脑下后动脉的血流信号。

4. 彩色多普勒能量图法

彩色多普勒能量图法简称CDE，只反映红细胞数量的多少。

五、三维超声诊断法

显示出超声的立体图像。目前应用的仪器是在二维图像的基础上利用计算机进行三维重建，有静态、动态显示，尚未达到实时三维图像。

六、超声显微镜诊断法

利用特高频超声，显示组织器官的细微结构。

七、超声组织定位诊断法

超声组织定位诊断法是指利用超声对组织的特征进行确认的方法。

八、C型超声诊断法

C型超声诊断法显示的声像图与声束的方向垂直。

九、P型（PPI型）超声诊断法

直线扫查和圆周扫查相结合，则称P型。

第三节 B型超声诊断法

B型超声诊断法是超声诊断的主要方法，得到的是二维切面图，具有直观的优点。M型诊断法和多普勒频谱法须在B型二维图像上取样，才能更好地了解该M型曲线和多普勒频谱回声来源。彩色多普勒血流图（CDFI）和彩色多普勒能量图（CDE）、彩阶图、三维成像技术也必须与B型超声成像仪相结合，二维图像的好坏直接影响二维图像的质量。所以超声工作者对B型超声诊断法格外重视。

一、B型诊断法的工作原理

B型诊断法的工作原理都是应用回声原理工作诊断，即发射脉冲超声进入人体，然后接收各层组织界面的回声和脏器的内部散射回声作为诊断的依据。

二、超声波的分辨力

空间分辨力是指脉冲超声在人体软组织中传播时，能在屏幕上被分别显示的两个目标的最大间距。空间分辨率包括纵向分辨力、横向分辨力、侧向分辨力、显现力。

三、B型超声成像仪的使用

B型超声成像仪种类多，性能不一，在使用前必须详读使用说明书。

1. 仪器的安装

对安装的环境有一定的要求。室温在5～35℃环境下工作，冬天要保暖，夏天要空调。相对湿度要求为35%～85%，超声诊断室要远离理疗仪器和其他类似设备，以免超声图像受干扰，机房要求清洁防灰尘。要有遮光设备，光线要暗，工作时灯光不要直对屏幕，应创造封闭环境。

2. 电源

电源、电压不稳定者，必须使用交流稳压器。仪器要有良好的接地，要保持用电安全。仪器可连续工作4小时，不必频繁开机和关机。

3. 显示器亮度调整

调整好对比度和亮度按钮，使灰标各灰阶层次丰富，要使最低灰阶呈黑色，最高灰阶呈白色。

4. 灵敏度调节

仪器的灵敏度由总增益和近程抑制、远程补偿或STC组成。灵敏度调节的原理是在使图像清晰、亮度均匀的前提下，把灵敏度尽量调低，因为过高的灵敏度会影响仪器的分辨力。不同脏器和不同位置的声衰减不尽相同，应随时调整。

5. 图像后处理

图像后处理的使用，各人有自己的爱好，不求统一，使得到的图像达到重点突出和杂信号消失的目的即可。

6. 直方图

有人利用直方图鉴别组织的良恶性，由于良恶性组织的测值交叉太多，看来还不够成熟。

7. 动态聚焦

超声检查时必须根据探测深度的要求，实时调整聚焦的深度和范围，以获得最佳质量的图像。

8. 测量器的使用

测量器的使用有多种，以轨迹球使用最方便，可根据仪器说明书和屏幕菜单进行操作。

9. 腔内探头的使用

腔内探头的使用有阴道探头、直肠探头、食管探头、胃镜探头、血管内细径导管探头等。

10. 三维成像功能的使用

三维成像功能的使用有多种三维数据和三维显示的方法。

11. 图像的存贮、检索、复阅和电影的回放

高档仪器具有这些功能。

12. 其他

方位的变换、放大、正负变换、深度调节、字符显示等，均可按操作手册进行。

四、探测方法和体位

(一) 探测方法

1. 直接探测法

直接探测法是指探头与受检者皮肤或黏膜等直接接触，是常规采用的探测方法。

2. 间接探测法

间接探测法是指探头与人体之间灌入液体或插入水囊、耦合块等，使超声从发射到进入人体有一个时间上的延迟。现高频探头改变了浅表的显示效果，都不需要用间接探测法。

(二) 探测前准备

检测易受消化道气体干扰的深部器官时，需空腹检查或作更严格的肠道准备。胆囊检查需前晚进清淡饮食，当天早上禁食；妇产科和膀胱检查，要求充盈膀胱；经直肠检查者，提前需排便或灌肠。

(三) 超声探测的体位

因探测部位需要不同，可采取各种体位，无一定限制。

五、耦合剂的选用

耦合剂与得到的图像质量密切相关。质量不好的耦合剂可使超声能量损失，在诊断时只好开大仪器灵敏度，结果使分辨力降低，图像模糊，甚至刺激皮肤和损坏探头，所以对耦合剂的选用必须严格。

六、诊断基础

B型超声诊断的声像图中，不同组织有不同的回声强度和不同程度的声衰减（见表1-1），囊性器官与实质性肿块的超声图形也呈现不同的特征（见表1-2）。

表1-1　B型超声诊断的声像图中不同组织声衰减程度

声衰减程度	极低	甚低	低	中等	高	甚高	极高
组织	尿液	血液	脂肪	脑	肌腱	疤痕	骨
	胆汁			肝	软骨		钙化
	囊液	血清		肌肉			肺（含气）
						心脏	

注：组织中含水分越多，声衰减越低，含胶原蛋白越多，声衰减越高。组织中声速越高，声衰减也越大。囊性器官与实性器官或液性病灶与实质病灶之间有不同的图形特征。

表 1-2 囊性器官与实质性肿块的图形特征

图形特征	囊性器官	实质性肿块
边界回声	明亮、光滑、整齐	不定
外形	圆、椭圆	不定
内部回声	无或漂动	有、不动
后方回声	增强、内收	衰减或声影
侧缘声影	有	不定

（一）外形

脏器的外形是否肿大或表面缩小，形态饱满或不平，肿块的外形是圆球形、条索形、分叶状或不规则，而肿瘤往往呈球形或椭圆形，在探测时呈球体感，常可根据有无球体感对肿块做出是否肿瘤的判断。所谓球体感，就是在作连续的切面时，在肿块的近边缘，切面呈小的圆形，越向中部，肿块的切面越大，到中部时切面最大，过中部又逐渐变小。肝硬化的增生结节和肥大的肾柱均无球体感，以此可与肿瘤区别。

（二）回声的边界

肿块有边界回声并且平滑者具有包膜的证据，而无边界回声或形态不规则者多为无包膜的浸润性病变。肿块的边界回声可根据强度不同划分为以下几类。

1. 强边界回声

回声很强，呈极亮光环为囊肿壁钙化，如边界回声很强，只见边界的浅表面，则为结核钙化或结石所致。

2. 高边界回声

回声明亮，常见于肾上腺肿瘤和肝血管瘤。

3. 低边界回声

肿块周边环绕一圈无回声暗圈，暗圈粗而明显的称为"声晕"，常见于肝癌等恶性肿瘤。暗环"声晕"的产生机理是由于肿瘤生长迅速，挤压周围组织，产生一个声阻抗逐渐变化的过渡层所造成的。

4. 无边界回声

有肿块无包膜边界回声亮度与肿块内部回声相等 2 种可能。

（三）回声的内部

1. 强度

正常人体软组织的内部回声强弱不一，由强到弱排列如下：肾窦＞胎盘＞胰腺＞肝脏＞脾脏＞肾皮质＞皮下脂肪＞肾髓质＞脑＞静脉血＞胆汁和尿液。

2. 病理回声

病理回声以钙化或结石形成最强，纤维组织和血管平滑肌脂肪瘤次之，淋巴肉瘤和淋巴瘤的内部回声在实质性肿瘤中最低，接近液性。

3. 光点粗细和多少

器官和肿块的内部微细结构的散射回声产生随机分布的光点，光点粗细和多少大致可相对地反映微细结构的情况。肝硬化时肝脏纤维组织增多，散射界面复杂，肝内光点增多增粗。

4. 光点的分布均匀性

内部回声的均匀程度随器官和组织不同有很大的差别。甲状腺、睾丸等内部回声分布均匀，都是细密的高回声；脾脏的内部回声为均匀的中等回声；前列腺内部回声的均匀程度就较差。肿瘤发生局部出血、液化变性纤维化和钙化等改变时，也会产生不均匀回声。

5. 内部结构

多数正常器官内部可见正常结构，包括血管、腺管和韧带等。当发生病理改变时，正常结构受压、移位、扩大、缩小、增多、减少、消失，以及管腔的扩张或萎瘪，均对诊断有所帮助。

（四）血管分布及其血流参数

脏器内或肿块内、外血管的分布、走向、多少、粗细形态以及血流的多项参数，均可对脏器或肿块的性质鉴别有所帮助。

（五）后方回声

1. 后方回声增强

后方回声增强表示其前方的器官或肿块的声衰减系数较低。若肿块和器官的后方回声减弱，表示肿块或器官的声衰减系数较强，后方出现声影，则表示声衰减极大。

2. 后方回声内收

后方回声内收表示内收前方的器官或肿块的声速低于周围组织；如其前方的器官或肿块的声速高于周围组织，后方回声外展，表示声速高于周围组织。后方回声内收和外展在线形扫查成像时可出现，在扇形或凸形扫查中后方均呈外展状，不易观察。在肿块后方出现内收的增强回声，称为蝌蚪尾征，见于乳腺髓样癌（因含胶原纤维少）。

（六）毗邻关系

在体内正常器官所处的位置基本固定，周围的脏器、血管和其他组织均基本衡定。病理改变时可依据毗邻脏器或组织的位置鉴别肿块来源。

（七）活动度和活动规律

正常的脏器、器官均有一定的活动规律，如肝脏、肾脏随呼吸有较大幅度的上、下活动度。腹主动脉和其分支有搏动，病理改变时脏器活动度受限。

（八）硬度

正常肝有一定的柔软度，在呼吸时肝上、下活动中可变形。肝硬化后硬度增加，呈木僵形。

（九）排空功能

胆囊、膀胱、胃都有排空功能。

七、伪像的识别和利用

（一）混响伪像

肾囊肿混响伪像。

（二）多次内部混响

金属节育器彗星尾征。

（三）切片厚度伪像

胆囊切片厚度伪像（假胆泥）。

（四）旁瓣伪像

膀胱结石或肠气两侧呈现"狗耳"或称"披纱"样。

（五）声影

强回声反射或声衰减很大的物质后方区内检测不到回声，紧随强回声的后方出现纵向条状无回声区，称为声影。

（六）后方回声增强

如肝囊肿的后方回声增强。

（七）折射声影

如睾丸肿瘤的折射声影。

（八）镜面伪像

如横膈镜面伪像，横膈两侧对称的两个肿块回声。

（九）棱镜伪像

上腹部横切面声像图皮下和腹膜外脂肪呈现棱形，在超声传播中，有可能产生棱镜效应，使肠系膜上动脉、腹主动脉等出现重复图像。

（十）声速失真

平整的表面变成不平整，甚至使小结构不能显示。

第四节　声成像表现内容和诊断术语

一、边缘回声

正常脏器多有清晰的边界回声、轮廓整齐，如子宫、膀胱等。病变部位若有光滑而强的边界，常提示有包膜存在；若边界不明确、边缘凹凸不平，多为浸润性病变。

二、内部回声

各种器官、组织及病变，均有其不同的内部结构，因此有各种不同的内部回声，声像图主要以光点的分布、回声的强弱及图像的形态来表现。

1. 光点的分布（均匀或不均匀）

恶性病变光点分布很不均匀，而良性病变分布均匀。

2. 回声的强弱

回声的强弱代表声阻抗差别的程度，有低回声、中等回声、高回声及较强回声的区分。

3. 图像的形态

（1）光点：亮度不同的回声小点。

（2）光斑：多数光点集聚成斑块状，不规则强回声。

（3）光团：许多光点集聚成团。

（4）光带：光点排列成带状。

（5）光环：光点排列成环状。

（6）管状结构：两条平行光带，中间为暗区。

三、无回声区

无回声区（液性暗区）指无回声的区域，提高仪器的灵敏度仍无回声。常见液体器官病变有膀胱或单纯卵巢囊肿，胸、腹水，肾盂积水，正常羊水等。

（1）透声性好：如单纯性卵巢囊肿、肾盂积水、正常羊水玻璃体、胸水、腹水、血液、尿液、胆囊积液等。其原理是超声波通过介质时，其声能衰减少。

（2）透声性差：超声波通过介质时，其声能大量被吸收。

四、实质性回声

实质性回声指有点、光团的区域，提高仪器的总增益，整个结构回声水平都有不同程度的提高。

第五节 超声检查报告的书写

一、超声报告的重要性

（1）超声报告是临床诊断治疗的重要依据之一。

（2）超声报告是科研的原始资料。

（3）超声报告是医疗文件的组成部分，具有法律效力。

（4）超声报告是书写者工作能力、知识水平和责任心的体现。

二、超声检查的文字描述

（1）在系统分析超声检查所获得的全部信息后，要紧紧围绕超声诊断结论展开必要的文字说明，包括描述对诊断有价值的阳性发现和阴性征象。

（2）文字说明的用语要简洁、明了、准确，所用的超声术语要规范。

（3）文字描述应做到重点突出、层次分明、段落清晰，且尽量用临床医生易于理解的语言进行表达。由于各种原因造成超声检查的失败，未取得结论，也应加以说明。

三、超声检查的图像资料

（1）超声诊断报告应附有与文字描述和诊断结论相对应的图像记录资料。

（2）一般采集能够代表病灶回声特征和反映病灶与正常脏器关系的图像，必要时应标上该图像获取体位及探头位置、方向的示意图。

（3）对图像中的结构可用通用的英文缩略语进行注释。

四、超声检查的提示

（1）超声检查的结论应当是对超声检查文字描述部分的高度概括。

（2）应先做出明确的物理声像诊断，包括检查目标的大小、肿块的位置、囊实性等，然后结合临床资料和检查者的临床经验尽可能给予较准确、具体的结论、意见。

（3）所使用的疾病名称要标准化。

（4）在给予具体诊断结论时应小心谨慎。当不能明确诊断意见时，可只给予病变定位和物理诊断，并可建议复查和进一步检查，而不应盲目给予病理诊断。

第二章 医学超声仪器概论

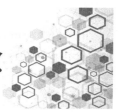

第一节 医学超声仪器

超声在生物医学中的应用有超声诊断、超声治疗和生物组织超声特性研究三大方面。其中，超声诊断发展最快，现在已经有了多种多样的超声诊断仪供临床应用。近年来，各种型式的超声治疗仪也相继出现。利用超声波在人体中传播的物理特性，可以对人体内部脏器或病变部位进行断层显示，据此对一些疾病进行诊断。由于其操作简便、安全、迅速、无痛苦和无剂量积累等优点，引起了人们的关注。

1946 年，Firestone 将雷达中测距的技术用于材料的无损检测（non-destructive testing，NDT）后，许多研究小组将超声回波测距法用于各种医学问题上。

自 1950 年以来，超声回波技术已经用于医学中。然而由于技术上的问题，多数结果不是很理想，只有在心脏诊断与神经学的某些方面，A 型诊断仪显示能提供相当的信息，为临床推理给出有价值的结果。尽管如此，超声技术给医学提供了一种全新的方法。

1955 年，灵敏度高的压电陶瓷换能器代替了早期应用的石英换能器，使得医学超声学的面貌焕然一新。随后由于电子学与计算机技术的迅速发展，给医学超声带来巨大的变化。

目前，很多国家成立了超声医学研究会。1976 年成立了"世界超声医学及生物学联合会（WFUMB）"，自此，超声诊断学已成为医学诊断中一门独立的学科。超声显像，从最初的 A 型诊断仪发展成为断面显像，功能越来越完善。至今，被简称为"B 超"的超声显像诊断设备，受到医务工作者与病人的普遍欢迎。它已与 X 射线同位素扫描、红外技术以及磁共振成像等一起成为医学显像的 一个重要内容。在人体的许多部位和脏器，如颅脑部位、眼部、甲状腺、乳房、心血管、肝脏、胆囊、胸腔膜、脾脏等检查，以及在泌尿科和妇产科检查方面，超声诊断均显示出其极强的功用性。

一、医学超声仪器分类

医学超声仪器按用途来分，主要有超声诊断仪与超声治疗仪两类。此外，还有其他医用超声设备，如超声细胞粉碎、超声洗净、超声雾化设备等。

（一）超声诊断仪

超声诊断仪可以向人体内发射超声能，并接收由体内组织反射的回波信号，根据其所携带的有关人体组织的信息，加以检测、放大等处理，显示出来，为医生提供诊断的根据。目前，这种仪器的门类也越来越多，除了扇形或线形扫描方式的通用 B 型扫描仪以外，还发展了许多专用仪器用作专科检查，如用于脑科、眼科、乳房、甲状腺、循环系统、妇科、产科、泌尿科、胃部（超声内窥镜）以及超声引导穿刺等。B 型实时显像仪最小的仅重 1.4kg，可以握在手中使用，而大型的全自动复合B型扫描仪，如Octoson，有8个聚焦探头，每帧图像线数达到4 000条。

电子式声波束扫描、数字扫描转换器、可变焦距聚焦、计算机图像处理等技术的应用，使现今的B超横向分辨力已达到2mm之内，得到的软组织图像清晰而富有层次，可与解剖图媲美。

与此同时，超声多普勒诊断仪的显示也向图像化发展，还将B型图像显示与脉冲多普勒检测结合于一台仪器中。各部位超声波检查适用仪器的类型如表2-1所示。

表2-1　超声波检查适用部位及仪器类型

部位	疾病或检查对象	使用仪器类型
头部	脑中线回波检测、颅内血肿、脑肿瘤、脑积液	A
眼	眼轴长度测量、眼球内异物、出血、网膜剥离、眼窝肿瘤	A，B（手动、机械低速）
咽喉	侧颈部肿瘤、超声声门图	B（机械低速线扫、弧扫）、M
甲状腺	甲状腺肿瘤、甲状腺重量测定	B（机械低速线扫、弧扫）
乳腺	肿瘤	B（机械低速线扫、弧扫）
心脏	先天性疾病、各种瓣膜疾病、心肌疾病、血流测定	B（机械高速扇扫、电子扇扫）、多普勒、M
血管	动脉瘤、血流测量	B（机械高速扇扫、电子扇扫）、多普勒
纵隔	纵隔肿瘤	B（手动、电子线扫、扇扫、机械高速扇扫）
胆囊、胆管	胆石症、囊肿	B（手动、电子线扫、机械高速扇扫）
肝脏	肝硬变、肝肿瘤	B（手动、电子线扫、机械高速扇扫）
胰	胰肿瘤、慢性胰腺炎	B（手动、电子线扫、机械高速扇扫）
脾	脾肿	B（手动、电子线扫、机械高速扇扫）
腹部	肿瘤	B（手动、电子线扫、机械高速扇扫）
子宫及附件	子宫肿瘤、卵巢肿瘤	B（手动、电子线扫、机械高速扇扫）
产科	妊娠早期诊断、胎盘附着部位诊断、骨盆测量、异常妊娠	B（手动、电子线扫、机械高速扇扫），A，多普勒，M
泌尿科	肾肿瘤、前列腺肥大及肿瘤、膀胱肿瘤、精囊疾病	B（手动、径扫、机械低速线扫、电子线扫）

（二）超声治疗仪

超声治疗仪可以向人体内发射一定功率的超声能，利用其与生物组织的相互作用产生的各种效应，对有疾病的组织起到治疗作用。仪器一般不需要接收回波与处理回波，因此结构较为简单，但要求对辐照声波的时间有较准确的控制。所要求的超声功率也远大于诊断仪，但也依不同治疗要求而异。

二、医学成像技术比较

在医学成像的 5 种技术中，超声技术在心血管、腹部组织器官检查，以及在妇产科检查等方面独具特色，为其他成像技术所不及。为了便于将其与 X 射线技术、核医学技术、热图技术和磁共振技术进行比较，现以诊查肿瘤为例，就其信息特点、可检测性、定量研究和辐射伤害几个方面讨论如下。

（一）信息特点

各种成像方法获取信息的类型不同（见表 2-2），比较时要注意到这一特点，以免简单地得出结论。

表 2-2　5 种成像技术的信息特点

技术	所取得的信息
超声：常规成像、CT	结构的弹性特征、声速或衰减特征
X线：常规成像、CT	X线的衰减特性
核医学：静态成像、放射性CT、动态研究	生理作用
热图	温度分布
磁共振	质子分布

从分辨力来说，超声成像一般在 2mm 左右。X 射线技术在大剂量辐射可以分辨出小于 1mm 的大小。而 X、CT 技术的分辨力实际上取决于所用的存储量和检测器的间隔，在 x、y 方向的分辨力，一般为 2mm，纵向分辨力取决于所取断层切片的厚度，在 2～20mm 的范围内。核医学的特点是可定量地考察生理作用的过程，但是伽玛照相的固有分辨力比超声成像与 X 射线成像都要低，一般在 5mm，还要随组织深度而改变，实际上为 1～2cm。热图是一种红外线技术，它与温度有关，决定于血供与新陈代谢的情况。人体的病变组织（如肿瘤）加强了毛细结构及其有关联的新陈代谢性能，导致这部分组织的温度有别于其他组织，提取这种温度信息并显像即得到热图。引起人体组织中温度的异常分布有多种多样的原因，因此，热图在肿瘤诊断中仅能提供一种提示，还不是一种准确的诊断方法。核磁共振（NMR）是根据核的弛豫时间差别和有关参数显像，在所有三维上的分辨力都是零点几毫米，在所有成像技术中是最高的。

（二）可检测性

X 射线的可检测性随剂量操作人员的技巧、观察条件和被检测体（肿瘤）与其周围组织的特点有关。常规的 X 射线二维阴影图是人体内三维分布的器官和组织的投影图，很难得到深度的信息。加之大多数软组织肿瘤的衰减系数与其周围组织相差无几，所以难以检测，至少要有 1cm 大小时才能检出。采用一些加强对比度的措施，可以提高可检测性。核医学在正常组织里含有放射性后，才能在这个背景上看出一个肿瘤来。多数情况下，可检测性为 1～2cm。超声成像技术的对比度依赖于肿瘤和其周围组织之间的声特性差异。由于声特性差异比较显著，可检测性是足够的，显示方面再采用一些后处理的措施，进一步提高了可检测性。

（三）定量研究

从定量的角度来说，最好的要推核医学成像。X 射线的透射型 CT 基本上是定量的。超声成像技术则是一种定性的诊断手段，与操作人员的主观因素有关。

（四）辐射伤害问题

核医学中实际上有许多辐射量是多余的。检查时间与核元素衰减的全部时间相比，是很短的，因此总是尽量采用半衰期短的核元素。然而诊断用的超声剂量，对遗传学上或体内生物效应上都是比较安全的。

仅就肿瘤检查而言，超声可能最适宜做大规模的普查。而对恶性结构诊断潜力的不断发掘，为超声诊断技术开辟了越来越广阔的前景。

第二节　医学超声成像的基本原理

一、脉冲回波法原理

医学超声诊断成像有多种方法，并发展了相应的成像设备。超声脉冲回波成像法是超声诊断仪中应用得最普遍的一种，因此着重讨论这种方法。在声传播介质中，发射一个超声波脉冲，经目标反射，接收其回波并检出其中所携带的有关目标的信息，用来确定目标的方位与距离的方法，称为脉冲回波法。自20世纪50年代起，这一原理用到对人体的探查与研究，逐渐发展成为一门专门的学科——超声诊断学。根据脉冲回波法的原理，现在已经制造出许多型式的超声诊断设备。

声波在传播途中，遇到介质的不均匀界面时，就发生反射与折射的现象。人体组织和脏器具有不同的声速与声阻抗，因而界面会反射声波，称为回波，加以接收放大，在显示屏上显示。同时，由于这些界面两边的声学差异通常不是很大，故大部分超声能量穿过界面，继续向前传播，待遇到第二个界面时，又产生回波，并仍有大部分超声能量透过第二个界面继续行进。这种情况如图2-1所示，图中1、2、3为三种不同声阻抗的介质。脉冲发射时，荧光屏上

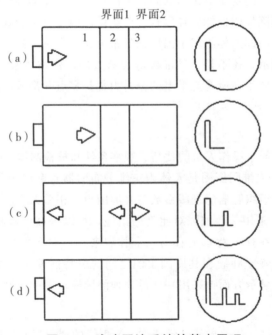

图2-1　脉冲回波系统的基本原理

显现一个发射脉冲波形。与声波在介质 1 中传播的同时，显示屏上的光点自左至右开始扫描〔见图 2-1（a）〕。经过一定时间，声波到达界面 1〔见图 2-1（b）〕。界面 1 的反射脉冲到达换能器，由换能器接收，转换为一个电信号，经电子线路处理后，于显示屏上显示出一个回波信号〔见图 2-1（c）〕。而透过界面 1 在介质 2 中继续前进的脉冲到达界面 2，其反射回波由换能器接收后，显示屏上显示出第二个回波脉冲信号〔见图 2-1（d）〕。

根据脉冲发出至回波到达所花的时间，可以换算出传播的距离，声波从换能器发出，到达界面，然后返回换能器，经过了来回的路程。因此，声源至界面的距离：

$$l = ct/2 \hspace{4em} \text{（公式 2-1）}$$

公式 2-1 中，c 为声波在介质中传播速度，t 为发出超声脉冲到接收回波超声之间的时间。

依据不同界面的回波返回时间 t，可以求出界面距换能器的距离，这就是广泛地用于雷达和声呐中的回波测距的基础。

将这个原理做适当运用，使换能器的扫查运动与显示屏上光点的扫描运动相配合，并将回波信号做光点亮度调制，即用亮点来显示反射回波的界面，这样可以构成不同的扫查与显示型式，从而有相应的超声诊断仪。

超声诊断中所用的声波是纵波，它的速度 c 与频率关系很小，通常忽略不计。生物体的各种结构中的声速是不相同的，但除骨骼以外，都相差不大。因此在工程计算时，取其平均值，即 1 540m/s。

二、超声诊断仪器的基本构成

根据脉冲回波法原理所构成的超声诊断仪，需要以下几个部分。

（一）换能器

换能器是电信号与声信号互相转换的器件，发射时将电脉冲信号转换为声脉冲信号，发射到病人的体内；接收时将体内结构反射的回波声信号转换为电信号。

（二）发射机

发射机是产生一定功率的、有一定重复频率且具有一定形状的电脉冲信号的设备；

（三）信息处理部分

信息处理部分是对换能器接收的信息进行射频放大、解调，并进行一些必要的处理，使之适合于显示和记录的需要。

（四）显示及记录

显示及记录是将进行处理过的携带着有关人体信息的电信号显像于荧光屏上，并在必要时记录有关图形及数据。

第三节 超声诊断仪的主要参数

一、超声诊断仪的参数分类

表征超声诊断仪性能的参数，从大的方面可分为 3 类，即声系统参数、图像特性参数和电气特性参数。

（一）声系统参数

（1）声输出参数有：强度（空间与时间的最大值与平均值）、总功率（最大值与平均值）。

（2）超声场的时频特性：如波型（连续波或脉冲）、持续时间、脉冲重复频率、脉冲形状、频率、脉冲频谱（带宽）等。

（3）声场分布方面：有换能器类型（聚焦或非聚焦）、辐射波束宽度、波束剖面（轴向和横向）、聚焦特性、聚焦距离、聚焦波束宽度、景深等。

（二）图像特性参数

图像特性参数主要包括：

①分辨力（横向、轴向）；②位置记录精度；③深度测量精度；④实时成像的帧率；⑤存储器的容量；⑥图像处理的能力。

（三）电气特性参数

电气特性参数主要包括：

①灵敏度、工作深度；②增益及 TGC 指标；③压缩特性及动态范围；④显示器的动态范围；⑤系统的带宽等。

二、主要参数

（一）分辨力

分辨力指成像系统分辨空间尺度的能力，能分辨的尺寸越细微，分辨力就越高。

超声成像中的分辨力有横向分辨力与轴向分辨力之分。所谓横向分辨力，是指垂直于超声脉冲波束轴方向上的分辨力；而轴向分辨力则是沿波束轴方向上的分辨力。这两种分辨力的大小相差很大，轴向分辨力总是优于横向分辨力，而且垂直于波束轴的两个维度上的横向分辨力往往也不相同。横向分辨力与轴向分辨力各自与一些因素有关，因此对其分别讨论如下。

1. 横向分辨力

横向分辨力与超声波束直径的大小有关，波束直径越细，能分辨的尺度越小，横向分辨力越高。其分析方法与光学中相同，即考虑它们的衍射限制分辨力。横向分辨力还与成像系统的动态范围有关。此外，还受制于显示屏的光点尺寸。

（1）超声波束直径尺寸的限制。

超声波束直径尺寸直接决定着横向分辨力，可由图 2-2 来解释。图 2-2（a）表明，波束的直径很细，对两个分开的目标可以比较容易地区别出来。图 2-2（b）中，波束直径加大，而对相邻的两个目标还刚能区分，目标相隔的距离就是系统的分辨力。图 2-2（c）中，波束直径已经大得无法区分两个目标，只能把它们当作一个目标的反射波加以接收。

在近场区，换能器超声束宽度大致等于换能器的直径，远场区波束发散，波束直径随传播距离而增大，横向分辨力也随之下降。

例如，在近场距离 32mm 范围内，横向分辨力大致等于换能器的直径，即 8mm；在距离大于 32mm 的远场，随着距离的增加，波束越来越宽，横向分辨力越来越差。超声波束直径与形状是由换能器的尺寸、工作频率等参数决定的，还与所探查目标的距离有关。为了提高横向分辨力，现多采用聚焦的方法，使波束的有效直径尺寸减小。对于聚焦换能器，横向分辨力可按瑞利准则来确定，瑞利准则是聚焦光学系统中确定城向分析力的准则，其定义为：两个非相干点光源，若一个点光源所产生的艾里斑（Airy pattern，圆形孔径的强度分布图案）的中心正好落在第二个光源所产生的艾里斑的第一个零点上，则说它们是一个衍射限制系统"刚刚能够分辨"的两个点光源。因此在几何像上的最小可分辨间隔 θ 是：

$$\theta = 1.22\lambda F/D \qquad \text{（公式 2-2）}$$

公式中：λ 为波长，F 为系统的焦距，D 为发射光瞳的直径（相当于换能器的孔径）。

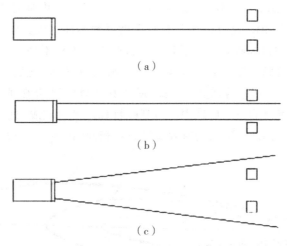

图 2-2 波束宽度与横向分辨力的关系

在声成像系统中，用瑞利准则来定横向分辨力时，还要注意到上述分析的光学系统是"单接收"模式工作，而超声反射成像系统是"发射—接收"工作模式。这意味着超声系统对点源反射器的有效空间响应是发射换能器声场图案与接收换能器声场图案两者的乘积，而通常由于采用同个换能器兼作发射和接收，故有效空间响应图案不再是艾里分布图案，而是艾里分布曲线的平方。将它们画在一起，如图 2-3 所示，可见，两个函数的零点仍相一致，但平方曲线的跌落较快，波动比较尖锐，估算一下，分辨力比按瑞利准则求得的要高 25% 左右。

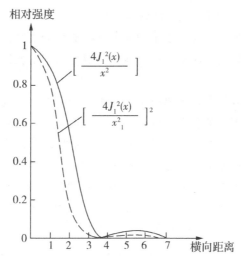

图 2-3 艾里图案及其平方曲线

在实用上，除了采用公式 2-2 用第一个零点来计算横向分辨力外，还有采用艾里曲线上衰减 20dB 处的宽度作为分辨力的，称为 20dB 分辨力，据艾里曲线，这时的分辨力距离为 $\theta_{20dB}=0.87\lambda F/D$。有人曾用实验来验证瑞利准则的实用性，发现在低灵敏度时，实验值与理论值符合得较好；在较高灵敏度时，实验值偏离理论值较大。

（2）系统动态范围的影响。

动态范围影响横向分辨力的原因在于对不同的动态范围，波束有效宽度并不相同。目标信号的动态范围相当宽，但成像系统通常具有30dB的动态范围。这意味着目标区域中反射系统相差30dB的各类目标均能被检测到。为说明这一问题，图2-4中画的A、B、C代表动态范围不同时的波束，各相差10dB，设目标区分布有反射系数不同的强、中、弱3类目标，各相差10dB。先调整增益，使中目标刚好检测不到（弱目标当然更检不到），这时只检到图2-4中A区（波束）中分布的强目标。然后增大增益10dB，则A区中所有强、中目标都被检到，而且B区中的强目标也能检到。增益再增高10dB，则A区中能检到所有强、中、弱3类目标，而且B区中能检到强、中两类目标，C区中能检到强目标。可见在成像设备所具有的30dB动态范围内，对于不同强度的回波，波束的有效宽度是不相同的。

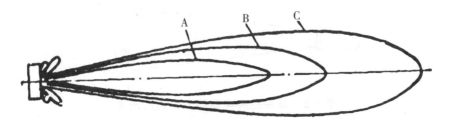

图2-4 不同动态范围的有效束宽（A、B、C相差10dB）

（3）显示屏光点尺寸的限制。

光点的大小影响着横向分辨力。显示屏上，图像是由一定大小的光点构成的，而光点的大小与亮度有关。屏直径或对角线为150mm的优质示波管上，一个亮点的直径在0.5mm以内，优于一般成像仪的分辨力，看起来不至于构成限制分辨力的一个因素。但是当光屏面积增大时，光点的直径随之增大。还要注意，若直径150mm的显示屏所显示图像是原物尺寸的1/2时，则0.5mm已经相当于组织中1mm大小的实物。

此外，随着深度的增加，脉冲频谱中的各种频率成分的衰减情况也不同，这个因素也潜在地影响着横向分辨力。诸如这些因素，使得横向分辨力的问题变得十分复杂。

2.轴向分辨力

轴向分辨力也称距离分辨力，主要决定于超声脉冲的持续时间。脉冲越窄，轴向分辨力越高。在同一个脉冲的条件下，随着设备的增益不同，轴向分辨力可以不同。考虑一个被接收脉冲波形如图2-5所示。画出的4种波形图是用同一换能器发射和接收的同一脉冲波，只是接收时用不同的增益而已，因而显示的波形呈4种不同的电平。当然也可以保持设备的增益不变，变更反射系数不同的目标来得到这些波形。如果我们设置门限电平，使图2-5（a）的幅度刚好在显示器上读不出读数，然后改变接收机的增益（或改变目标的反射系数），分别增加10dB、20dB和30dB，如图2-5（b）（c）（d）所示。经过全波检波，得到脉冲波，其持续时间分别是1.6μs、2.7μs和3.5μs，它们所对应的距离分别是1.2mm、2.0mm和2.6mm，这就是不同增益时的不同轴向分辨力。

增益之所以影响脉冲持续时间，从而影响轴向分辨力，根源是出于脉冲的前沿不够陡峭。而频带宽度有限则是影响前后沿形状的主要原因。接收机通道中的射频放大器、视频放大器的通带宽度达到载频大小时，对脉冲形状的影响就较小。这时，换能器的通带就成为决定频率响应的主要因素。

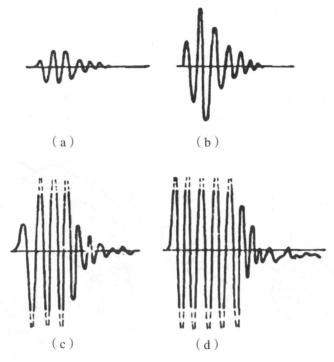

（a）　　　　　　　　　（b）

（c）　　　　　　　　　（d）

图 2-5　接收机不同增益使同一个被接收脉冲显示不同的波形

脉冲波的前沿陡峭还可以提高仪器对被测目标的定位精度。精度与轴向分辨力是两种不同的概念。前者反映目标位置的精确程度，后者则反映所能分辨尺度的能力。

由于生物软组织介质中存在着色散吸收，所以造成脉冲形状与分辨力之间的关系更为复杂。脉冲波含有一定宽度的频谱，随着探查深度的增加，其中的高频分量比低频分量衰减更快，使被接收信号的频谱中的高频成分削弱。其结果对横向与轴向分辨力都有影响。如果采用较宽的脉冲，频谱就较窄，色散的影响较小，而分辨力差，同时信噪比也变差。用窄脉冲时，情况正好相反。因此在实际选用时，要全面权衡，折中取值。

总体来说，不论是横向分辨力或者轴向分辨力，不仅都与成像设备的增益有关，还与探查深度（引起色散）及目标的动态范围有关。为了提高横向分辨力，现代超声诊断成像设备多数采用聚焦换能器。这样在焦点深度上的分辨力有了提高，但是在焦区以外分辨力却变得更差。还要注意，当用增大换能器孔径 D 来提高聚焦深度处的分辨力时，景深（即能得到最佳分辨力的那个区域）变得更短。而且分辨力的改善只与孔径的一次方有关，而景深却随孔径的二次方缩小，换句话说，景深的损失比分辨力的得益要快得多。正因如此，超声诊断仪中多数采用弱聚焦，或者采用变焦距的方法来弥补。变焦距也称动态聚焦。

3. 分辨元

所谓分辨元，就是指被探查区域中，超声波与被探查材料发生相互作用，获得所要数据的那"部分体积"，也就是超声脉冲的采样体积。采样体积越小，分辨力越高。这个体积可以根据轴向和横向分辨力所能分辨的距离来界定。由于横向与轴向分辨力一般并不相等，所以分辨元并不是球形对称的。粗略地说，它是一个椭球体，由一个椭圆绕其短轴旋转而成。该短轴就是波束轴所取的方向，其长度就代表轴向分辨力，而长轴垂直于波束轴，代表横向分辨力，如

图 2-6 (a) 所示。较为准确地说，由于脉冲波形的前沿和后沿并不对称，分辨元是一个压扁了的水滴形状，如图 2-6 (b) 所示。

超声回波显示有 A 式、B 式、M 式和 C 式等不同方式。对 A 式和 M 式显式，表观分辨力是轴向分辨力，比较高。然而在观察分布目标时，大束宽的效应可引起轴向响应的加长，降低分辨力，如图 2-6 (c)。对 B 式显示而言，通过束轴对椭球作切面得到椭圆，其短轴就是束轴，代表轴向分辨力；长轴垂直于束轴，代表横向分辨力，如图 2-6 (d)。对于 C 式工作，超声束轴与所显示的截面像成直角，因此表观分辨力是一个圆，如图 2-6 (e) 所示。

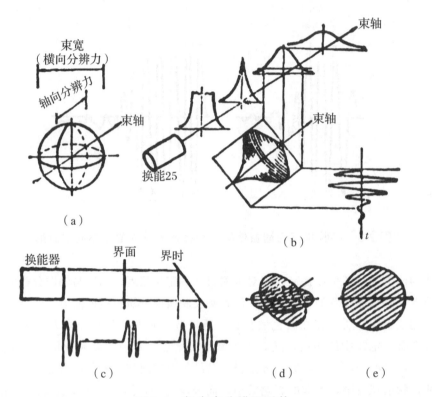

图 2-6 超声束分辨元形状

(a) 粗略近似；(b) 准确的形状；(c) (d) (e) 分别为 A、M 式，B 式，C 式显示时有效分辨力

(二) 工作频率

超声诊断仪的工作频率，根据两方面因素来做最佳的选取。

(1) 从分辨力的角度说，增高频率，可以改善分辨力；波长越短，分辨力越高。

(2) 从穿透深度的角度说，工作频率越高，则衰减也成正比增加。若要求有较大的穿透深度，就得取较低的工作频率。

因此，尽管提高工作频率是衍射限制系统提高分辨力的一个主要因素，然而，在设计中，不得不在工作深度与频率之间取合理的折中。例如，在眼科应用中，所要深度不大，可以用高频率以提高分辨力，一般用 10MHz，而要穿透较大深度（如腹腔）时，则工作频率只能较低，如通用 B 型超声诊断仪的工作频率一般在 3.5MHz。

五、作用距离（穿透深度）

超声医学成像系统的作用距离，通常要满足处于相当深度上的各种器官的成像需要，例如腹腔成像就需要有200mm的工作距离。

影响作用距离的主要因素是脉冲信号在传播途中的衰减。组织的吸收、镜面反射以及相邻组织之间声阻抗值的差异是衰减的主要原因。

要扩展作用距离的途径，有以下3个方面。

（1）是降低工作频率。但是降低频率就要降低分辨力，这是一个限制。

（2）是提高接收机的灵敏度和扩大动态范围，使其能接收较远距离的微弱的反射信号。然而这样做最终要受到换能器噪声的限制。信噪比极限对诊断超声的最大穿透深度的限制为300个波长左右。

（3）是加大发射功率。但要考虑安全剂量的限制。为照顾到各方面指标，应合理选取作用距离。

六、帧 频

成像系统每秒钟可以成像的帧数称为帧频，或称帧率。每秒10帧（也有说20帧）以上的成像系统称为实时成像系统，不然称为静态成像系统。观察动态目标（如心脏与胎儿）等，实时成像是重要的。在要求实时成像的系统中，帧频是一项重要指标。超声在人体组织中传播的速度平均为1 540m/s。声波到达1cm的距离再返回到发出点，需要时间13μs。设要求穿透深度P（cm），则需时13$P\mu$s；再设每幅像需要有N条线，则形成一幅像需时13$NP\mu$s，故帧频F就是每幅像所需时间的倒数。

$$F = \frac{1}{13NP \times 10^{-6}} \qquad \text{（公式 2-3）}$$

或写成：

$$PNF = 77 \times 10^3 = c/2 \qquad \text{（公式 2-4）}$$

式中，c为声速。这个关系说明，帧频、线数和穿透深度三者之间的乘积是一常数。若要提高其中的一个，必须要以减小其他两个为代价。对于线阵，设阵长度为L（cm），穿透深度为P（cm），扫查面积$A = P \times L$（cm^2）。每单位长度中所含有的线数，即线密度$d_L = N/L$，则有：

$$F \times A \times d_L = F \times P \times L \times N/L = FPN = c/2 \qquad \text{（公式 2-5）}$$

可见，帧频F、扫查面积A和线密度d_L三者相乘是一常数。线密度在一定程度上决定了像质的好坏。超声回波成像中，由换能器发射超声波束，然后按换能器的视线来显示回波，像是由线形成的。在平均亮度时，人眼与画面相距为画面垂直尺寸的4倍时，能分辨约500线的像结构（电视就是取这个线数）。在超声成像中，线数受到穿透深度与帧频的制约，要求穿透深度为10cm，帧频为30时，线数就不能大于250条。如果要求线数为500条，穿透深度为20cm时，则帧频不会大于8帧，不可能实时成像。换句话说，要提高帧频，达到实时的要求，必须减少线数，这就降低了像质。这时，采用一些技术，在显示屏上插入一些扫描线，以改善眼睛对图像的感觉，但这并没有增加信息。

一般说来，对于有较高横向分辨力的超声成像系统，应该有较高线密度来显示它的像，而较低的线密度只能满足低横向分辨力的需要。还要指出，式2-3表示了理论上的最大帧数，在接收前一个回波后，紧接着发射后一个脉冲，两者之间是不留时间间隔的。而实际上为了避免混响，使较远目标反射的回波信号有足够的衰减时间，在接收到前一个回波脉冲之后，并不是立即发射后一个脉冲，而是要有间歇，比如100μs。因此实际情况是$PNF < c/2$。

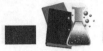

七、视场

为了能在显示屏上完整地显示出所要研究的整个区域，医用成像系统的视场要足够大，如能扫视一个 10cm×10cm×10cm 容积的整个心脏。

视场有一维、二维和三维之分。单个换能器的脉冲回波系统的视场基本上是一维的，然而通过手动或机械扫描，常将这个一维视场扩展成为一个平面图，如图 2-7（a）（b）所示，这是现有医用超声成像系统采用的主要工作方式之一。线阵系统具有二维的特征，如图 2-7（c）所示。面阵系统可以实现三维的，即立体视场。

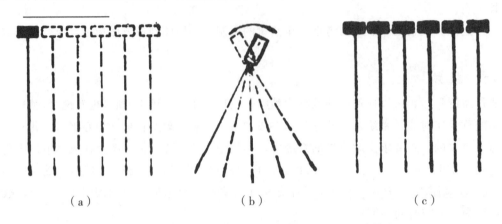

（a）　　　　　　　　　　（b）　　　　　　　　　　（c）

图 2-7　（a）（b）单个换能器的视场；（c）线阵的视场

上面所讨论的几个参数，对评定一台超声诊断仪的质量优劣是首要的。然而，由于具体使用的场合与要求各不相同，因此，在评定整机质量时还要兼顾其他各种因素，还不能忽略操作人员的主观因素。全面考虑这些因素时，可以列出超声诊断仪的评价准则，见表 2-3。

表 2-3　评定超声诊断仪质量的重要准则

	特性	评价
图像质量	空间分辨力	++++
	结构分辨力（包括灰阶成像）	++++
	噪声抑制	++
	图像的几何精度	++
	图像宽度或角度（视场）	++
	图像的主观印象	++++
技术能力	有可替换的探头	++
	探头（频率、聚焦及耦合方式）	++
	可变换扇扫与线扫	+
	活检探头	+
	帧解冻	++

（续表）

	特性	评价
技术能力	适应性（拆卸、扩展等）	＋＋＋
	后处理	＋
操作方便	易于一般操作	＋＋
	可便捷性	＋
	电子尺	＋
	照相记录方便且可变换	＋＋
	像中能记录患者的识别数据	＋
	数据输入（包括换能器位置、TGC 等）	＋
	真实的视频输出（即图像中有 A 型显示）	＋

第四节　超声诊断仪的显示型式

超声诊断仪接收到的超声回波信号，经过适当的电子学处理后，最终将检出的有用信息显示于阴极射线示波管（CRT）上，其显示型式有下列几种。

一、A 式显示

A 式显示（A-scope）就是幅度显示，用 amplitude 的第一个字母来表示。CRT 显示屏上的二维坐标分别代表信号的幅度与深度（时间）的关系，它的横坐标要求有时间或距离的标度，借以确定产生回波的界面所处的深度。假设需要显示从 40cm 深度回来的回波，这相当于需要时间 $533\mu s$（每 1cm 需 $13.3\mu s$）。考虑脉冲之间由于混响等问题所需要的时间间隔，可用的脉冲重复频率为每秒 1 000 次，在 CRT 上是容易实现这个扫描速度和重复频率的。用眼睛来观察，光迹也明亮和稳定。A 型显示在超声诊断仪显示图像化的今天，仍有相当价值，而往往兼容于图像显示器中。

二、B 式显示

脉冲回波系统中得到的幅度信号，用以调制时基线的亮度，这种显示就称为 B 式显示（B-scope），用 brightness 的第一个字母来表示。如果示波器上基线的方向与超声脉冲入射人体的方向一致，并且当换能器的方向逐渐改变时，每一条基线的方向也相应地改变，则 B 式显示线代表了产生回波的每一个界面的空间位置，从而构成一幅二维像，如图 2-8 所示。构成这样一幅二维像需要一定时间，其快慢取决于扫描的手段。若比眼睛的视觉暂留时间更短些，则为实时像，否则就要采用存储器件（如照相机数字存储器等）。早期的 B 式显示采用黑白两态的存储示波管，没有亮度灰阶，这样在 A 式显示中含有 30dB 的幅度信息被丢失，而仅记录了大的镜面反射回波。现在的 B 式显示中已引进了灰阶能力，像质有了明显提高。随着扫描转换器的发展，可配用 TV 显示其亮度动态范围有 20dB 以上。

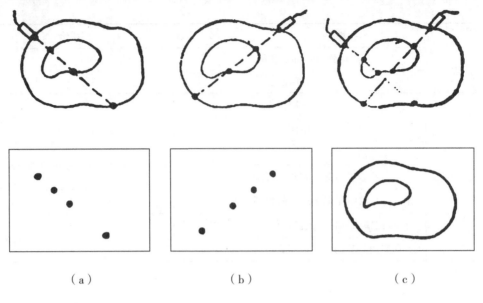

（a）　　　　　　　　　（b）　　　　　　　　　（c）

图 2-8　B 式显示

三、C 式显示

C 式显示（C-scope）也是一种亮度调制的显示，但它所显像的平面不同于 B 式显示。B 式显示的平面是声线所在的平面，而 C 式显示的平面是垂直于声线的平面，如图 2-9 所示。它的横坐标代表水平方位，纵坐标代表高度，因此深度并不形成图像中的一维。这与 X 射线像有点相似，不过 X 射线像是将三维体积投影到一个平面上，是一个阴影，而 C 式显示是某一距离上的一个切面像。改变选通开关的时间，可以改变被显像的切面。声束必须在二维空间内扫描，成像所需的时间较长。

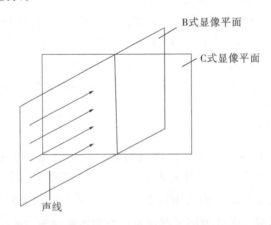

图 2-9　C 式显示与 B 式显示代表着不同的平面

C 型的原义是等深度的意思，取 constantdepth 的第一个字母来表示，即若采用二维阵，其每个阵元的选通时间是相等的，所接收并显像的平面是一个垂直于声线的平面。如果各个阵元的选通时间并不相等，而有一定递减的延迟，则所选的采样面不是平面，而是一个曲面。适当选择延迟时间，可以接收任意曲面上的反射回波。不过，由于深度并不构成图像的一维，因此显示屏上的图像显示是曲面所投影的平面像，最好能辅以曲面形状的显示。这种扫描型式也称 F 型显示。

四、M 式显示

将回波幅度加到示波管的 Z 极上作亮度调制，代表深度（时间）的时基线加到垂直偏转板上，在水平偏转板上加一慢变化时间扫描电压，这样将深度（时间）的时基线以慢速沿 x 方向移动，这就称为 M 式显示（M-scope），即运动式显示。这种显示对描记运动目标很有用，如将一个单摆的运动作 M 式显示，就得到图 2-10 的显像。M 式显示对人体内的一些运动目标，如心脏、胎儿胎心和动脉血管的搏动的检查中特别有用，这些运动目标在 M 式显示中构成一幅反射界面的活动曲线图。如果反射界面是静止的，显示屏上就显示出水平的直线。

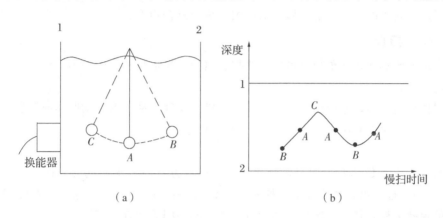

图 2-10　M 式显示

五、PPI 式显示

PPI 式显示（P-scope）也称平面目标显示（planned position indication）。这里换能器做旋转运动，显示器上的光点从屏中心向屏周围作径向扫描，并且此径向扫描线逐次改变方向，与换能器作同步旋转。这种显示型式适用于探头插入体腔内的检查方式。

从实质上看，C 式显示与 PPI 式显示也都是亮度调制，是 B 式显示的特殊形式。

因此归结起来，显示方式分为 A 式、B 式、M 式 3 种。为了便于比较，可以用图 2-11 予以说明，A 式是幅度显示，B 式是亮度调制。无灰阶时，是两态显示，即幅度超过某一门限时有亮点，否则没有；而在灰阶显示中，亮度与幅度成正比，有较多的层次。M 式显示是一条光迹，描述目标的运动规律。现在的超声诊断仪中，往往兼有两种或两种以上的显示型式。

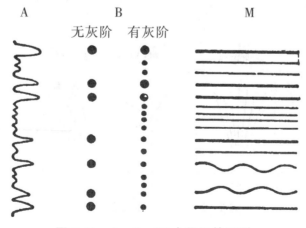

图 2-11　A、B、M 式显示的区别

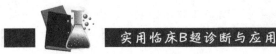

第五节　扫查方式

一、简单扫查与复合扫查

超声波束以一定规律改变传播方向，在被查区中获取采样信息的过程称为扫查。波束方向的改变，可以机械方式改变换能器的位置或发射方向，也可以电子方式控制换能器阵元的工作状态来实现。如扫查中，各波束即声线并不相交，就是简单扫查。否则，声线从许多不同的原点出发，可从不同角度来诊察所要检查的组织，称为复合扫查。

（一）简单扫查

依扫查图式的不同，简单扫查可以分线扫、扇扫、弧形扫和径向扫等。

1. 线扫

换能器作横向平移，它的线距均匀，视场的横向尺度由换能器移动距离所限制，纵向尺度由作用距离（穿透深度）所限制，如图 2-12（a）所示。

2. 扇扫

换能器在被检查目标的上面（直接接触型）或上方（通过水路耦合）作摆动，它的视线（即声线）不匀，近距离处密度大，远处疏松，如图 2-12（b）所示。这种扫查的特点是可以通过狭窄的窗孔来检查待查的区域，如通过肋骨之间的间隙检查心脏。

3. 弧形扫

弧形扫的视线分布与扇扫的相反，如图 2-12（c）所示。

4. 径向扫

换能器做旋转运动，视线做径向扫查，如图 2-12（d）所示。

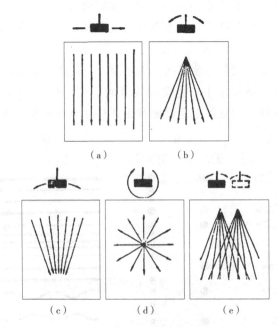

（a）　　　　（b）

（c）　　　（d）　　　（e）

图 2-12　简单扫查与复合扫查

（二）复合扫查

复合扫查组合了两种或两种以上简单扫查的运动，如图 2-12（e）所示。通常用于水路耦合的扫描器中，而且多数是机械扫方式。复合扫查能克服镜面反射给简单扫查造成的困难。现以图 2-13 来说明简单扫查与复合扫查的特点。

1. 倾斜边界

对倾斜角较大的边界，简单扫查时由于反射波太弱而显示不出来，得不到完整的边界；复合扫查则不受此限制，给出的显示与解剖面更接近一些，如图 2-13 中的 1 所示。

2. 灰阶

简单扫查沿着不相交视线来显现图像的纹理，而复合扫查采用了多角度视线，提供了累积的视线纹理显示，如图 2-13 中的 2 所示。

3. 阴影

简单扫查能显示出强衰减或强反射结构的阴影，或加强了弱衰减结构后面的回波。复合扫查以不同角度的视线达到这些结构后面的组织，故阴影或加强的现象不如简单扫查来得清晰。反过来说，复合扫查不受肋骨之类结构的影响，能对那些结构后面的组织提供较好的显示，如图 2-13 中的 3 所示。

4. 扫查的均匀性

复合扫查对各种取向的结构都具有较均匀的分辨力；简单扫查对垂直于射束方向的结构有很好的分辨力，而对于平行于射束的则较差，如图 2-13 中的 4 所示。

5. 脉动结构的观察

简单扫查观察脉动结构较复合扫查为优。结构的运动不会降低分辨力，组织中的不同传播速度也不影响简单扫查的分辨力，而在复合扫查中，这种因素会损害分辨力。如图 2-13 中的 5 所示。显然，复合扫查要从各个不同角度查察组织，要有足够的视线数，故不能像简单扫查那样快速地成像。

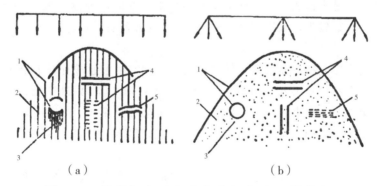

（a） （b）

图 2-13 简单扫查（a）与复合扫查（b）的特点

二、直接接触式与水路耦合式

按换能器与被查者的皮肤接触与否，即按耦合方式、扫查方式不同，可分直接接触式和水路耦合式两种。

（1）直接接触式超声波通过换能器与人体皮肤间的胶状式液体介质（如蓖麻油、液体石蜡等）耦合层直接向人体入射。其特点是：穿透深度可达最大。可以取换能器与皮肤的垂直方向，也可以取比较有利的角度。由于手持换能器运用的灵活性，有时可以压下皮肤，以避免一些有碍于声传播的结构（如人肋骨）。

（2）水路耦合式换能器与皮肤之间用一定长度的水或其他液体做耦合体，与皮肤接触处有透声薄膜。当然薄膜外仍要涂上一层液体耦合剂。其特点是：换能器不与皮肤直接接触，因此换能器的大小不受限制，宜采用直径较大、聚焦稍强的换能器，以提高分辨力。如果配合多元换能器，易实现简单和复合扫查结合，也较易实现扫查自动化，从而获得可重复的、与操作人员主观因素无关的图像。它还可以容易地对人体表面弯曲得厉害的部位及直接接触不易耦合到的部位进行扫查。

与接触式相比，它较为笨重，不便携带。还由于用了透声膜之后，水与皮肤间产生了较强的反射，易引起多重反射而造成混响。为克服多重反射造成的困难，水路长度应设计得大于或至少等于身体内传播路径的长度。因此，有效工作深度大约减小一半。混响的衰减需要时间，帧频或扫描线数只能是直接接触式的一半，限制了系统的最大接收速率。此外，由于水与人体组织两者中声速度的差异（典型的差别是4%），当声波斜入射时，这个差异引起声波通过界面时的折射，使显示器上目标像位置与人体内目标真实位置之间有了偏离，从而带来读数精确度方面的问题。

三、机械扫与电扫

（一）机械扫

借电机带动换能器摆动或旋转，同时位置感测器连续地检测换能器的瞬时取向，并产生位置信号，使显示器的扫描线有相应的取向。机械扫由于存在转动或摆动，在接触式扫描器接触骨头时会引起组织结构的振动，将影响像质。

（二）电扫

用电子方式控制多元换能器阵实现扫查。有两种不同类型的阵：①线形步距阵，通称线阵（inear array）；②线形相控阵，通称相控阵（phased array）。

它们的换能器都是由排成一线的许多单元组成的。线阵的长度一般为10～15cm、宽1cm左右，相控阵的阵元数较少，长度短至1～3cm、宽1cm左右。

1. 线阵

用电子开关切换多元换能器阵元，使之轮流工作。实用上通常有若干个相邻的小单元同时受到激励，发射一束超声波并接收其回波。例如，先由第1至第12个（设同时激励12个单元）小单元发射第1个超声束并接收其回波，然后由第2至第13个小单元发射第2个超声束并接收其回波依次下去，即每次舍去前面的一个单元，纳入后面的一个，发射许多平行波束，扫查目标区。

如上所述，不是用一个单元而要用几个单元组成一组来发射，是出于系统的分辨力与灵敏度的考虑。采用一组单元，增加了换能器的面积，能得到较高的灵敏度。并且根据衍射理论，较大的孔径在远场有较细的波束，而近场则采用聚焦的方法来保证分辨力。线阵的扫查线一般为64～128条，帧频为每秒20～40帧。

2. 相控阵

工作时，同时激励所有的单元，而适当地控制加到各单元上的激励信号的相位（实际是控制延时）来改变超声的发射方向。接收时对被接收信号也做类似的相控，形成扇形扫查。

改变信号的延时可采用以下2种设计。

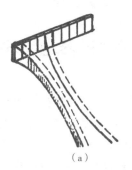 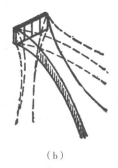

（a）　　　　　　　　　（b）

图 2-14　带有聚焦时的波束形状

（a）线阵；（b）相控阵

（1）用一组固定的延时线，在适当时刻、以适当的次序切换信号通路；

（2）采用电子可变延时线，用适当的控制信号进行连续调整。电子可变延时线更为灵活一些。

为进一步提高在图像切面内的分辨力，线扫阵和相控扇扫阵中往往还采用聚焦，这样阵元所发射的波束形状如图 2-14 所示。

四、实时成像与非实时成像

按成像的速度将扫查方式分为实时成像（动态成像）与非实时成像（静态成像）。

（一）实时成像（动态成像）

实时地显示组织与器官的图像，这对于扫查运动器官有重要意义。例如检查心脏瓣膜或确定胎儿运动时就要求有实时显像。一般说它的成像帧频要在 10 帧以上。

（二）非实时成像（静态成像）

帧频达不到一定要求的（每秒 10 帧），称为非实时成像，或静态成像。凡是采用手动方式移动换能器（即移动扫查的声线）的，或者虽是采用机械方式扫查，但为了获得高质量（线数多）、大视场（深度大）的像，只能是非实时成像。非实时成像系统要产生一幅完整的像，必须要有相应的存储器件和显示装置相配合，现在多用数字扫描转换器（DSC）的数字存储器件。通用 512×512 像素矩阵，每个像素的灰阶多至 64 阶（6 位），这种器件具有较大的灵便性，有图像电子放大、灰阶图变化、左右图像翻转、屏面字符、电子标尺等功能。

五、反射型成像与透射型成像

按工作模式不同，扫查方式分为反射型成像和透射型成像。脉冲回波法成像属于反射型成像。如果将穿过界面继续前进的那部分声波加以检测、处理与显像，则是透射型成像。透射成像是物体的正投影二维像，属于 C 型成像，需要两个换能器分别担任发射与接收。透射型 C 型成像类似于 X 射线检查中获得的图像，因此这类图像比 B 式图像更为大家所熟悉。反射型 C 型成像则可用一个换能器兼作发射与接收。透射型像与反射型像的成像技术虽相似，但所反映的内容不尽相同。前者的对比度主要决定于组织的衰减性质，后者的对比度主要取决于声阻抗的改变。

按照不同的原理，可以有许多形式的透射型 C 扫成像，索科洛夫管就是其中的一种。此外，研究得较多的有越声全息方法、超声干涉量度学方法、布拉格衍射成像法等。

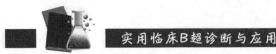

第六节 医学超声仪器的分类

脉冲回波法只是利用了回波信号中的幅度信息。将这种回波幅度经过电子学的处理，最后以不同的显示方式即A式、B式、M式或PPI式显示出来。透射法成像中，所利用的信息也多是透射波幅度。C式显示与A式、B式、M式显示一样，是一种幅度信息的显示。除了获取回波幅度信息之外，医学超声中还广泛利用人体运动目标如心脏和血流的多普勒信息，做成各种多普勒超声诊断仪及测量仪。

发射声源和声接收器做相对运动时，或者发射声源、声接收器和传播声的介质做相对运动时，接收器接收到的声波频率会发生改变，这一现象称为多普勒效应。被改变了的频率，即发射频率与接收频率之差称为多普勒频移。利用多普勒频移信息构成了多普勒型超声仪器的基础。

多普勒超声仪可以采用连续波、脉冲波或调频波工作，因此分别称它们为连续波多普勒仪、脉冲波多普勒仪或调频多普勒仪。

表2-4归纳了各种类型的超声诊断仪以及不同功率应用的超声治疗仪。

表2-4 医学超声仪器的分类

		A型仪		单探头式	
诊断仪 ($1\sim10MHz$， $<50mW/CM^2$)	脉冲回波法			双探头式	
		B型仪	手动扫查		成像原理
			机械扫查	低速	线扫	静态成像
				弧扫	
				径向扫	
				复合扫	
			高速	扇扫	实时成像
				径向扫	
				线扫	
			电子扫查（多元阵）	线扫 扇扫	
		M型仪			
治疗仪	多普勒法	连续波多普勒仪			
		脉冲波多普勒仪			
		调频多普勒仪			
	透射成像	超声全息成像			
		超声显微镜			
		超声照相机			
		超声计算机断面成像（UCT）			

治疗仪	大功率超声波治疗仪（聚焦波束）（10kHz～1MHz，10～100W/cm²）	适用：定位脑手术、结石粉碎、肿瘤破坏、人工肾脏
	小功率超声热疗仪（1MHz，1～3W/cm²）	适用：扭伤、神经痛、美尼尔氏症、癌症
其他应用超声设备		如雾化器、清洗器、细菌破碎装置等

第七节 医用超声的强度与安全剂量

医用超声仪器按诊断、治疗和手术的不同用途，有不同的超声强度范围。随之而来的问题是：在各种情况下，多大的强度范围内是对人体无损害的，即安全剂量问题。这是超声生物效应研究中要解答的一个重要问题。可是，虽然在这方面进行了大量的动物实验等探索工作，但到目前为止还不能完全简单地答复这个问题。

一、脉冲式超声强度的定义

在大多数诊断应用及一些治疗应用中，采用脉冲超声波的工作方式。对于脉冲超声波，按照空间与时间取平均的不同方式，可以定义出各种不同的强度：

（1）ISATA 空均时均（spatial average time average）强度，对空间和时间都求平均的强度值。

（2）ISPTA 空峰时均（spatial peak time average）强度，空间峰值在空间上求平均的强度值。

（3）ISATP 空均时峰（spatial average time peak）强度，时间峰值在时间上求平均的强度值。

（4）ISPTP 空峰时峰（spatial peak time peak）强度，时间与空间上都取峰值。

（5）ISPPA 空峰脉均（spatial peak pule averge）强度，空间峰值在脉冲宽度内求平均的强度值。

在上述 5 种强度中，ISATA 的测量较容易，通常测出总辐射功率除以换能器的表面积。ISPTA 和 ISPTP 与不可逆的生物效应有直接关系。在给定弹性性质时，ISPTA 决定每单位时间间隔内生物组织局部所产生的热，是表征医用超声场的常用参数。ISPTP 决定峰值压力值。目前还没有在活体中测量这些强度的方法，有些实验是在水中进行测量，但可以从已测得的 ISATA 及已知的脉冲特性参数加以计算。

二、常用的强度范围

超声诊断中，所感兴趣的仅是器官边界和组织结构的信息，而要尽量避免超声与组织的相互作用。为此，ISPTA 应该小于 $100mW/cm^2$。在脉冲式辐射时，曝照时间小于 500s 时，强度与时间的乘积应小于 $50J/cm^2$。

超声治疗中，需要的正是超声与人体组织之间的相互作用，但为了避免不需要的、不可逆的生物效应，ISATA 的最大值可考虑为 $3W/cm^2$。外科手术应用中，因需要用超声功率毁坏局部组织，故要求有大强度。应知道被辐射声场的能量分布，以免对周围组织引起不必要的伤害，例如在用超声仪器来剥除白内障时，这一点就显然十分重要。

据 P. L. Carson 的资料，目前在医学超声中应用的，ISATA 与 ISPTP 的强度范围如图 2-15 所示。由图可见，对外周血管诊断时，多普勒仪器的 ISATA 可高达治疗区的能级上。同时表明，治疗设备的 ISATA 可高达 8W/cm²。有几种诊断仪器所辐射的声场，ISPTP 已达到手术区域的能级上，这意味着所发生的峰值（压力值）与外科手术可以比拟。然而，实际上超声能量随着距离而衰减，其有效强度远小于一些文献中所提到的在水中的测量值。

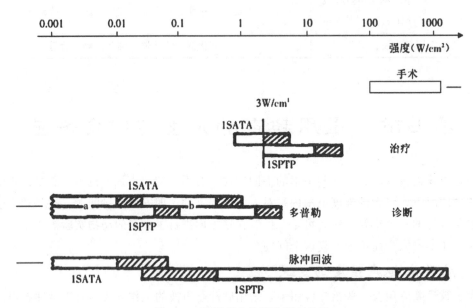

图 2-15 医用超声仪器的强度范围
a 产科   b 外周血管口常用范围

在诊断超声中，脉冲重复频率一般在 1 000～3 000Hz，即重复周期 τ 为（1/1 000）～（1/3 000）s。而脉冲持续时间 T 一般在 0.2～0.02μs（工作频率 1～10MHz，τ 取两个周期），所以 T/t≈1 000。又对于平板换能器的情况，空间峰值与空间平均值之比（SP/SA）一般为 3，对比聚焦换能器，SP/SA 要大得多，可达 10 左右。有了这些数值，就可从直接测得的空均时均强度（强度 ISTTA 简写为 SA-TA）来计算其他的强度。

设：

测得的空均时均强度 SATA 为 3mW/cm²（典型值），SP/SA＝3，T/t＝1 000

则：

空峰时均强度：SPTA＝SATA×SP/SA＝3mW/cm²×3＝9mW/cm²

空峰时均强度：SATP＝SATA×T/t＝3mW/cm²×1 000＝3 000mW/cm²＝3W/cm²

空峰时峰强度：SPTP＝SATP×SP/SA＝3W/cm²×3＝9W/cm²

在实用上，超声强度的要求还随工作频率而不同。高分辨力要求较高的工作频率，随着频率的提高，声强度也不得不提高。在接收中，由于各种噪声的限制，有一个能被接收的最小强度，在 10～12Wcm² 的量级上。由此出发，可以估算所需辐射的声强度，取传播的衰减为 1dB/（MHz·cm），若穿透深度为 20cm，对于 1MHz 的工作频率，来回程共衰减 40dB，考虑反射时引起的损失（-40dB），故要求辐射声强 0.1W/cm² 已足够。而当频率为 5MHz，穿透深度 10cm 时，所需要的声强就达 100W/cm²，可从图 2-16 中看出这种关系。

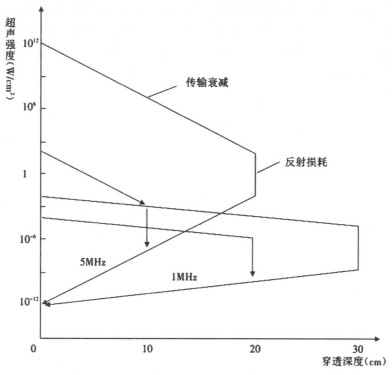

图 2-16 不同的工作频率要求不同的超声辐射强度

三、超声诊断的安全剂量

在对超声生物效应做了大量实验研究的基础上，一些学者在强度对时间图上确定了一条界线，将该图划分为两个区。界线之上会产生生物效应，会有伤害（但应注意不是所有的生物效应都有伤害）；界线之下则不会产生生物效应，所以是安全的。图 2-17 的强度－时间图中，画出了 3 条界线，线 a、b 分别是 Ulrich 和 Edmonds 提出的，其超声强度是空峰时均（SPTA）值，时间包括超声脉冲间歇期在内的总曝照时间。线 c 是 Wells 提出的，其强度与时间分别指连续波强度与持续曝照的时间。

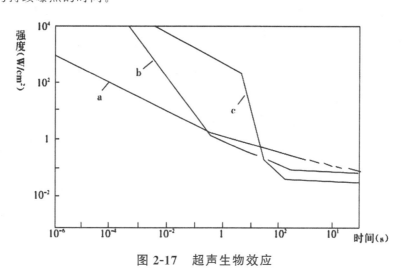

图 2-17 超声生物效应

可以看出，超声强度安全剂量与曝照时间长短密切有关，合理的超声诊断安全剂量，应该是包括时间在内的剂量值。此外，对于不同的检查对象，其安全剂量也应有所差别，如对胎儿应尽可能小一些；对成人的心脏与脑应该比一般脏器小一些。尽管图 2-17 提出了一些界限，但总的说来，安全剂量值的问题还有待于进一步的研究和统一。

第三章 B超的电路原理与设计

超声诊断仪在近十几年来有了长足的发展，它的功能与技术在B型断面诊断成像仪（B超）中集中地表现出来。为了提高成像系统的性能，一方面在换能器材料、结构上做了大量研究；另一方面在信号与图像处理各环节上采用了新技术，由专用的数字计算机控制数字信号的存储与处理及整个成像系统的运行，使图像质量大为提高。

从现行B型超声诊断仪的电路构成看，它的程式基本相同，但具体电路设计当然不尽相同。本章要对其中一些主要的电路形式，选择有代表性的进行讨论，这些是线阵阵元的转接发、收聚焦电路、时间增益补偿电路、对数压缩电路以及数字扫描转换器等。

第一节 线阵的"发—收"电路

在控制信号的作用下，产生发射激励脉冲，发射超声脉冲，接收超声回波，并完成波束聚焦（提高分辨力）的整个过程，如图3-1所示，图中"发收控制"方块接受CPU中定时与聚焦的控制，转而控制发射聚焦、发射多路开关接收多路开关和接收聚焦等方块。回波脉中经过前置放大器放大，最后输出至主放大器。多路转接开关对切换线阵各阵元是必需的。比起采用单探头扇扫工作方式，线路上无疑要复杂得多。

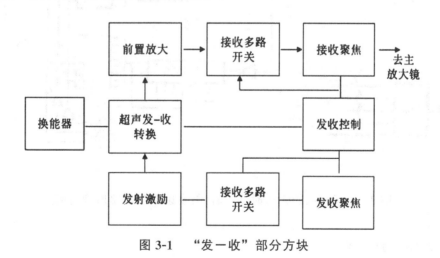

图3-1 "发—收"部分方块

一、线阵的发收扫查方式

B超中的线阵，通常含有几百个阵元，排成一线，组成几十个（如80个）阵元，作为发射与接收的基本单元，进行切换。通常采用n个阵元（n按不同设计而定，如n＝12）为一组形成波束，发射超声。接着以其中的n−1个（11个）阵元为一组形成波束，接收超声回波，如此下去，直至扫过整个线阵，得像一帧。这种扫查方式称为半步距扫查方式。

二、发射

(一) 发射聚焦电路

其任务是：对每一个来到的触发脉冲，进行不同程度的延时，转而输出一组（如6个）触发脉冲，其相邻间的时间间隔符合发射聚焦距离的要求，如图3-2（a）所示，去触发12个发射激励电路，使之产生电脉冲加到12个阵元上，发射超声波。

聚焦电路的原理如图3-2（b）所示，由延时线1—5、多路开关IC3—IC7组成。驱动脉冲到来时，除了不加延时，直接在输出端得到F0外，还同时加到延时线1—5上，最后在输出端得到F_1—F_6五个延时了的触发脉冲。每条延时线由8个抽头、5条延时线的对应抽头组成一组延时值，正好使波束聚焦于所要求的距离上。因此，要适当地安排各抽头的位置，既要考虑到聚焦于近、中、远程的不同要求，又考虑到适配探头工作频率不同的情况（高频的工作距离较近，焦距应与低频时有所区别）。例如，若探头工作频率为3.5MHz，要求在远程上聚焦，则F_0—F_5的延时分别为0、120ns、200ns、280ns、300ns、320ns。为了选出每一种延时组合，将延时线1—5的各抽头分别接入多路开关IC3—IC7的对应输入端上，由聚焦控制信号FCN0、FCN1和FCN2，来选通多路开关的输出。因此，延时输出F_1—F_3有8种不同的组合，满足了两种探头工作频率（3.5MHz和5MHz），每一种有4段焦距（近程、中程、远程1和远程2）的变换需要。

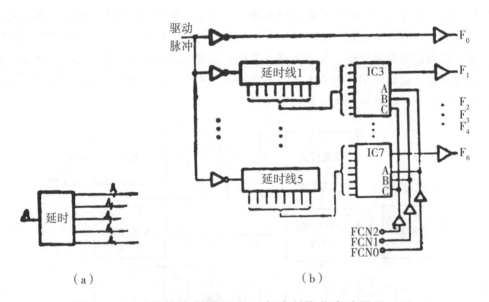

图3-2 延时线的输出时序 (a) 与发射聚焦电路原理 (b)

(二) 发射多路开关

聚焦电路输出的一组触发脉冲F_0、F_1、F_2、F_3、F_4、F_5通过此开关转接到12个发射激励脉冲发生器上，如图3-3（a）所示，使之按时序产生电脉冲激励相应阵元发射超声波，形成聚焦波束。完成两次发射后，多路开关需将F_0—F_5接到第2—13号脉冲发生器上，依次下去。触发脉冲是水平对称地加到脉冲发生器上的，所以其个数只需发射阵元数的一半（6个）。电路如图3-3（b）所示，F_0接到IC9 IC10、IC21、IC22的输入端，输出端按所注号码P-1，P-

2，⋯⋯，P-16 接到 16 个脉冲发生器上，F_1 以相似的方式接到 IC11、IC12、IC23、IC24 的输入端上，注意它们输出端的连接次序有差别，即 IC11 与 IC23 的第一输出端分别接到 P-2 和 P-11 的脉冲发生器上，F_2、F_3、F_4、F_5 的接法依此类推，分别与各自的多路开关相连接。在控制信号 TQA、TQB、TQC TQD、TQE 的作用下，IC9、IC10 与 IC21、IC22 的某一输出端接通 F_0，IC11、IC12 与 IC23、IC24 的对应输出端接通 F_1，类似地，其他多路开关的对应输出端分别接通 F_2、F_3、F_4、F_5。表 3-1 列出在控制信号 TQA 至 TQE 的不同组合下，多路开关的转接状态。

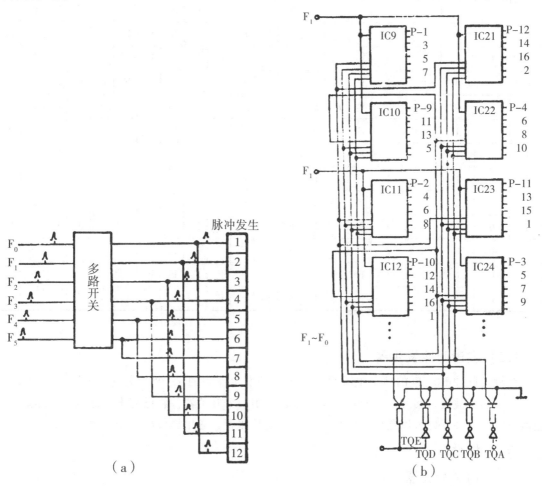

图 3-3　多路开关的接法（a）与电路（b）

脉冲发生器共有 16 个（每次参加发射工作的只有 12 个）。开始时，P-1～P-16 分别与第 1～16 号脉冲发生器对应连接。当发射工作进人 F_0 与 P-5、P-16 接通，发射了第 9、10 两个脉冲以后，第 1～4 号脉生器就由探头中的二极管矩阵转接到第 17～20 号阵元上。这样，当多路开关将 F_0 接通 P-6、P-1 输出端时，F_0 就加到第 6 号与第 17 号发射阵元上。依此类推，完成 16 个脉冲发生器与 80 个阵元的转接。

表 3-1　控制信号作用下 $F_0 \sim F$ 与脉冲发生器的连接状态

控制信号					脉冲发生器															
TQE	TQD	TQG	TQB	TQA	1	2	3	4	5	6	7	8	9	10	11	12	13	14	15	16
0	1	1	1	1	F_0	F_1	F_2	F_3	F_4	F_5	F_5	F_4	F_3	F_2	F_1	F_0				
0	1	1	1	0		F_0	F_1	F_2	F_3	F_4	F_5	F_5	F_4	F_3	F_2	F_1	F_0			
0	1	1	0	1			F_0	F_1	F_2	F_3	F_4	F_5	F_5	F_4	F_3	F_2	F_1	F_0		
0	1	1	0	0				F_0	F_1	F_2	F_3	F_4	F_5	F_5	F_4	F_3	F_2	F_1	F_0	
0	1	0	1	1					F_0	F_1	F_2	F_3	F_4	F_5	F_5	F_4	F_3	F_2	F_1	F_0
0	1	0	1	0	F_0					F_0	F_1	F_2	F_3	F_4	F_5	F_5	F_4	F_3	F_2	F_1
0	1	0	0	1	F_1	F_0					F_0	F_1	F_2	F_3	F_4	F_5	F_5	F_4	F_3	F_2
0	1	0	0	0	F_2	F_1	F_0					F_0	F_1	F_2	F_3	F_4	F_5	F_5	F_4	F_3
1	0	1	1	1	F_3	F_2	F_1	F_0					F_0	F_1	F_2	F_3	F_4	F_5	F_5	F_4
1	0	1	1	0	F_4	F_3	F_2	F_1	F_0					F_0	F_1	F_2	F_3	F_4	F_5	F_5
1	0	1	0	1	F_5	F_4	F_3	F_2	F_1	F_0					F_0	F_1	F_2	F_3	F_4	F_5
1	0	1	0	0	F_5	F_5	F_4	F_3	F_2	F_1	F_0					F_0	F_1	F_2	F_3	F_4
1	0	0	1	1	F_4	F_5	F_5	F_4	F_3	F_2	F_1	F_0					F_0	F_1	F_2	F_3
1	0	0	1	0	F_3	F_4	F_5	F_5	F_4	F_3	F_2	F_1	F_0					F_0	F_1	F_2
1	0	0	0	1	F_2	F_3	F_4	F_5	F_5	F_4	F_3	F_2	F_1	F_0					F_0	F_1
1	0	0	0	0	F_1	F_2	F_3	F_4	F_5	F_5	F_4	F_3	F_2	F_1	F_0					F_0

（三）发射脉冲发生器

在触发脉冲 $F_0 \sim F_5$ 的顺序作用下，16 个脉冲发生器中的 12 个产生电激励脉冲，使 12 个阵元发射超声波束。实际的脉冲发生器电路，采用一个开关器件将已充电的储能电容器通过换能器放电。开关器件可以是场效应管、晶闸管或晶体管，常用场效应管作开关元件。

三、接收

（一）前置放大器

前置放大器可使信号噪声比不致下降太多。每一阵元配接一个，共需 16 个。但每次只用其中 11 个。与换能器的连线要尽可能短。电路较简单，增益在 24dB 以内，防止输入信号过大时引起放大级的阻塞。放大器设置负载，负载动态电阻随着信号电平的增大而下降，从而保证放大器能压缩较大的输入信号，扩展了放大器的动态范围。

（二）接收多路开关与可变孔径电路

接收多路开关的任务是：取出并行接收的 16 个阵元中的 11 个输出电信号，分成 6 组，以便对之实施不同的延时，达到聚焦的目的。它们在接收开始后的一段长短不等的时间中处于截止状态。截止期内，信号不能通过，因而使相应的阵元不能在一开始接收时就有信号输出，而只能在接收开始后的不同时刻才对波束做出贡献，达到不同接收距离上波束大小相差不多的目的。这就是接收的变孔径技术。变孔径（即改变参加聚焦的阵元）技术使焦距随接收信号而变，保证了整个接收距离上波束直径均匀，有较好的横向分辨力。

（三）延时接收电路

每条延时线有若干个抽头。抽头的安排是：组合对应的抽头可获得所需要的焦距。抽头的选择决定于聚焦控制信号的编码状态。相加后输出到后级，即变增益放大级。

第二节 时间增益补偿技术及电路

面对过大的输入信号动态范围，接收机采取的增益控制技术有2种。

一是对数压缩。由于反射系数的差别，相邻的各种反射体与散射体的回波大小是不同的。为均衡这类差异，必须采用对数压缩技术。对数级的功能是压缩瞬时动态，并不是一种时间增益补偿。

二是时间增益补偿（TGC）技术。由于传播衰减，不同距离上的目标有不同大小的回波，这要由TGC技术进行补偿。实质上，TGC是提供一个随接收时间（距离）变化的增益，近距离用小增益，远距离用大增益，故也称距离增益补偿。它扩大了放大器的输入动态范围，但瞬时输入动态范围仍然不变。对数压缩与TGC技术所解决的任务是不同的，可用图3-4说明，图3-4（a）中D1是衰减造成远近距离之间的信号幅度差异，D2是反射系数等原因造成相邻距离上回波幅度的差异。借助TGC技术，D1得到了补偿，如图3-4（b）所示。对于D2，由于TGC对于不同大小信号的瞬时放大倍数都一样，无法缩小，只能依靠对数放大级来压缩。

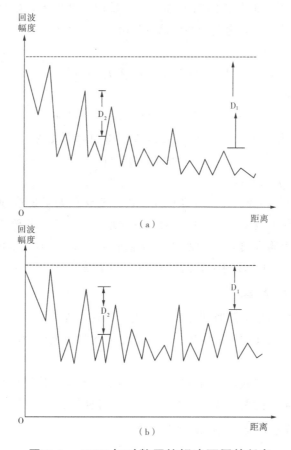

图 3-4　TGC与对数压缩解决不同的任务

时间增益补偿（TGC）即距离补偿的范围，一般按照平均衰减 1dB/（MHz·cm）来设计。例如频率为 3MHz，应补偿 3dB/cm，相当于 0.23dB/μs。但由于人体中各种组织的衰减并不完全一致，因此要求有一个调节的范围。

一、TGC 方法

在每个回波接收周期内，TGC 技术使放大器的瞬时增益做周期性的改变。获得这种扫掠增益的方法包括：可在周期性的控制信号作用下，改变射频放大级上的反馈或偏置；或是在控制信号作用下使衰减量作周期改变的电控衰减器串入射频放大通道中。

（一）改变放大器的反馈或偏置

在周期性的控制电压作用下，场效应管起了可变电阻的作用，改变着反馈量的大小。因为晶体管 β 值与 Ib 有关系，可据此控制晶体管放大器的基极偏流。然而改变直流偏置往往伴随着放大级阻抗的变化，这会在 TGC 置于对数压缩级之后的电路安排中，往往将 TGC 电压加到检波级中改变检波管的直流偏置，给调谐放大器的工作带来困难。

（二）电控衰减器

采用含有二极管、三极管或场效应管的网络，接入放大器的适当电路中，通过改变二极管、三极管或场效应管的偏置状态，来改变它们的阻抗，起到衰减作用。这种网络称为电控衰减器。半导体 P-N 结的电流和电压的关系，在一级近似条件下，可以写成：

$$If = Is(eqV/kT - 1) \tag{公式 3-1}$$

式中：If 为所加电压 V 时的正向结电流，Is 为反向饱和电流，k 为波尔兹曼常数（1.38×10⁻²³ J/K），T 为绝对温度，q 为电子的电荷（1.60×10⁻¹⁹ C）。

改写公式 3-1：

$$V = (kT/q)ln(1 + If/Is) \tag{公式 3-2}$$

因此动态电阻 rD 为：

$$rD = dV/dI = (kT/q)/(If/Is) \tag{公式 3-3}$$

大多数二极管的 Is 为 0.001～10uA，所以公式 3-3 可以简化为：

$$rD = (kT/q)/If \tag{公式 3-3a}$$

当 T=25C 时，kT/q=26mV

可以看出，选择不同的电流，If、rD 将成反比地变化。如果将这种器件组成的网络接入放大器电路中，随着电流的改变，放大倍数就成反比地变化。除二极管外，晶体三极管和场效应管都可用作电控可变电阻器件，因为晶体三极管的 rCE 的大小与基极电流的变化成反比，场效应管的 rDS 的大小与栅源极间正向偏置 VGS 的变化成反比。

二、控制电压发生器

时间增益补偿的实质是增益随时间作扫掠变化。不论是改变放大器的偏置，或者是采用电控衰减器，都需要有一个时变的控制电压。产生一定形状时变电压的电路称为控制电压发生器或称扫掠增益函数发生器。

最简单的控制函数是一种线性的斜升电压。然而通常要求被控级放大倍数随时间有指数式的变化，即增益（分贝数）随距离线性上升。产生这些控制电压的方法主要有如下两种：

（一）斜升电压与指数电压合成控制波形

TGC 控制电压波形可由斜率可变的斜升电压、起始电平可调的指数波形电压和直流电压相加得到。改变指数电压的起始电平，能调节近程增益；改变指数电压的时间常数，能调节中程增益；改变斜升电压的斜率能调节远程增益；而改变控制波形的直流分量，能调节电路的总增益。

（二）距离增量控制型电路

将探测距离分成许多段，分别用滑杆电位器调节各段的输出，得出所要的时间增益补偿曲线。由于它的调节方便，直观性强，实际应用相当普遍。整机的触发信号触发本电路的一个振荡器，在一个触发周期中，该振荡器的振荡次数取决于要分段的段数，例如分成 8 段，则在一个触发周期内振荡 8 次。然后计数器根据其脉冲的个数进行相应的编码，以一定顺序接通模拟开关。电位器中心端的调节是操作人员按需要设定的，因此任意两个相邻电位器上的电压差值不一定相等，差分放大器输出的电压波形呈现不规则的阶梯形。阶梯波经过积分和平滑后，得到由不同斜率组成的控制电压波形，经过倒相，它恰恰反映了 8 个电位器中心端上电压值大小的分布形状，就是原先设定的 TGC 控制曲线。

三、TGC 特性的显示

为方便调节，操作人员及时了解 TGC 控制曲线形状是十分必要的。距离增量型控制中，滑杆电位器所置的位置反映了曲线形状，看起来直观。斜率控制型中一般在显示屏上显现 TGC 控制曲线的形状。将改变曲线形状的几个旋钮的直流电压转换成数字信号，存入数字扫描转换器的存储器中。然后读出并叠加到全视频信号上，可在 TV 屏上得到曲线形状的显示。有些仪器还在各个调节旋钮上作了精细的定标，按照旋纽的不同位置，操作人员借以了解和记录近程增益、斜率及最大增益等。还有一种了解 TGC 特性曲线形状的方法是，对接收放大器加上一串标准的电脉冲，同时在屏上现察它的输出波形。既然输入脉冲的大小都相同，那么屏上显示的输出脉冲大小正好反映出发射瞬间以后不同时间上的放大量，也就是 TGC 的特性形状。

第三节　对数放大

一、对数放大器的特性

对数放大器的输出电压 V_0 是输入电压 V_1 的对数函数：

$$V_0 = K_1 K_2 V_1 \qquad \text{（公式 3-4）}$$

式中：K_1 为斜率，K_2 为对数偏差。

若横坐标（V_1）作对数标度，纵坐标（V_0）为线性刻度，则输出与输入关系为一直线。实际的对数放大器，考虑信噪比等因素，在小信号时还要设计成线性响应。对数放大器最小输入信号（由放大器热噪声所限制）与最大输入信号（受放大器饱和或限幅电平的限制）之间的范围定义为输入动态范围。而最大输出（输出开始偏离对数响应时）与最小输出（输出进入对数响应时）之比，定义为输出动态范围。输出动态范围与输入动态范围之比称为压缩比。例如，一个对数放大器的输入动态为 100dB，输出动态范围为 22dB，那么压缩比为 22/100 ＝ 0.22，即是每增加 1dB 的输入，输出增加 0.22dB。

如图 3-5 所示为一个实际对数放大器的方块图。它的输出为：

$$V_0 = G_2 K_1 tg(K_2 G_1 V_1) \qquad \text{（式 3-5）}$$

式中：K_1、K_2 为对数单元的常数，G_1、G_2 分别为线性输入、输出放大器的增益。

令 $K_1 = G_2 K_1$，$K_1' = G_1 K_2$，式 3-5 可写为：

$$V_0 = K_1' lg K_1' V_1 \qquad\qquad (式 3-6)$$

因此在设计时，只要适当选取 G_1、G_2，就可控制斜率 K_1 和线性——对数过渡的输入，从而控制动态范围。

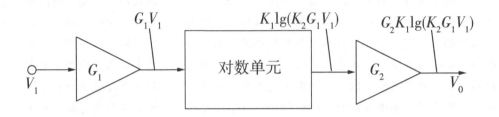

图 3-5　一个实际对数放大器的方块图

二、对数放大器的类型

（一）真对数放大器

真对数放大的输出输入间成严格的对数关系。P－N 结（二极管或晶体三极管）是最普通的真正对数元件。由式 3-2 可知，正向偏置的二极管或晶体三极管，其正向电压是正向电流的对数函数特性。用二极管或晶体三极管作为运算放大器的反馈元件所构成的对数放大器是一种常见的电路。但由于真对数放大器的动态范围不能满足要求，在 B 超中并不常用。

（二）似对数放大器

依多段直线或曲线相加的方法来逼近对数函数的原理，采用多级单元放大器相加构成的对数放大器，称为似对数放大器。似对数放大器与真正的对数函数之间存在一定的误差。按所用单元电路可以有"线性——限幅"或"非线性——限幅"的特性，相加的形式可以有串联接法或并联接法，因此所构成的似对数放大器有：

（1）线性——限幅、串联相加型；

（2）非线性——限幅、串联相加型；

（3）非线性——限幅、并联相加型等几种。

对数电路有两种基本形式：单极性和双极性。前者用于单极性脉冲工作场合；后者可以用于正负极性脉中、高频正弦波（几十兆赫）的工作情况。超声诊断仪的高频放大电路中要求的是双极性对数放大器。

三、B超中的对数放大器电路及设计

（一）电路

B 超射频通道中的对数放大器常如图 3-6 所示的接法。图 3-6（a）适用于接在 TGC 控制级之后，压缩的动态范围较小，而图 3-6（b）的压缩动态范围较大，适用于接在 TGC 控制级之前。其接法都属于非线性——限幅、并联相加型。

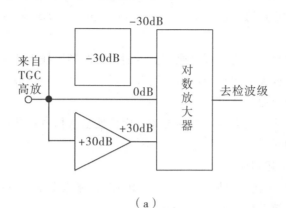

（a）

（b）

图 3-6　超声诊断仪中的对数放大器

（二）设计

1. 对数放大器的设计步骤

（1）确定所需的动态范围和输入的上限和下限；

（2）确定每基本对数级的动态范围 Ds，一般取 15dB/级；

（3）计算所需要的对数级数目 N：$N=$总的动态范围$/D_s$；

（4）确定输出斜率（或压缩比）S（单位为 mV/dB）：

$$S = 对数输出(max) \cdot (1/Ds)$$

对数输出（max）是指各个对数级的最大对数输出，即 $IT \cdot -Rc/2$；

（5）确定 IT 和 Rc：

$$Vomax = IT \cdot Rc/2 = Ds$$

（6）计算各对数级之前的增益，计算得正值用放大器，得负值则用衰减器。第 n 对数级前的总的线性增益 Gn 是：

$$Gn = GN - (N-n)Ds$$

GN 为最低电平对数级前的增益，等于 $(-28-32dB) - DS/2$（dB）—最低信号电平（dB）。

设计宽动态范围的对数放大器，可以通过基本的对数级顺序插入放大器和衰减器。随着输入信号幅值的增加，线性放大器和衰减器适当组合，插入各基本对数级，这样合成的输出就能获得一近似真值的对数响应曲数。

每一基本对数级前的线性放大器增益的选择，应该使输入信号在此动态范围内，确保基本对数级提供良好的对数响应。

2. 以设计实例说明上述程序

（1）动态范围：110dB。输入上限：$+3V$（$+10dB$），输入下限：$10\mu V$（$-100dB$）；

（2）为保证良好的对数精度，取 $Ds=15dB/$级；

（3）$N=110/15=7.33$，取 $N=8$；

（4）取 $S=6.7mV/dB$，$Vomax=Ds \cdot S=15 \times 6.7mV/dB \approx 100mV$；

（5）$IT \cdot Rc/2=100mV$，取 $IT=1mA$，则 $Rc=200\Omega$；

（6）$GN=-32.5-1/2 \times 15-(-100)=60dB$，$Gn=GN-(N-n) \cdot 15$，算得 $G_8=60dB$，$G_7=45dB$，$G_6=30dB$，$G_5=15dB$，$G_4=0dB$，$G_3=-15dB$，$G_2=-30dB$，$G_1=-45dB$。

这意味着第 8 个基本对数级前的线性放大器增益 G_8 为 60dB，每向前一级，增益必须降低 15dB，最前面一级必须是一个 $-45dB$ 的衰减器。实际设计中可以节省一些放大器。

除了射频放大通道外，视频放大电路中也要用到对数放大器，同样可以采用上述电路。然而视频放大器中的压缩量不像射频放大器中那么大，因此所需的级数一般较少。

第四节　数字扫描转换器

一、数字扫描转换器概述

数字计算技术的迅速发展，为图像实时处理所需的速度与存储能力提供了条件。20 世纪 70 年代，数字计算技术已在超声成像中普遍应用。现代的超声诊断成像仪无不带有图像存储和处理装置。

作为医学超声成像中图像处理技术的数字扫描转换器，即 DSC（digital scan converter），于 1974 年就正式应用到 B 超中。将手动换能器随机运动所获得的回波幅值存储起来，并以 TV 幅面显示图像。像素数目为 128×128 个，完成一次 B 式显像需 10～15 秒。各种前、后处理的技术也得到发展。1976 年有了用微机控制的数字扫描转换器，并发展了几种数据处理算法。

数字扫描转换器由于图像稳定、处理方便等优点，已取代了模拟扫描转换器（ASC），像质方面也可与之相抗衡。像素数目一般为 512×512，灰阶级数为 32 或 64，显示没有闪烁，图像处理的能力与可靠性都大为提高，可与实时成像仪配合，实现实时成像。

所谓数字扫描转换器，实质上是一台带有大容量存储器的数字计算机，它接受视频图像信息，进行数字化存储和处理，然后读出，在标准 TV 监视器上显示。这种器件是以一种扫描模式（如 B 型扫描器的逐行扫描方式）接收信息，而以另一种模式（TV 光栅线的模式）将它送到标准 TV 监视器上，因之称为扫描转换器。

随着 DSC 处理功能的强化，有时也称之为数字扫描处理技术，即 DSP 或数字图像处理技术，即 DIP。

DSC 配用 TV 显示，TV 的行扫描线为 625 行（或 525 行——美制），在屏幕上大约可见到 580 行（或 480 行）。如果屏面为 40cm，则每一线代表 0.69mm（或 0.83mm），已接近典型换能器（3.5MHz）的轴向分辨力，为此需要最大限度地利用 TV 的分辨力，每行扫描线上，视觉可辨的像素为 640 点，因此，画面上有 580×640 点。为了电子学上的方便，通常采用 512×512 个像素的存储矩阵。屏面上除了显示 512×512 点的超声像外，多余的位置用来显示人体标记、灰阶显示、字符以及后处理之用。

存储器像素数目要据两个准则来确定：一是最大视场，每个像素至少要小到换能器的最佳轴向分辨力那样大小；二是在正常观看条件下，像不能有结块状。

关于图像的灰阶数目，即存储器的字长，根据数字 TV 的经验，至少要有 32 级灰阶（5位），最好能有 64 级（6位），超声回波视频信号的动态范围以 40dB 计算，采用 64 级灰阶时，级差为 0.625dB（即 1.07 倍）。一般说来，所要的灰阶数取决于图像的空间特性。超声像中空间频率越低，则要求灰阶数越多。灰阶数过少（例如 8 级），图像中会出现轮廓现象。

为获得 DSC 系统分辨力的最佳运用，超声波束做原始扫查时，尽可能采用最小的视场。设若从一幅 20cm×20cm 的已存像中，用 2 倍放大率将其中 10cm×10cm 部分放大显示出来，其分辨力不会比 0.83mm 来得好；而若超声波束改为扫查 10cm×10cm 小视场而将数据存入存储器，那么所显示的分辨力可优于 0.83mm。

DSC 为现代实时 B 型超声诊断成像仪带来一些有用的特点，如：

①瞬时帧冻结能力；②插入帧数，减少图像闪烁；③插入线数，改善像质；④对回波数据进行前、后处理，进行灰阶变换；⑤对回波数据进行测量计算；⑥标准 TV 显示，便于视频磁带记录（VTR）；⑦整个成像过程可实现计算机的中央控制。

二、数字扫描转换器的构成

数字扫描转换器（DSC）实际上要完成超声图像的处理操作，因此广泛地采用图像处理机与通用微型计算机两者相结合的方案。现将数字扫描转换器构成功用，简要说明如下。

（一）像素地址逻辑

像素地址逻辑产生数字 x、y 地址时序，描述超声脉冲在像素空间上的随机定向传输（或称波束矢量）的瞬时位置。其输入来自位置解算器的模拟 x、y 电压信号，输出通常有 256kB，以描述 512×512 个像素地址的数字码。

（二）回波幅度 A/D 转换

由于回波频带较宽和扫查视场较小，要求有高的采样率（10～20MHz），因此须采用快速的 A/D 转换器，以便实时地对回波进行数字转换。通常用并行的 5 或 6 位 A/D 转换器。转换器可以是线性的，也可以是可编程非线性的。在非线性场合，可将校正换能器波束剖面等前处理函数编入程序。

像素地址逻辑方块产生的像素时钟信号，决定了地址序列和回波幅度采样值之间的同步关系。

（三）前处理

除了 A/D 可以用非线性进行前处理外，回波幅度加强和减弱的非线性处理还可用预编程的只读存储器（PROM）进行。

（四） 矢量暂存缓冲器

供回波数据在存入主存储器前的暂存之用，以缓冲采样速率与存储速率之间的不一致性。

（五） 更新逻辑

能使存储器完成"读—修改—写（RMW）"周期。将缓冲器输出的新数据与存储器中同一像素地址中原存数据进行比较，按所选模式写入主存储器。

（六） 主存储器

它的容量足够大，一般为 512×512×5（或6）bit，即 1.25（或1.5）Mbits 由 80 个（或96 个）16k 的动态随机存取存储器（RAM）组成。

（七） TV 行缓冲器

由 16×5（或6）bits 并联加载一串联输出的寄存器组成。

（八） 后处理

它的结构完全取决于所要进行的后处理的型式。简单操作只须 PROM 查表或硬件算术逻辑单元就可，而别的操作可能需要一个微处理机通过软件处理复杂的算法。

（九） TV 显示

通常用高质量宽带黑白标准电视监视器，50Hz 625 线（或60Hz 525 线），它的有效显示线数是 580（或480）线。

（十） 主控时钟

为 DSC 所有子系统提供定时信号，同时为超声发射机提供发射指令。

（十一） 字控制器

在屏幕上显示字母 A~Z 或数字 0~9 符号。通过键盘打入命令，可读出所要的字符。

（十二） 图形存储器

存储有图形上横向坐标与垂直坐标上的刻度、图形的框线、灰阶带、体位标记、测量游标等符号，读出时在后处理方块中与回波数字信号叠加成全视频信号。

（十三） 微型计算机

系通用计算机多用 8 位或 16 位微型机。

三、数字扫描转换器的工作原理

超声回波视频输出至显示之间的数据流程，首先是获取扫描器（探头）位置与回波幅度数据并进行前处理，然后存入存储器，读出后经过后处理送 TV 显示。兹就数据采集、数据前处理、数据存储及数据后处理这几个问题讨论如下。

（一） 数据采集

其任务是获取扫描器（探头）的位置信号；计算随机波束矢量通过方形像素矩阵的数字地址；同时，将沿矢量方向的回波信号（A 式回波）加以分段并分配适当地址。

1. 超声换能器位置数据输入

一般静态 B 型成像仪均扫描臂可产生四个准自流电压：$x\theta$、$y\theta$、$\sin\theta$ 和 $\cos\theta$。$x\theta$ 和 $y\theta$ 描述换能器工作面的二维位置，即超声脉冲出发位置；$\sin\theta$ 和 $\cos\theta$ 确定超声波束的取向，θ 为波束与 y 轴之间的夹角。为此，用模拟电路产生两个线性的时间扫描函数 x（t）和 y（t），每发射一个脉冲就重复一次。

$$x(t) = x\theta + kct\ sin\theta \qquad (式 3-13)$$

$$y(t) = y\theta + kct\ cos\theta \qquad (式 3-14)$$

式中：c 是人体组织中的声速平均值，取 1 540m/s。k 为常数，t 为时间。显然 k＝1/2，t 取发射超声与接收到回波之间的时间间隔时，x（t）、y（t）是超声回波采样点的水平与垂直投影距离。

2．x（t）、y（t）位置数据数字化

x（t）、y（t）是随时间而变的超声波束矢量位置信号，须进行数字化，以确定采样信号在二维像平面矩阵中的像素位置。计算沿随机波束矢量回波的数字地址，一般有两种方法。它们都将 x、y 像平面细分为 n×n 个像素，n 一般取 512。

一种方法是像素边界跨越检测的"x 与 y"法：与超声矢量相交的每个像素边界，不论 x 边界或 y 边界，一概加以实时检测。因此，依照超声发射脉冲穿过各像素的时间不同，其 A 型回波被分割成许多不相等的小段，结果沿矢量的序列地址呈现阶梯形状（矢量恰好通过像素交角点的特殊情况除外）。此法采得的最大可能的像素数目是 2n-1 个。

另一种方法是像素边界跨越检测的"x 或 y"法：先测出 θ 角，如 θ≤π 方法，就用垂直的跨距（y）去除 A 式回波线，得到相等的小段；如 θ 回波线，就用水平的跨距（x）去除 A 式回波线，得到相等的小段。此法根据相邻 x 轴跨距"或"相邻 y 轴跨距内的传播时间相等的原理。可采得的像素数目最大为 n，采得像素之间以它们的对角相接的情况比第一种方法来得多。

3．回波幅值的采样

由于解调后的超声回波信号是宽频带信号，因此采样频率至少应为其中最高频率分量的两倍。经过接收机非线性补偿以后，回波信号的动态范围还有 30dB，因此最高频率分量有-30dB 的电平，而不是常用的-3dB 的电平。这样，对于常用的换能器，采样频率必须为 10～20MHz，才能保证再现图像的质量。采样可以用线性或非线性的 A/D 转换器。

4．像素频率与回波样值的同步

从回波幅值采得的样值必须分配到在像素空间中按随机矢量算得的适当的地址中去。像素频率 f_{pix} 是像素边界与随机波束矢量相交的速率。在"x 或 y"中，f_{pix} 取决于视场的尺寸 d、二维像每边的像素数目 n、人体中的声速 c 以及矢量的取向角 θ。因为随机矢量穿过 1 个像素的距离为 $(d/n)/cos\theta$（设 $\theta<\pi/4$），来回程共需时间为 $(2d/n)/(c.cos\theta)$，其倒数就是与像素相交的频率，即：

$$f_{pix} = \frac{cn}{2d}cos\theta, 0 \leqslant \theta \leqslant \frac{\pi}{4} \qquad (式 3-15)$$

$$f_{pix} = \frac{cn}{2d}sin\theta, \frac{\pi}{4} < \theta < \frac{\pi}{2} \qquad (式 3-16)$$

为了避免未被采样像素对像造成的"空洞"现象，每个像素至少得采到一次，因此回波的采样速率必须高于 19.7MHz。对于"x 与 y"像素地址算法，要求回波的采样率更高，即使仅是像素的交角上，也要将数据分配到特定的像素中。视场为 2×2（cm²），按 n＝512 计，像素尺寸为 0.04×0.04（mm²），矢量穿过交角路程的时间可以在 0.025μ 量级上，说明需要 40MHz 的采样率，才能避免"空洞"现象。

然而，超声系统本身的横向分辨力或轴向分辨力都不会优到上述的 0.04mm，因此"空洞"的存在并没有真正的数据丢失，可以用后处理技术来充填这些空洞。

在大视场中，$d>2cm$，因此像素频率 f_{pix} 较低。在采样频率一定的情况下，任一个像素都可采到一个以上的回波样值，而存入像素地址中的样值可按下列方法之一进行计算：①峰值每个像素中采到的最大样值作为整个像素值；②点值距像素跨越点最近的那个样值作为整个像素值；③最大偏离值对各样值进行核查，确定出新到样值与前存样值之间的最大偏离，然后以这个最大偏离值存入该地址，这种技术可获得沿波束方向上对比度加强的效果；④平均值一个像素中采得的样值总和除以采样次数，其商作为整个像素的值。

（二）数据前处理

前处理是在回波数据存入存储器之前进行的。其重要意义在于此时回波信号仍保持着沿波束矢量的时间函数关系，要对时间上即穿透深度上做某些校正就必须在这里进行。否则一经存入二维矩阵的主存储器后，回波与产生该回波时换能器位置之间的关系就不复存在。典型的前处理操作有如下几种。

1. 回波幅度查表

可利用查表对回波幅度加强或去加强，以突出有重要诊断意义的回波幅度的动态范围，而抑止那些少有价值或无价值回波的动态范围。

2. 回波幅度深度校正

采用依变于时间的校正曲线，校正不同深度上超声衰减造成的回波幅度变化。

3. 换能器波束剖面校正

超声换能器的轴向灵敏度与位置有关，即存在一个波束剖面分布，为在最后图像中消除这种影响，可对所存的矢量进行校正。

4. 真实幅度重建

由于接收时的模拟信号处理，输出图像信号的幅度已远不是回波幅度中真实的相对大小关系，欲要实现真实幅度重建模式，需消除图像对仪器灵敏度调节的依赖关系，要对矢量上的回波相对于一个标准反射体和大的动态范围进行校正。用查表方式，查出接收器传输特性与增益调节的关系，算出未被压缩的真实回波幅度。

（三）数据存储

1. 主存储器结构

通常采用动态随机存取存储器（RAM）组成存储矩阵，按像素与灰阶的要求，要有 $[512×512×5（或×6）]$ bits。一般采用16K的RAM芯片，它是一个（128×128×1）bits的矩阵。每个位存储平面由16个这样的RAM芯片组成，共（512×512×1）bits，可存储512×512个像素的一位数，每个存储平面的行、列地址并联，因此对于每一个行、列地址可以选定5（或6）个存储器位平面上相同位置的5（或6）个存储单元，表示一个像素。

2. 存储器的读写操作

典型的读写顺序包括一个读出周期，2个"读—修改—写（RMW）"周期。全部在 $1.6\mu s$ 内完成。在一条 TV 行扫描线时间内要重复32次，共 $1.6×32=51.2\mu s$。

（1）读出周期：每一芯片可以独立地读。地址线并联后，在一个读出周期中可以读出16个5（或6）位像素。设 TV 水平行扫描正程时间是52行扫，回程为12程，则512×512系统的每一个像素在屏上可持续0.1s，通常读出时间为0.4s。因此在屏上显示16个像素的时间 $16×0.1=1.60s$，余下 $1.6-0.4=1.2s$，可用来完成2个"读—修改—写（RMW）"周期。

（2）"读—修改—写（RMW）"周期：RAM构成的主存储器，读出信号后，存储信号需要再生存入，"读—修改—写"周期完成数据更新。最常用的更新算法是读出原存数据与新到的数据进行平均，完成图像的前后两帧平滑处理，也称帧相关处理。每完成一次RMW不到0.6s。因此正程扫描时间内，每1.6s可完成两次更新操作，在全部51.2次扫描中，可完成64次更新操作。在TV行回扫时间内，还可有20次更新操作。这样，当读出一条TV行扫描线操作时间内，总计可更新84个像素。

设一次超声回波的采样共有J个像点，则需要（J/84）×64＝0.76J采样才可全部写入存储器。这样，要求超声脉冲的周期必须大于0.76Jμs，否则就来不及将全部数据写入存储器。

3. 输入、输出数据缓冲器

（1）输入数据缓冲器：超声回波数据到达的速率通常高于主存储器的最大写入速率，而且主存储器读出周期和RMW周期跟显示器行扫描紧密相关，因此需要对回波数据和地址数据加以缓冲。这个缓冲器称为"矢量暂存缓冲器"，其容量根据样点数要求而定，字长应与主存储器相一致，通常采用先进先出的读写方式，或者用两个相同的独立缓冲器，交替地进行"读—写"的工作方式。

（2）输出数据缓冲器：从主存储器读出的数据先存入"TV行缓冲器"内。它在主存储器的读出速率与标准TV显示速率之间加以缓冲。缓冲器是以并联输入、串联输出的移位寄存器组成。当主存储器的读出周期中读出16个像素时，并联地置入此寄存器；接着与主存储器在完成2个RMW更新周期中，移位寄存器顺序地读16个像素。在一帧TV像中，不断地重复这个过程。寄存器容量与主存储器相一致，为512×5（或6）bits。

（四）后处理

对于已存入主存储器的数字数据，可进行多种后处理，主要有像素亮度后处理和空间后处理。

1. 像素亮度后处理

按照预先设定的函数改变任何像素的数值。这些函数存于ROM中，需用时，按下CPU的按钮，将其读出到校正存储器中，使显示的像按该函数进行校正。

（1）伽玛校正：对胶片和硬拷贝记录时的非线性传输函数所作的校正，称为伽玛（γ）校正，也称γ变换。它使所显示像素的亮度X_1d与所存储的像素值X_s1之间的关系为

$$X_1d = k \cdot (X_{1s} \cdot \gamma) \tag{式 3-17}$$

式中，k为常数，γ为1.2～1.6。

当$\gamma=1$时，存储的像素和显示的像素之间的传输函数就称为线性函数。

（2）亮度感觉的非线性校正：人们视觉对亮度感觉B与亮度L的关系是非线性的

$$B = k\, lgL \tag{式 3-18}$$

式中，k为比例常数。

此式表明，当亮度与像素值成线性增加时，人眼的感觉B却不是与像素值成线性增加，因此需要将亮度L与像素值之间作校正，以使人眼的感觉最终能与像素值成线性关系。

（3）灰阶的扩展与压缩：为将存储数据以某种灰阶显示出来，采取加强或者压缩某些亮度范围。

2. 空间后处理

对超声成像特别有用的或者是行之有效的算法如下。

（1）读出电子放大：用简单线性内插法从整幅存储像中选出局部区域加以放大。放大倍数

最大可达 4 倍，超过 4 倍并没有更多的诊断价值。

（2）像素充填：采用线性内插法填补一些未被采样的像素，消除"空洞现象"。

（3）视频翻转：对存储的幅度数据字节进行逻辑补数，然后再显示，就可将黑色背景上显示白色回波倒转成白色背景上显示黑色回波。

（4）场间闪烁减少和图像平滑：DSC 的典型结构是 512×512 的像素矩阵，两条相邻 TV 光栅线之间可能会有高的反差亮度。由于隔行扫描，这两条线顺序地出现在两场中，于是这种高反差与低更新速率的组合可以低于人眼的闪烁频率而感闪烁。隔行扫描的电视制式是不能改变的，因此解决闪烁只能用减小场间反差的空间平均或平滑算法。

（5）自动阈值设定：目的在于提高换能器的有效轴向和横向分辨力。

（6）边界检测和边缘加强：边界检测算法检测出那些与邻近像素有较大差值的像素，并只显示这些像素，显现出边界。将这些边界加上原来的像就产生边缘加强。

（7）直方图均衡：超声扫描时，由于灵敏度调节不当，会造成太亮或太暗的像。可用等概率直方图法来均衡所显示的灰阶直方图，使太亮的或太暗的像中，每个灰阶出现的概率相等。经这样处理，结果这两种图像几乎相同，而且含有较多有意义的诊断信息。所以，对于超声图像的标准化，克服仪器调节或扫查运动中的一些问题，这种算法很有用。

第四章　头颈部疾病的诊断

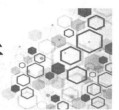

第一节　眼部疾病

一、解剖概要

眼球近似圆形，成年人眼球前后平均直径为 24mm，垂直径为 23mm。眼球由眼球壁和眼内容组成，眼球壁包括纤维膜（角膜、巩膜）、葡萄膜（虹膜、睫状体、脉络膜）、视网膜。眼科诊断的超声仪器按临床的应用可分为眼科专用超声诊断仪和多用途超声诊断仪；按显示回声的方式不同又可分为 A、B、C、D、M 型，多普勒型等。B 型主要用于诊断疾病，是因为其可以显示解剖结构层次和病灶形态、物理性质以及所在部位。

二、眼科超声诊断的方法

（一）眼睑法

眼睑法是常用的超声眼科检查方法。嘱病人轻闭眼睛，将适量耦合剂均匀地涂上，探头轻置于眼睑上，做横切、纵切、斜切扫查，嘱直视前方，转动方向，获得更多信息。当耦合剂过多或配合不当时，会有耦合剂进入眼睑内，应当立即用生理盐水冲洗干净，涂以金霉素眼药膏，以防感染。

（二）动态检查法

在超声检查眼球时，嘱患者向上、下、左、右转动眼球，此时观察眼球玻璃体暗区内异常回声的活动度，然后让患者随即停止眼球的转动，以观察该异常回声是否有后运动（停止后仍有运动），还可使探头稍稍加压，观察眼眶内肿物有无变形等。

（三）磁性试验

用以了解眼球内异物有无导磁性。先用 B 超显示异物所在，然后用磁铁自远而近地靠近眼球，观察眼球内异物有无震颤现象，有震颤者为阳性。做此实验时要注意，眼球内异物位置和电磁铁靠近眼球的位置和速度，要防止异物震颤时损伤晶状体和视网膜。

三、鉴别诊断标准

（一）病灶的形态和位置

（1）边界：光滑、锐利、不整齐、不清晰。

（2）形态：包括眼球的形态和病灶的形态（圆形、椭圆形、半圆形、扁平形、扁形、分叶状、管形或不规则形）。

（3）位置：眼球内或眶内解剖学位置，与晶状体、眼底眼外肌、视神经等的关系。

(二) 异常回声的特征

(1) 病灶回声的性质和强度：有无钙化灶声影或声尾。

(2) 透声性：包括房水、晶状体和玻璃体，角膜位于眼球壁外层的前部。

(3) 继发性变化：与周围结构的关系。

(三) 动态观察

(1) 病灶或异物的可移动性，有无后运动或磁性试验阳性。

(2) 病灶的可压缩性或硬度，在探头轻压时有无变形。

(3) 病灶在头低位时有无形态变化。

(4) 有无血流信息，血管血流的分布、形态、流速等。

四、眼内病变

眼球内容大部分为水样液体，内部缺乏声学界面，声像图上为无回声暗区 (前方玻璃体)，眼内发生病变时，即显示清晰的图像。正常眼球 B 型超声图：玻璃体显示为广大的暗区。出前向后可见虹膜及半月形晶状体回声，后方弧形光带为眼球壁 (包括视网膜、脉络膜、巩膜) 回声，后 "W" 形强回声，表示球后组织回声，中央类三角形暗区为视神经。

(一) 视网膜母细胞瘤

视网膜母细胞瘤是婴幼儿时期的肿瘤。据统计，其发病率在活产儿中为 1/150 000～1/28 000，且近年有上升的趋势。80% 的患儿小于 3 岁，偶见于成年人，双眼占 20%～30%，故双眼探测及健眼散瞳眼底检查应视为常规。本病恶性程度高，具威胁患儿视力及生命的双重严重性。本病多由家长发现，患儿出现斜视，眼球震颤，瞳孔反白光，当肿瘤充满玻璃体腔时，结膜充血，眼压升高，继发青光眼。由于血液循环障碍，肿瘤坏死及免疫力反应可表现似眶蜂窝组织炎的脸水肿，球结膜充血，水肿，眼球突出，有的可继而眼球变小，呈萎缩状。肿瘤沿视神经向眶内和颅内蔓延，也可破坏眼球壁向眼外增长。最后将因颅内侵犯或血行转移而致死亡，超声探测可发现。

1. 眼内实性肿物

视网膜母细胞瘤构造比较复杂，可单病灶，也可多病灶。在声像图上可分为以下 3 型。

①肿块型：为圆形、半圆形。②不规则型：形状不规则。肿块型与不规则型的特点是边缘不圆滑，肿瘤内部回声光点大小不一，强弱不等，分布不均匀。在肿瘤的坏死区内，缺乏声学界面。甚至呈囊性反射，在光点及光团内出现暗区。由于肿瘤细胞聚合力甚差，易脱落，如落入玻璃体则可探及细弱斑点状或团状弱回声。③弥漫浸润型：外生性视网膜母细胞瘤早期引起视网膜脱离，超声显示为漏斗状光带，内有明显增厚区，也有早期部分视网膜增厚呈波浪状。此型钙斑较前两型发生得少，常易误诊。

以上 3 型均无后运动，肿瘤与眼底光带相连。

2. 钙斑反射

视网膜母细胞瘤易坏死、钙化，肿瘤很小时 (4mm) 即可发生，超声检出率 70%～80%，初期呈椒盐状钙滴，而后形成钙斑，甚至全部肿瘤钙化。钙斑在声像图上为强反射且有声影。灵敏度降至正常结构回声消失时，钙斑回声依然存在。软组织内钙斑是诊断视网膜母细胞瘤的重要标志。

3. 眼轴

眼轴正常或稍长。

4. 罕见视网膜母细胞瘤的超声表现

①玻璃体混浊为主；②玻璃体充满肿瘤伴出血或坏死为主；③退行视网膜母细胞瘤较大者形成钙化斑伴声影。

5. 超声多普勒（CDI）

肿瘤内可见与视网膜中央动脉、静脉相连续的血流频谱，为高速、高阻型。侵及眶内的视神经母细胞 B 超表现为球壁出现暗区及球后或角膜缘处有低回声区，而 CDI 常在相应处见到粗大的穿行血流，可帮助鉴别。

6. 与白瞳症鉴别

白瞳孔是视网膜母细胞瘤最常见的体征，与先天性白内障、玻璃体脓肿（眼内容炎）等注意鉴别区分。

（二）脉络膜黑色素瘤

脉络膜黑色素瘤是成年人最常见的恶性肿瘤。发病率仅次于视网膜母细胞瘤，居眼内恶性肿瘤第二位，患者因视力减退或视野缺损就医。观察眼底可见棕褐色隆起物。其超声探测特征如下。

（1）半圆形或蘑菇形实性肿物，自眼球壁突入玻璃体腔。

（2）肿物边缘光滑锐利。

（3）肿物前部回声光点明亮，向后渐减弱，接近眼球壁出现无回声区——挖宝现象。

（4）肿瘤局部眼球壁较周围正常区回声低下，称脉络膜凹陷。

（5）后方声衰减。

（6）继发视网膜脱离。

五、视网膜脱离与脉络膜脱离

（一）视网膜脱离

原发性网脱（亦称孔源性视网膜脱离）是一种原因不明的视网膜层间分离，玻璃体自破孔流向视网膜杆锥体细胞层，与色素上皮层分离。视网膜失去了脉络膜的营养供应，视力减退，相应的视野缺失；久之视网膜收缩，功能不再恢复。其超声探测特征如下。

（1）部分视网膜脱离：玻璃体暗区内出现弧形强回声光带，后端连于视乳头，前端粘于眼底光带或锯齿缘。

（2）全视网膜脱离：显示倒"八"字形光带，宽口向前。

（3）陈旧性视网膜脱离：视网膜增厚，出现固定皱褶，活动度减小。

（二）脉络膜脱离

脉络膜脱离常发生于眼挫伤及眼内手术后无前房。超声特征为半环形膜状隆起，位于眼前部，不超过赤道部，冠状切面则为花瓣状弧形光带。脉络膜全脱离显示 X 形，中部相吻合。

六、脉络膜出血

第一，脉络膜出血超声探查为扁平隆起，内反射少而弱，机化时内回声增多。

第二，玻璃体出血为较小的积血，由于红细胞直径小于超声波长的 1/2，在其表面发生绕射而探测不出。较多的积血凝集成块状物，可被超声显示为点状、块状或膜状。共同的声像特点：反射强度弱，与眼球壁缺乏连点，明显后运动。血凝块较小时只能被高频探头探及。在玻璃体暗区内出现忽隐忽现的弱回声光点；较大、较多的凝血块可显示形态各异的光斑或光团。

第三，玻璃体机化物较多的玻璃体积血和炎性渗出物，最终形成机化条膜，粘连于眼球壁，眼底镜观察发现条索状或膜状。

超声探测可见：

（1）条状光带粗细不等，回声强度不一的回声光带，弯曲且有分叉，明显后运动，多个粘连点则后运动不明显。

（2）丛状光带：视网膜静脉周围炎或糖尿病血管的反复出血点，形成复杂的机化膜，超声图显示为一主干连于视网膜，多个支干伸向玻璃体腔，有明显后运动现象。

七、眼眶病

眼眶病的病种较多，大体可分眼眶肿瘤（海绵状血管瘤、泪腺混合瘤、神经鞘瘤、皮样囊肿、视神经脑膜瘤、视神经胶质瘤、泪腺恶性肿瘤、横纹肌瘤）、炎症（急性眶蜂窝组织炎、眼眶脓肿、眼球筋膜炎、急性泪腺炎、炎性假瘤）、血管性疾病等。

八、眼外伤

眼外伤包括眼异物、眼球破裂伤、外伤性网脱、眼球萎缩。

（一）眼球内异物

重点阐述玻璃体腔内异物的超声图像特征。

（1）斑点状强回声：金属或砂石等异物，显示强回声后方伴声影。

（2）斑状或点状较强回声：塑料、玻璃及竹木等异物，多无声影，有时在异物周围见低或等回声，术中见异物外，并有机化物包绕。

（3）星状回声：又称"彗星征"。

（4）尾随回声与隆起假象。

（二）眼球壁异物

超声扫查可以清楚地显示眼球壁异物，较准确地定位。

第二节　耳部疾病

X线平片是检查耳部疾病的常规方法。体层摄影可较好地显示鼓室、上鼓室及鼓窦的改变。乳突的X射线表现与乳突的类型有关。乳突分气化型、板障型、混合型和硬化型4型。气化型为发育良好型，后3型属发育不良型。气化型乳突内有很多含气小房，呈蜂窝状，与鼓窦相通，再经鼓窦入口与鼓室相通，鼓室经咽鼓管通入鼻咽部。乳突小房、鼓窦、鼓室及咽鼓管内均有连续的黏膜被覆盖，腔内含有空气。乳突小房表现透明、清晰，间隔完整、锐利。小房的大小不等，靠近乳突边缘者较大，特别是乳突尖部。不可将大而孤立的小房误认为病变。鼓窦周围的小房较小。大的小房间隔较薄，比较透明；小的小房间隔较厚，较不透明。乙状窦压迹可因小房重叠而显影欠清晰。板障型乳突乳突较小，皮质较厚，其结构如颅骨的板障，乳突内不含或少含小房。鼓窦周围有少数较小的小房，但透明、清晰。乙状窦压迹显示清楚，但位置可偏前，鼓室盖位置也可偏低。混合型乳突界于板障型与气化型之间。硬化型乳突乳突致密、硬化皮质厚，小房缺如。

25°侧斜位上，乳突前方有一圆形透明影为外耳道，同鼓室及内耳道重叠。其上方可见微向上突的横行致密线影，为岩骨的鼓室盖，后方可见由上向下、呈微向前突的致密线影，系乙状窦压迹的前缘。上述两条致密线于后方相交构成锐角，称窦硬膜角。在外耳道后上方可见一边缘模糊的略透明区为鼓窦。在外耳道后方可隐约看到致密的骨迷路影。外耳道前方可见颞颌关节。于乳突后方有时可见一血管沟，与乙状窦压迹相连，长短不等，直行或迁曲，宽2～3mm，有时较宽，为头皮静脉与乙状窦相连的导静脉，其相连位置不定，常在乙状窦压迹中部。

乳突炎是乳突小房内黏膜的化脓性感染，多继发于化脓性中耳炎。X射线检查不仅可以帮助诊断，还可了解乳突的解剖及变异。乳突类型同乳突感染密切相关，气化型乳突中耳感染易扩散到乳突小房黏膜，引起急性乳突炎，而板障型乳突为板障骨，所以感染不易扩散到乳突。

一、急性乳突炎

急性乳突炎多继发于急性化脓性中耳炎，小儿较常见。气化型乳突炎症扩散快，症状急。除鼓膜充血穿孔和耳溢脓外，常有乳突压痛及耳后肿胀。板障型乳突炎症局限于鼓室及其周围小房，乳突不易受累，临床表现不明显。

急性乳突炎由于小房内黏膜肿胀，气体减少，X射线上乳突小房模糊不清。病情发展，黏膜坏死，小房内出现渗出液，小房间隔骨吸收而显示不清，致乳突小房均匀致密。当间隔破坏，小房融合，形成脓肿则出现轮廓不整、较不透明的空腔，但周围无致密线。脓肿可引起邻近的骨破坏。急性中耳炎累及板障型乳突，则乳突密度增高。若出现骨破坏及死骨，则成为乳突骨髓炎。

二、慢性乳突炎

急性乳突炎未治愈转则变为慢性乳突炎，多于幼年即得病，表现为乳突小房密度增高，有时在小房内可以看到与小房壁平行的增厚的黏膜影。在慢性化脓性中耳炎，易受破坏力强的变形杆菌及绿脓杆菌感染，而常有肉芽组织和胆脂瘤形成，并易引起颅内并发症。

三、胆脂瘤

胆脂瘤是慢性化脓性中耳炎常见的并发症，是由脱落上皮聚集而形成的团块，好发于上鼓室、鼓窦入口和鼓窦，并可延及乳突。临床上除有长期耳溢脓和听力下降等慢性中耳炎表现外，还有脓臭和脓内含豆渣样物。鼓膜穿孔多在边缘或松弛部，且可看到胆脂瘤。X射线检查可观察胆脂瘤的位置、大小和有无骨壁破坏，并能了解解剖变异，这些对诊断与治疗很有价值。

胆脂瘤是慢性生长、具有包膜的炎性肿块，使骨壁发生骨吸收，从而形成边缘清楚、光滑的空腔，多呈圆形，偶为不规则形。空腔比较透明，周围有骨硬化，呈连续或不连续的致密环影，空腔于25°侧斜位上，居外耳道后上方，相当于上鼓室及鼓窦区。大胆脂瘤则空腔大，并涉及乳突；小胆脂瘤只占据上鼓室与鼓窦入口时，则仅显示该区扩大。胆脂可引起空腔骨壁的破坏，表现为骨壁断裂、缺损。鼓室盖、乙状窦前壁或外耳道后壁可被破穿，使感染扩散到中颅凹或乙状窦周围，引起颅内并发症。鼓室盖低位和乙状窦前位，在乳突手术时，可伤及中颅窝硬膜及乙状窦而引起出血并扩散感染。鼓室盖低位在25°侧斜位上表现为鼓室盖低而平和窦硬膜角凹下。乙状窦压迹前缘和外耳道后壁间距离若小于1.0cm，则可判定为乙状窦前位。导血管开口位置偏高可为手术所伤及，也应注意观察。

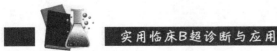

第三节　鼻窦疾病

X线平片是检查鼻窦的基本方法。患者一般取坐位,鼻窦显示较好,且可查出鼻窦内积液。常用枕颏位,可显示两侧额窦筛窦、上颌窦及鼻腔。

体层摄影用于观察鼻窦骨壁轻微破坏和窦腔内病变。

正常鼻窦窦腔透明,黏膜不显影,所以窦壁边缘清晰、锐利。鼻窦的透明度因窦腔大小与窦周骨壁薄而不同。窦腔小、含气少、骨壁厚,则较不透明,反之则较为透明。

额窦:多呈扇形,腔内可有骨性间隔。窦腔透明度因骨壁各部厚薄不同而不均匀。大小及形状个体差别较大,两侧多不对称。一侧或两侧可不发育或发育不良。

筛窦:呈蜂窝状居鼻中隔两侧和眼眶之间,其外壁为眼眶内壁。枕颏位上,蜂窝上部为前组筛窦,蜂窝下部为后组筛窦。蜂窝小房透明,间隔清晰、锐利,两侧多较对称。

上颌窦:居眶下方,鼻腔外侧,呈尖向下的三角形。上颌窦较透明。如嘴唇较厚,与下部重叠,可使窦腔下部密度较大,鼻翼较大,可从内壁上中部向窦腔内突入呈半圆形软组织重叠影,两侧对称,不难确认。岩骨可投影于窦腔下部,使窦腔下部密度高,不可误认为液面。两侧上颌窦的大小、形状和透明度多对称,有时较小,透明度较低。

蝶窦:用颏顶位观察。呈近似椭圆形透明影,窦腔清晰锐利。其大小及外形个体差别较大,两侧可不对称。

鼻腔:鼻腔透明,鼻中隔为纵行致密带影,近于中线,多稍向一侧弯曲,上鼻甲不易显示,中鼻甲骨片垂直,下鼻甲骨片卷曲。鼻甲黏膜厚,由气体衬出。鼻甲大小个体差别较大,两侧可不对称。

观察鼻窦时,应注意鼻窦发育情况、窦腔透明度及窦壁情况,窦腔有无混浊、密度增高,有无软组织块或液面,窦腔是否膨大,窦壁有无骨吸收、骨硬化和骨破坏。同时也应注意鼻腔有无密度增高或软组织肿块充填。

一、鼻窦炎

鼻窦炎是鼻黏膜的病变,分化脓性和变态反应性两种。前者感染多来自鼻腔,常累及几个鼻窦,若单发则以上颌窦常见;后者是人体对外物或物理因素的变态反应,鼻部变化乃全身疾病的部分,可并发感染。化脓性鼻窦炎于急性期,因黏膜肿胀而使鼻窦透明度减低、混浊,边缘模糊,窦腔外围可出现与窦壁平行的环形软组织影像。出现渗出液,而窦口通畅,则可见液面;若脓液充满窦腔,则窦腔密度增高。在慢性期,黏膜增生形成息肉,则有圆形或半圆形软组织块影突入窦腔,如息肉充满窦腔则窦腔密度增高,难于显示出息肉影。炎症引起窦壁骨吸收,则窦壁骨密度减低,模糊不清,如有反应性骨增生,则窦壁绕以致密带影,额窦及上颌窦易于显示。变态反应性鼻窦炎鼻窦黏膜发生水肿,致使窦腔混浊或密度增高,难同急性化脓性鼻窦炎鉴别。黏膜易发生息肉样变,可见半圆形软组织块影突入。诊断需结合临床表现,如鼻腔黏膜水肿、苍白,出现息肉和病变于短期内消退,则变态反应性鼻窦炎的可能性大。

鼻窦炎时可发生黏膜下囊肿,系液体潴留于间质中而形成,又称间质囊肿,好发于上颌窦。X射线表现为半圆形软组织块影突入窦腔,轮廓清楚、光滑,多在窦腔的底部或侧壁。息肉也常见于鼻窦炎,也好发于上颌窦,两者鉴别诊断较难。若单发,无鼻窦黏膜增厚,则以黏膜下囊肿的可能性为大;若多发,鼻腔内也有息肉,则以息肉的可能性为大。

二、鼻窦黏液囊肿

鼻窦黏液囊肿主要因炎症使鼻窦开口阻塞，致黏液潴留而成。其囊肿壁是窦腔内变薄的黏膜，好发于额窦及筛窦。另一种是黏液腺口阻塞，致黏液潴留而成，囊肿壁是腺体上皮，发生于上颌窦。囊肿内含黏液或脓性黏液，生长缓慢。

黏液囊肿的基本 X 射线表现是窦腔密度增高，骨隔消失和窦腔膨大。

额窦黏膜囊肿，当窦内有黏液积聚，但尚未引起窦腔膨大时，则表现为窦腔密度均匀增高，似鼻窦炎，但窦内骨隔消失。囊肿增大，则窦腔呈近圆形膨大，窦壁变薄或围以致密线影。囊肿进一步增大，则压迫骨壁，形成边缘清楚的骨缺损，此时窦腔反较透明，因为额窦前后骨壁变薄或消失。

筛窦黏液囊肿可见蜂窝密度增高，小房间隔消失，筛窦膨大，眶侧骨壁变薄，且向眶内膨出，骨壁可因吸收而消失。上颌窦黏液囊肿系因黏液腺口阻塞所致，于窦底出现半圆形或圆形软组织块影。若囊肿长大充满窦腔，则窦腔密度增高。晚期窦腔也可膨大。

三、鼻窦肿瘤

（一）骨瘤

骨瘤好发于额窦和筛窦，分为致密骨瘤和松质骨瘤两种，前者多见。骨瘤生长缓慢，X 射线表现为窦腔内骨性肿块，边缘光滑，大者可充满窦腔，外形多不整。致密骨瘤密度高，边缘清楚；松质骨瘤密度较低，边缘不整，诊断不难。

（二）鼻窦恶性肿瘤

癌比肉瘤多见，起于黏膜，好发于上颌窦，其次为筛窦，而额窦及蝶窦少见。上颌窦恶性肿瘤的 X 射线表现是当肿瘤只累及鼻窦黏膜时，表现为窦腔密度增高，难与鼻窦炎区别。肿瘤侵蚀骨壁则引起局限性骨破坏。轻微破坏，体层摄影较易显示。病变发展，则骨壁破坏广泛。筛窦恶性肿瘤表现为蜂窝密度增高，小房间隔及窦壁破坏。上颌窦和筛窦恶性肿瘤都可侵入同侧鼻腔，使鼻腔密度增高，还可阻塞鼻窦开口而引起同侧鼻窦炎侵入眶内，引起眶壁相应部分骨破坏。筛窦肿瘤还可侵入颅内。鼻窦恶性肿瘤早期 X 射线表现无明显特征，诊断较难；乃至侵蚀骨壁，引起骨破坏，则多不难诊断。

第四节 咽部疾病

咽部 X 射线检查常规采取颈侧位和颅底位平片。在颈侧位片上，可显示咽腔及咽后壁软组织结构情况。正常咽后壁厚度：成人厚度为 2～4mm，不应超过 5mm；10 岁以下儿童为 4～5mm；5 岁以下幼儿可稍厚，但不超过 8mm。颅底主要观察鼻咽腔的前后壁和侧壁，同时可观察颅底骨的破坏情况。鼻咽腔造影使用碘化油或钡胶浆来显示鼻咽腔及咽鼓管的表面黏膜。咽部 X 射线检查主要用于诊断咽部脓肿和肿瘤。

一、咽部脓肿

咽部脓肿多发于儿童，急性以化脓性感染常见，慢性多为结核性感染。颈侧位片上可见咽后壁肿胀增厚，其内可有气泡影散布或出现气液面。有时可见异物存留，或伴有颈椎半脱位；脓肿向下延伸形成纵隔脓肿。

二、咽部肿瘤

鼻咽纤维血管瘤好发于10～25岁男性青少年，主要症状为反复大量出血和鼻塞症状，颈侧位片上鼻咽腔可见光滑软组织块影突出，邻近骨质可有侵蚀破坏。鼻咽癌为较常见的恶性肿瘤，中年男性患者居多，鼻咽部淋巴组织丰富，常早期转移至颈淋巴结；远处转移常见于骨、肺和肝。颈侧位片可见鼻咽顶壁增厚或出现软组织肿块，鼻咽腔狭窄变形。鼻咽腔造影可早发现黏膜上肿块结节。颅底片可见颅底骨质破坏和颅内转移。

第五节 喉部疾病

颈侧位片上，由于喉部组织结构互相重叠，喉室结构分辨不清；正位喉部体层摄影具有重要的诊断价值。检查方法：自喉结后方2cm处开始向后断层，摄取平静呼吸及发"咿"声两种状态断层片，以观察喉内结构及运动状况。喉部断层像上显示喉前庭、真假声带、声门裂和声门下区诸结构。

一、喉部炎症

非特异性喉炎多数由上呼吸道感染引起，少数由化学性刺激或损伤所致；特异性感染可见于结核、白喉、梅毒等。断层片上可见喉部结构肿胀，室腔透亮度减低，真假声带分辨不清。声门裂闭合不良。声带息肉可见声带边缘不整，或突入喉腔内软组织块影。慢性喉炎多有结构损坏及瘢痕形成，致使喉腔及声门下气道狭窄变形。

二、喉部肿瘤

良性肿瘤有乳头状瘤、血管瘤、纤维瘤、软骨瘤、神经鞘瘤、囊肿及淀粉样瘤等。断层片上可见边缘清楚的软组织块影，突入喉室、喉前庭或声门下区，引起气道狭窄变形。

恶性肿瘤以喉癌为常见，患者多为40～60岁男性，多有慢性喉炎。声门癌常向声门下区蔓延，而声门上区癌主要向喉外蔓延侵犯甲状软骨、会厌前间隙和喉咽部。断层片上可见肿瘤的起源及蔓延范围，早期表现为局部软组织增厚或结节状块影，晚期呈菜花样块影，表现凹凸不平，并向周围广泛浸润生长。

第六节 甲状腺和甲状旁腺疾病

一、甲状腺诊断的优点

（1）属非侵入性检查法，对患者无痛苦。

（2）不受碘供应的限制，无须检查前准备。

（3）操作时间短，可立即诊断，用即印片或热敏图像打印机摄影。

（4）可反复检查，对良、恶性的判断有一定价值。

（5）易鉴别囊性或实性，可作甲状腺的大小和容积测定。

（6）可检出临床触诊和核扫描遗漏的结节，提示孤立性或多发性结节。

（7）有利于微小癌的检出（小于1.0cm）。

二、甲状腺的解剖和生理概要

（一）解剖

甲状腺是人体最大的内分泌腺，呈"H"状或蝶形，距体表1～1.5cm处。甲状腺位于颈前下方，气管的前方，喉的两侧，平第5、6、7颈椎，分左右两叶和连接两叶的峡部。右侧叶较左侧叶略大。30％～50％的人还有从峡部或一叶或两叶向上伸出的锥体叶。

（二）生理

甲状腺的生理功能是增进生长发育，促进物质代谢，主要由甲状腺激素决定。

1. 甲状腺对碘的代谢起主要作用

甲状腺贮存着体内总碘量的1/5，作为合成甲状腺素的主要原料。

2. 甲状腺激素的合成、贮存和分泌

人体中的碘主要来自食物，由小肠吸收入血为甲状腺所摄取；在一定酶的作用下，碘与细胞内甲状腺球蛋白中的酪氨酸结合为一碘酪氨酸和二碘酪氨酸，再进一步合成三碘甲状腺原氨酸（T3）和四碘甲状腺原氨酸（T4，即甲状腺素），两种物质合成甲状腺激素。它们合成后就以甲状腺球蛋白的形式贮存在腺泡的胶质中，当释放时，在蛋白水解酶的催化下，甲状腺激素便游离出来进入血液（正常参考值：T3，0.9～1.9mg/ml；T4，45～125mg/ml）。

3. 甲状腺激素的生理功能

（1）增加组织的氧消耗，从而也增加热量的产生。

（2）对蛋白质代谢，依据代谢状态及甲状腺素的多少而起不同的合成或抑制合成作用。

（3）促进单糖的吸收和肝糖原的分解，又促进组织对糖的利用，但总的趋势是使血糖升高。

（4）促进脂肪代谢的合成和分解。对分解影响大于合成，因而可导致脂肪贮存降低和血脂降低。

（5）有利尿作用，同时促进电解质排泄。

（6）增强全身代谢过程，增加了对维生素和辅酶的需要。

（7）促进生长激素的分泌。

（8）影响中枢神经系统的发育，维持神经系统和心血管正常的功能。

三、仪器及其探测方法和对象

（一）仪器

采用多用途超声仪，探头频率以7.5MHz以上为佳，细微分辨为好。

（二）探测方法

患者一般采取仰卧位，颈后垫枕以使头略后仰，先做全面探测，然后重点检查。

（三）检查对象

1. 局限性疾病

甲状腺结节（良性肿瘤）；甲状腺囊肿；甲状腺脓肿；甲状腺血肿（外伤性）；甲状腺瘤；非甲状腺的肿物或疾病，诸如颈部淋巴结炎等。

2. 弥漫性疾病

甲状腺机能亢进症；甲状腺机能减退（低下）；单纯性甲状腺肿；结节性甲状腺肿；亚急性甲状腺炎；慢性甲状腺炎、桥本甲状腺炎等。

四、甲状腺正常声像图

甲状腺横切时从皮肤起约 1cm 处可见蝶形或似蹄形的甲状腺，边界规则、清晰，包膜完整，两侧叶基本对称，由位于中央的峡部相连。甲状腺一般均呈中等回声（略低于正常肝脏回声），分布均匀，有细弱密集的光点。正常甲状腺 B 超测值通常侧叶上下径为 4～5cm，前后径、左右径均为 2cm，峡部前后径小于 0.5cm。

五、甲状腺疾病声像图表现

（一）甲状腺肿

1. 弥漫性甲状腺肿

甲状腺功能亢进简称甲亢，指甲状腺肿大，伴有分泌过多的状态。大多数为甲状腺弥漫性增长，通称原发性甲亢。毒性甲状腺肿，因伴有眼球突出，又称突眼性甲状腺肿。由于甲状腺分泌甲状腺激素过多，高于正常人达 10 倍，使机体氧化过程加速，代谢活动增强，临床表现有甲状腺肿大，心动过速，神经过敏，体重减轻。男：女＝1：5，好发于 20～40 岁，T3、T4 增高。

声像图表现：甲状腺呈不同程度对称性均匀性肿大；常较甲亢增大更为明显，甚至 3～10 倍，可压迫气管和颈部血管。甲状腺体内部回声早期可类似正常，光点增粗，少数含有一个至多个散在性边界模糊的低回声小结节，T3、T4 值在正常范围内，病变继续可形成多个薄壁的液性暗区。此外组织中常发生液化，血块机化及钙化。

2. 结节性甲状腺肿（腺瘤样甲状腺肿）

结节性甲状腺肿多是在地方性甲状腺肿、弥漫性甲状腺肿大的基础上反复增生和不均匀的复原反应所致，形成增生结节。

声像图表现：甲状腺多以不同程度的不规则非对称性增大，实质光点稍增粗，分布欠均匀，其内有多个结节（单发少），部分结节边界欠清晰，回声多为中等偏强回声，也可为低回声，结构不均匀，结节内可见强光斑及液性暗区，结节之间可见纤维组织增生所形成的散在性点线状回声。

部分结节退行性病变：内部出血、囊性变、纤维组织增生、钙化、坏死，结节周围无正常甲状腺组织而腺瘤周围可见正常组织。

3. 甲状腺功能减退

原发性甲状腺功能减退（简称甲减）是由于甲状腺激素合成不足所致，诊断 T3、T4 降低，促甲状腺素（TSH）增高。

声像图表现：甲状腺体积明显缩小，边缘不光滑，边界欠清晰或模糊不清，腺体内部结构不均匀，回声明显减低，可见多个小的不规则无回声区，呈网状改变。

（二）甲状腺炎

1. 急性甲状腺炎

此病少见，多为颈部、上呼吸道感染扩展而来，少数为血行感染，以葡萄球菌、链球菌感染为多见。患者病情重、发热基础代谢率增高，吸碘率降低。

声像图表现：甲状腺肿大，内部见低回声区，有的可形成脓肿而呈无回声区，即急性化脓性甲状腺炎。甲状腺脓肿的脓腔内可见少量散在性光点，灰阶定量约 7dB，较囊肿略高。

2. 亚急性甲状腺炎

亚急性甲状腺炎又称病毒性甲状腺炎、肉芽肿性甲状腺炎等，多见于 20～60 岁女性，可能为病毒或过敏反应所致。临床发病初期出现咽痛、上呼吸道症状、发热、甲状腺中度肿大和疼痛，数周后可自行缓解。实验室检查：白细胞上升，T3、T4增高，吸碘率降低，γ球蛋白增高，血沉加快。

声像图表现：呈现对称性普遍性中度增大，轮廓正常，包膜可增厚。内部回声早期呈均质稀疏弱光点，后期趋向慢性不均质，有钙化者可见局灶性增强光点和声衰减现象。若为单侧局限性肿大，常可形成小结节，应与腺瘤鉴别。本病特征为患侧甲状腺与其接近的颈前肌二者之间隙消失，出现弥漫性粘连（不同于癌性粘连，是广范围的轻度粘连）和疑为囊肿的低回声带，即假性囊肿征，后者亦称"冲洗过"征，提示甲状腺功能减退和严重的滤泡退化变性。本病大多见此征，这种低回声带与疼痛一致，其数目和大小也因患者体质和病期而不一，而呈多个散在性或融合性低回声带。根据低回声带数目和大小的减少至消失比血沉、甲状腺激素检查恢复为迟，可很好地反映治愈过程，成为类固醇激素减量和停止的良好指标之一。CDFI表现为甲状腺内异常回声区周边呈有较丰富的血流信号，内部血流信号仅少数较丰富或无血流显示。

3．桥本甲状腺炎

桥本甲状腺炎即慢性淋巴（瘤）性甲状腺炎，因自身抗体明显升高，故又称自体免疫性甲状腺炎，是甲状腺炎中最多见的一种。常见于女性（95％），尤其是40岁以上者。患者早期多感颈部压痛不适，甲状腺肿大，质地逐渐变韧、变硬，易误为癌；但其病程较长（1～2年），通常无明显结节，甲状腺弥漫性肿大，尤以峡部为明显，不侵犯包膜，血中自身抗体滴定度升高。

声像图表现：甲状腺两叶弥漫性轻度肿大，边缘光滑整齐，峡部明显增厚；甲状腺实质光点粗，分布不均，回声低。伴甲减时，其内部回声极低，有增益调不大感。部分可有单个或多个低下声小结节，直径0.5～1cm，无包膜，血管扩张不明显。CDFI显示伴甲亢时，其血流非常丰富，但不伴甲亢时，则腺体实质内血流无明显改变或仅浅表有血液信号分布。

4．侵袭性甲状腺炎

侵袭性甲状腺炎又称木样甲状腺炎、硬化性甲状腺炎。本病很少见，病因不明，病理上先为淋巴细胞浸润，之后为纤维组织增生。病变组织坚硬如板，早期即和周围组织粘连固定，出现压迫（呼吸、发音及吞咽）症状而和甲状腺肿大不一致。病变广泛时可出现甲减。

声像图表现：甲状腺一叶，或一叶的一部分，也可全腺体中度肿大，病灶边界模糊，内部回声降低或强弱不均，亦可较强而不均匀，有假包膜回声。

（三）甲状腺肿瘤

1．甲状腺腺瘤

甲状腺腺瘤以20～40岁女性多见，占甲状腺肿瘤的70％～80％，大小0.5～1.5cm不等。按组织学可分3种：滤泡性腺瘤、乳头状腺瘤、非典型腺瘤。

声像图表现：甲状腺不大或局限性增大，瘤体呈圆形、椭圆形或扁圆形实质性肿块，边界清楚，包膜光滑纤细、较完整、内部呈低回声、增强回声、等回声，囊变或出血时呈混合性回声；其边缘大多可见晕征，等回声的腺瘤可通过晕征发现，晕征是由于小血管围绕或周边水肿所致。腺瘤的底部回声不衰减，其周围组织正常。

2．甲状腺囊肿

甲状腺囊肿在甲状腺肿瘤中占第二位。

（1）单纯性囊肿：透声好，内部无回声，后壁及后方回声增强。

（2）甲状腺囊腺瘤：占多数，由甲状腺腺瘤的囊性退变或腺瘤样结节囊变所致。声像图特点是在腺瘤的声像图基础上部分或大部分囊性变，有包膜形成的光环，边缘光滑，形态规则。

（3）甲状腺癌囊性变：由于变性、坏死、出血所致，呈液性或混合性暗区。

（4）出血性囊肿：近来有颈部增大肿块，有外伤史。

3．甲状腺癌

甲状腺癌可分为乳头状腺癌、滤泡性腺癌、粉化癌、髓样癌、转移性癌等类型，与颈部放疗及遗传有关。

声像图表现：癌肿侧甲状腺增大，形态失常，肿块形态不规则，无包膜和晕环，内部以实质不均质低回声为主。

第五章　心脏疾病的诊断

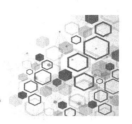

第一节　心脏解剖与生理

一、心脏解剖结构

（一）心脏位置

正常心脏位于胸腔纵隔内偏左侧。以身体正中线为界，约占左侧 2/3。心脏底部朝向右上，心尖朝左下。心前大部分被肺和胸膜遮盖，心脏后方紧邻气管、食管、主动脉等，两侧为肺。

（二）左心系统

左心系统由肺静脉、左心房、二尖瓣、左心室、主动脉瓣、主动脉组成。

（1）肺静脉：由左上肺静脉、左下肺静脉、右上肺静脉、右下肺静脉组成，分别开口于左心房后壁两侧。

（2）左心房：位于心脏左后上方，其后紧邻食管和胸主动脉，与二尖瓣相连。房间隔将其与右心房分隔，接受四条肺静脉回心血液。心房前上突出的三角形结构为左心耳。

（3）二尖瓣：开口于左心室，由瓣叶、瓣环、腱索、乳头肌构成二尖瓣器。瓣叶由前瓣和后瓣两个瓣叶组成，前瓣较宽大，后瓣较小，近似三角形帆状。

（4）左心室：位于右心室左后方，心腔形态类似圆锥体，心室壁由较厚的心肌组织组成，是右心室壁的 2～3 倍。室壁有两组乳头肌附着。

（5）主动脉瓣及主动脉：主动脉瓣及周围结构包括主动脉瓣叶、主动脉瓣环、主动脉窦等。主动脉瓣由 3 个半月形瓣叶组成，基底部附着主动脉瓣环，与向外呈壶腹状膨出的窦壁共同形成主动脉窦。冠状动脉开口于窦壁，右冠状动脉开口于右冠状动脉窦，左冠状动脉开口于左冠状动脉窦，没有冠状动脉开口的称无冠状动脉窦。主动脉起于左心室，位于胸段分为升主动脉、主动脉弓和降主动脉。主动脉弓发出右无名动脉、左颈总动脉、左锁骨下动脉。

（三）右心系统

右心系统由上腔静脉、下腔静脉、右心房、三尖瓣、右心室、肺动脉瓣和肺动脉主干组成。

（1）上、下腔静脉：上、下腔静脉为回心静脉血管，分别由右上方和右下方进入右心房。

（2）右心房：位于心脏的右上方，与三尖瓣相连。心房壁较薄，前内钝三角形突起部分为右心耳，紧邻主动脉根部。接受上、下腔静脉回心血液。

（3）三尖瓣：开口于右心室，由瓣叶、瓣环、腱索及乳头肌等构成三尖瓣器。瓣叶由 3 个瓣叶组成，根据附着位置分前瓣、后瓣和隔瓣，形态近似三角形。

(4) 右心室：位于心脏右前下方，靠近胸骨后胸前壁。右心室形态于横断面呈半月形，整体呈三角锥形。心室壁较薄，有三组乳头肌附着。前乳头肌连于室间隔的肌束称调节束。

(5) 肺动脉瓣及肺动脉：肺动脉瓣在肺动脉根部，由3个半月形瓣叶组成，根据位置称前瓣叶、左瓣叶和右瓣叶。肺动脉主脉起于右心室圆锥部，位置高于主动脉根部，分成左、右肺动脉。

（四）间隔

(1) 室间隔：室间隔分隔左、右心室，由膜部和肌部组成。膜部位于主动脉瓣下方，范围小；肌部占室间隔大部，为心肌组织。

(2) 房间隔：房间隔分隔左、右心房，壁薄，由心内膜和结缔组织组成。中部呈窝状结构，称卵圆窝，壁菲薄。

二、心动周期

心动周期指心脏规律性收缩和舒张活动，使血流动力学周期性变化。

（一）等容收缩期

舒张末期房室瓣关闭至半月瓣开放这段时间为等容收缩期。此段时期心室开始收缩，心腔内压急剧升高，心室腔形态改变，但无容积变化。

（二）快速射血期

动脉瓣开放至动脉内压力达到最高点之间的时间为快速射血期，即心室收缩使心腔内压升高超过动脉压，动脉瓣开放，心室内血液快速射入大动脉内，动脉压急剧升高至顶点。此时心室内血液迅速减少。左心室快速射血时间约120ms。

（三）缓慢射血期

心室继续收缩，但收缩力降低，射血速度减慢，大动脉和心室内压力逐渐降低，直至动脉瓣关闭，即动脉压最高点至动脉瓣关闭这段时间为缓慢射血期。

（四）等容舒张期

等容舒张期即动脉瓣关闭至房室瓣开放前时期。心室开始舒张，动脉瓣已关闭，房室瓣未开放。心室内压迅速下降，但心腔内容积不变。左室等容舒张时间约80ms。

（五）快速充盈期

心室内压力下降至心房压力以下时，心房内血液顺压力梯度迅速流入心室。心室内血液快速充盈，容积迅速增加。此期心室被充盈量占总充盈量的70%。

（六）慢速充盈期

心室压力因充盈血量增加而升高，心房内压力降低，房室之间压差趋于平衡，房室瓣处于半关闭状态，只有少量血液进入心室，此期即缓慢充盈期。

（七）心房收缩期

心房收缩期为舒张晚期。心房收缩将心房内血液再次充盈至心室，房室瓣再次开放。此期充盈量约占总充盈量的20%。

三、心脏功能

心脏功能主要指心室功能。影响心脏功能的因素很多，主要影响因素如下。

（一）前负荷

前负荷是心肌初长与心肌在收缩前所受负荷大小，用心室舒张末期压或容积作为指标。

（二）后负荷

后负荷是心肌开始收缩时所遇到的负荷，亦心室收缩射血时面对的阻力，主要是动脉压。

（三）心脏功能

（1）每搏排出量（SV）：指每个心动周期排出血量，即SV＝舒张末期容积－收缩末期容积。

（2）心排出量（CO）：是每分钟心脏排出量，即CO＝SV×心率。

（3）射血分数：心室射血分数是检测心室收缩功能的主要指标心室射血分数＝SV/舒张末期容积×100％。

四、心脏循环和血流动力学

（一）体循环

体循环是由肺静脉回到左心的含氧血液射入主动脉，沿主动脉由各分支进入各器官、组织，经全身毛细血管组织交换后，进入静脉系统，最终由上、下腔静脉回流入右心房。体循环动脉压力高，后负荷较大。

（二）肺循环

肺循环是回到右心的血液经肺动脉到达肺内毛细血管网，经气体交换后，进入肺静脉，回到左心房。肺循环压力低，阻力小，后负荷较轻。

（三）血流动力学

血流动力学主要指体循环和肺循环压力变化。

（1）主动脉压：动脉压力分为收缩压和舒张压。正常成人主动脉收缩压90～140mmHg，舒张压60～90mmHg。高于此限为高血压，低于此限为低血压。

（2）肺动脉压：正常成人肺动脉收缩压19～30mmHg，舒张压6～12mmHg，平均压10～20mmHg。肺动脉压明显低于主动脉压。

（3）心室压：左心室压力高于右心室。

（4）心房压。

第二节　正常心脏超声

一、正常 M 型超声心电图

（一）检查方法

受检者取平卧位、左侧卧位或坐位。探测点位于胸骨左缘第2～4肋间隙。超声束尽量与探测组织面相垂直。

（二）正常 M 型超声心动图曲线图

1. 心底波群

（1）主动脉根部：主动脉根部前后壁活动曲线收缩期呈前向运动形成上升段，舒张早期向后运动形成下降段。舒张中晚期主动脉壁又有一次低幅度的前向运动称重搏波。

（2）主动脉瓣曲线：主动脉瓣活动曲线位于主动脉根部壁运动曲线之间。由主动脉右冠瓣和无冠瓣活动组成。收缩期瓣叶开放曲线呈六边形盒状，舒张期关闭呈与壁运动同步的单线。

（3）左房腔：主动脉后壁与左房后壁活动曲线之间为左房腔。

（4）右室流出道：位于胸壁及右室流出道前壁曲线与主动脉根部前壁曲线之间。

2．二尖瓣波群

（1）二尖瓣活动曲线：由二尖瓣前后叶活动形成。正常人前叶舒张期呈双峰。其舒张早期形成的峰为 E 峰，是左室快速充盈、瓣叶迅速开放所致。舒张晚期形成的峰为 A 峰，是左房收缩、瓣叶二次开放所致。E 峰大于 A 峰。后叶与前叶运动呈镜像关系。

（2）左室流出道：二尖瓣前叶收缩期关闭线至室间隔的左室面为左室流出道内径。

3．心室波群

（1）右室前壁：正常人胸壁后即为右室前壁活动曲线。心室收缩时室壁向心腔方向运动，可与胸壁回声相鉴别。

（2）右室腔：右室前壁与室间隔右室面之间为右室腔。此腔为右室前后径。

（3）室间隔：室间隔活动曲线为一条低回声曲线，其前为右室腔，后为左室腔。收缩期室间隔增厚向左室腔运动，舒张期室间隔变薄向右室腔运动。常规测量室间隔厚度及运动幅度，观察室壁收缩期增厚率的部位。

（4）左室腔：室间隔与左室后壁活动曲线之间为左室腔。收缩期末期内径最小，舒张期末期内径最大，反映左室容量变化，是常规测量左室功能并做定量分析的部位。

（5）左室后壁：左室后壁与室间隔呈反向运动。收缩期增厚向左室腔运动，舒张期变薄背离左室腔运动。

二、二维超声心动图

（一）左室长轴切面

超声探头置于胸骨旁第 2、3 肋间，探头方向与右肩到左肋角连线平行。显示结构有右室流出道、主动脉及主动脉瓣、二尖瓣、左房、右室、室间隔、左室及左室后壁。左室长轴切面常引导进行 M 型超声扫描，测定心脏及大血管内径。

（二）大动脉短轴切面

超声探头置于胸骨旁第 2、3 肋间，在左室长轴切面基础上探头顺钟向旋转90°。显示结构有右室流出道、右室、三尖瓣、右房、主动脉根部短轴及主动脉 3 个瓣叶、左房、房间隔、主肺动脉长轴及肺动脉瓣、左右肺动脉。

（三）左室短轴切面

左室短轴切面分为二尖瓣短轴切面、乳头肌短轴切面、心尖短轴切面。短轴切面可显示二尖瓣前后叶，左室流出道，室间隔，左室前壁、外侧壁，左室后壁、下壁和右室。

（四）心尖四腔心切面

心尖四腔心切面可显示左室、左房，肺静脉，室间隔，右室、右房，房间隔，二尖瓣前叶和后叶、三尖瓣前叶及隔叶。

三、多普勒超声心动图

脉冲式多普勒超声特有的距离选择功能对心血管疾病的定性诊断和体积血流的定量测定具

有十分重要的作用。利用这一特点，将取样容积放置于心脏及大血管的不同部位，便可获得相应部位的血流频谱信号。

（一）二尖瓣血流频谱

1. 取样部位在二维超声心动图的心尖两腔及四腔心切面，取样容积置于二尖瓣口左室侧。

2. 频谱形态

二尖瓣血流频谱呈双峰波形占据舒张期。第一峰产生于舒张早期，较高，称为 E 峰；第二峰产生于舒张晚期，即心房收缩期，较低，称为 A 峰。正常时峰值流速、射血时间 E 峰大于 A 峰。

（二）三尖瓣血流频谱

1. 取样部位

二维超声心动图的四腔心及右心两腔心或大动脉短轴切面，取样容积置于三尖瓣口，使声束尽量与血流流向平行。

2. 频谱形态

三尖瓣血流频谱形态与二尖瓣血流频谱形态相似，双峰波形占据舒张期。第一峰产生于舒张早期，较高，称为 E 峰；第二峰产生于舒张晚期，即心房收缩期，较低，称为 A 峰。正常时峰值流速、射血时间 E 峰大于 A 峰。

（三）主动脉血流频谱

1. 取样部位

二维超声心动图的心尖五腔及两腔心切面，取样容积置于主动脉瓣上。

2. 频谱形态

收缩期主动脉血流呈单峰波形，加速支陡峭，其速率略大于减速支速率，形成不对称的三角形。

（四）肺动脉血流频谱

1. 取样部位

取二维超声心动图的胸骨旁大动脉短轴或颌下大动脉短轴切面。取样容积置于肺动脉瓣上。

2. 频谱形态

肺动脉血流频谱与主动脉频谱形态相似。所不同的是，血流的加速支与减速支均较缓慢，形成近似于对称的圆钝形曲线。正常人的肺动脉血流速度低于主动脉的血流速度。

四、心功能及压力的超声测定

（一）心室收缩功能

1. 左室射血分数

$$EF = (EDV - ESV)/EDV \times 100\% = SV/EDV \times 100\%。$$

2. 左室短轴缩短率

$$FS = (LVIDd - LVIDs)/LVIDd \times 100\%。$$

3. 室壁收缩期增厚率

$$WTF = (WTs - WTd)/WTd \times 100\%。$$

4．心室容积

（1）立方法：通过 M 型超声心动图测定。

常用 Teichholz 矫正公式：$V = 7D^3 / (2.4 + D)$。

（2）面积长度法：通过二维超声心动图测定。

常用面积长度公式：$V = 8A2/3\pi L = 0.85A/L$。

（3）Simpson 法：通过二维超声心动图测定。

常用公式：$V = \pi HD1 \times D2$。

（二）左心室舒张功能

1．正常左心室舒张功能

多普勒超声检测舒张期二尖瓣血流频谱，测量舒张早期充盈血流 E 峰和舒张晚期 A 峰的速度、血流速度积分，即可量化左心室整个充盈形式。正常左心室充盈特征：舒张早期快速充盈形成二尖瓣血流速度峰值（E 峰），测量 E 峰的速率和血流速度积分，明确舒张早期左心房室间最大充盈压差及充盈量。E 峰的减速度显示舒张早期快速充盈后，房室压差逐渐减小，其程度与左心室前、后负荷密切相关。心房收缩期形成舒张晚期即二尖瓣血流速度峰值（A 峰）。其速率反映了左房压力的变化，与左房功能、左心室顺应性、肺静脉压密切相关。正常 E 峰与 A 峰的相对比值表明舒张早期与晚期充盈比率，通常 E/A 比率大于 1。老年人生理性减退，该比例逐渐减小，直至出现 E/A<1。

2．左心室舒张松弛性减低

心肌主动松弛功能减低，发生于左心室舒张早期，是舒张功能损害的最初表现。主要由于左心室舒张速率减慢，松弛延缓，左心室收缩末期压增高，使舒张早期左心房室之间压差减小，早期充盈量减少，左房的辅助充盈作用相对变得重要，此期左心室收缩功能正常。表现二尖瓣血流频谱 E 峰峰值速度及血流速度积分减低，A 峰峰值速度及血流速度积分增高。E/A 比值倒置（<1）。左房代偿收缩加强，左房压力正常，左房径不增大。此种异常在左心室肥厚、高血压病以及正常老年人亦常见。

3．左心室舒张顺应性减低

舒张功能损害程度进一步加重时，在松弛功能异常的同时，左心室顺应性出现异常，此时左心房压力增高，使舒张早期房室之间的压差在舒张末期压力增高的基础上增大，早期充盈速率趋于正常。此期二尖瓣血流速度峰值 E/A 比值回复至“正常”，即假性正常化型，此时二尖瓣血流频谱形态可完全正常。但仍有以下区别：二尖瓣血流 E 峰减速度加快，减速时间却缩短（<180ms）。此期缩短表明左心室舒张期心肌僵硬度增加，左心室顺应性减低；左心房压力增加，左房增大；左心室收缩功能可能正常或轻度减低。

4．左心室舒张限制性减低

限制性舒张功能异常是舒张功能严重损害期。左房压力显著增大，左心房增大。左心室舒张早期充盈速率显著增高，心房收缩充盈速率明显减低，即二尖瓣血流频谱 E/A>2。E 峰减速时间明显缩短（< 150ms），减速度增快。左心室收缩功能指标正常或减低。肺静脉循环压增高导致肺动脉压增高。此期患者可表现明显肺静脉淤血。

（三）肺动脉压力

1．三尖瓣反流压差法

三尖瓣反流压差法用来评估肺动脉收缩压。多普勒超声心动图检测收缩期三尖瓣反流最大血流速度，计算最大反流压差（TRPG）。RVP＝TRPG＋RAP，当不合并肺动脉瓣狭窄、右室流出道狭窄时，该右室收缩压可与肺动脉收缩压等同看待。

2. 跨隔压差法

跨隔压差法用来评估肺动脉收缩压。在室间隔缺损和动脉导管未闭状况下，多普勒超声心动图检测跨室间隔或跨主、肺动脉隔的收缩期最大血流速度，计算收缩期最大跨隔压差（ΔP）。用体动脉收缩压（BPsys）减去收缩期最大跨隔压差，即可得出肺动脉收缩压。

公式：PAP＝BPsys－ΔP

用心室水平分流计算得出的是右室收缩压，在除外肺动脉瓣狭窄、右室流出道狭窄后，该右室收缩压可与肺动脉收缩压等同看待。

3. 肺动脉血流频谱估测法

评估平均肺动脉压。脉冲式多普勒超声记录收缩期肺动脉瓣口血流频谱，通过检测频谱血流速度、时间等参数估测肺动脉压力血流加速时间（ACT）与肺动脉压力密切相关，即 ACT 减小，肺动脉压力增高。正常人，ACT 从（130±15）ms 到（137±24）ms。当 ACT 减少到（97±20）ms 时，肺动脉平均压在 20～39mmHg；减少到（65±14）ms 时，肺动脉平均压≥40mmHg。与心导管计算的平均肺动脉压相关系数 r＝0.86。

第三节 先天性心脏病

一、房间隔缺损

房间隔缺损分为原发孔型和继发孔型，此处主要介绍继发孔型房间隔缺损。

（一）继发孔型房间隔缺损

1. 分类

继发孔型房间隔缺损最多见，根据缺损部位不同分为 4 型：中心型、下腔型、上腔型、混合型。

2. 病理生理

由于左心房压力高于右心房，当房间隔缺损时，出现血液从左心房分流至右心房。分流量的多少，取决于缺损面积的大小和两侧心房之间的压力差。房水平左向右分流，长期的左向右分流，反复通过肺循环，使左心房、右心房、室容量负荷增加，引起右心房和右心室扩大。

（二）超声心动图

1. 二维、M 型超声心动图

（1）房间隔回声中断：胸骨左缘四腔心切面及剑突下切面显示房间隔回声中断、断端多有回声增强，为房间隔缺损的直接征象。

（2）右心扩大：各切面显示右心房、右心室内径增大，右室流出道亦增宽。左心室内径相对减小，左心房可增大。

（3）心室壁运动：由于右心容量负荷增加，使室间隔运动幅度减低，甚至与左室后壁呈同向运动，而右心室壁运动增强。

2. 多普勒超声心动图

彩色多普勒血流频谱显示房间隔回声缺失处，以舒张期为主的由左心房向右心房分流的红色血流信号。脉冲式多普勒取样容积置于房间隔缺损处，可检测到以舒张期为主的全心动周期的分流血流频谱。

二、室间隔缺损

室间隔缺损是最常见的先天性心脏病之一。

(一) 室间隔缺损分型

(1) 膜周部室间隔缺损位于室间隔膜部或附近，又可分为单纯膜部型、嵴下型、隔瓣后型。

(2) 漏斗部室间隔缺损位于圆锥间隔之上的漏斗部，又可分为嵴内型、干下型。

(3) 肌部室间隔缺损多位于室间隔心尖部和调节束后方的心肌组织内，位置较低。

(二) 病理生理

室间隔缺损的主要改变是血液由左心室向右心室分流。分流量的多少与缺损大小和患者年龄有关。由于室水平左向右分流使肺循环血流量增多，肺静脉回心血量增多，左心出现容量负荷加重，左心扩大，长期肺血增多，可使肺动脉压增高。

(三) 超声心动图

1. 二维超声心动图

显示室间隔在相应部位回声中断。缺损断端回声增强、粗糙。

2. 室间隔缺损部位确定

单纯膜部型缺损多在心尖四腔心切面显示；嵴下型缺损在心尖五腔心切面和左室长轴切面显示；隔瓣后型在胸骨左缘四腔心切面显示；漏斗部室间隔缺损主要在大动脉短轴切面显示；干下型位于肺动脉瓣下，肌部室间隔缺损多位于室间隔心尖部和调节束后方的心肌组织内，位置较低，在心尖四腔心和五腔心切面显示。

3. 继发改变

左心容量负荷增加，显示左心室和左心房扩大，室壁运动幅度增强。右室流出道增宽。肺动脉高压明显时，肺动脉内径增宽。

4. 多普勒超声心动图

彩色多普勒血流显像在室间隔缺损部位显示收缩期左向右过隔血流信号；频谱多普勒超声可检测室间隔缺损分流血流速度和计算跨隔压差。根据跨隔压差可估测右心室收缩压。

三、法洛四联症

(一) 病理生理

法洛四联症是包括室间隔缺损、主动脉骑跨、肺动脉狭窄和右心室肥厚4种病理改变的先天性发育畸形，亦属于圆锥动脉干的先天性心脏畸形。

(二) 超声心动图

1. 二维超声心动图

(1) 心尖四腔：心切面示左、右心内径比例减小，室间隔上部出现回声中断，右心室肥厚。

(2) 左室长轴切面：显示室间隔与主动脉前壁连续中断，主动脉骑跨于室间隔之上，主动脉内径明显扩大，右室流出道内径减小，右室前壁增厚。

(3) 肺动脉发育不全：表现肺动脉狭窄，其形态学改变呈不同表现为肺动脉瓣狭窄、肺动脉整体发育明显缩窄或肺动脉瓣下狭窄。

2. 脉冲式多普勒超声

多普勒取样容积于肺动脉内记录到高速收缩期血流频谱。

四、肺动脉瓣狭窄

肺动脉瓣狭窄指不伴室间隔缺损的单纯狭窄。

（一）病理生理

肺动脉瓣狭窄使右心室射血受阻，右心压力增高，右心阻力负荷增加，导致右心室继发肥厚。

（二）超声心动图

1. 二维超声心动图

大动脉短轴切面显示肺动脉瓣回声增强增厚。瓣叶粘连，开放活动受限。肺动脉根部发育窄或正常。肺动脉主干出现狭窄后扩张，如伴发育不良，内径窄。

2. 频谱多普勒超声心动图

连续式多普勒超声检测肺动脉血流，记录收缩期高速血流频谱，血流速度＞200cm/s。最大跨瓣压差＞40mmHg 为轻度狭窄，40～80mmHg 为中度狭窄，＞80mmHg 为重度狭窄。

五、动脉导管未闭

（一）分型

动脉导管未闭指胎儿期肺动脉与主动脉之间正常连接的动脉导管，在出生后没有自然闭合，肺动脉与主动脉之间仍保持血管相通，形成大动脉水平的异常分流性病变。根据其形态分为 5 型：①管型；②漏斗型；③窗型；④瘤型；⑤哑铃型。

（二）病理生理

血流动力学改变与动脉导管的粗细、大小相关。动脉导管未闭时血液由高压的主动脉向肺动脉分流，造成肺循环血流量的增多。从而导致：一方面左心回心血量增加，左心房、左心室因容量负荷增加而扩大；另一方面肺动脉压力增高，右心室因阻力负荷而出现右心室肥厚。

（三）超声心动图

1. 动脉导管未闭直接征象

大动脉短轴切面显示主肺动脉与降主动脉之间血管交通，主动脉弓长轴切面，向左前倾斜可显示动脉导管的纵断面，此切面可直接显示动脉导管的主动脉端直径和肺动脉端直径，并显示动脉导管的长度。

2. 肺动脉扩张

大动脉短轴切面显示肺动脉增宽。

3. 继发改变

由于左心容量负荷增加，二维和 M 型超声均显示左心房、左心室内径增大，室壁运动幅度增强，二尖瓣开放活动增大。左心室壁和右心室壁可增厚。

4. 彩色多普勒血流显像

于肺动脉内显示由降主动脉至肺动脉的分流血流信号，时限为双期连续。

5. 频谱多普勒超声

连续式超声于肺动脉内检测到双期连续分流血流频谱，频谱形态呈锯齿状，收缩期末期峰值最高，舒张期末期峰值最低。

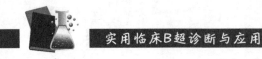

第四节　后天获得性心脏病

一、风湿性心脏病

由风湿性心脏炎累及心脏瓣膜引起瓣叶、腱索、乳头肌、瓣环等形态结构异常和功能障碍，称风湿性心脏病。

（一）病理生理

风心病累及二尖瓣最多见，表现为瓣膜增厚，交界处粘连、融合。瓣叶活动度减低，接口似鱼嘴状。瓣叶边缘明显纤维化、钙化。加重时波及瓣环，牵拉矮叶的腱索增粗、缩短、互相粘连。二尖瓣出现狭窄。根据二尖瓣口面积确定狭窄程度：瓣口面积为 $1.5\sim2m^2$，为轻度狭窄；瓣口面积为 $1\sim1.5m^2$，为中度狭窄；瓣口面积$<1m^2$，为重度狭窄。二尖瓣狭窄导致左心房扩大，左房室之间压差增大。肺静脉淤血，最终导致肺动脉压升高，加重右心负荷，出现右心扩大。

（二）超声心动图

1. 二尖瓣

M型超声心动图出现二尖瓣"城墙样"活动曲线。二维超声心动图显示二尖瓣回声增厚、增强，交界粘连，瓣叶活动度减低，甚至同向运动。瓣下腱索、乳头肌可增粗、粘连，瓣口面积减小。

2. 心脏大小改变

左心房、右心扩大，左心室内径相对减小，肺动脉增宽。

3. 频谱多普勒超声

检测二尖瓣口血流速度明显增快（$>150cm/s$），跨瓣压差增大（平均跨瓣压差$>5mmHg$）。三尖瓣反流法评估肺动脉收缩压增高。

二、心肌病

（一）扩张型心肌病

扩张型心肌病曾称充血型心肌病，指以心室扩张、收缩功能异常和充血性心力衰竭为特征的心肌病。少数患者可有较明确病因，如酒精性心肌病。但大多数无明确病因，属原发性扩张型心肌病。

1. 病理生理

患者心腔扩大、心肌收缩力降低和心排血量减少，可出现各种并发症。心脏体积增大，心脏外形呈球形，大多以左室为著，亦有右心室扩大为主者。心肌广泛弥漫性损害，心肌变性、萎缩、纤维化。心室壁多较正常变薄或轻度肥厚。心腔扩张引起房室瓣环扩大，乳头肌位置改变，造成房室瓣和/或半月瓣关闭不全。

2. 超声心动图

（1）心室扩大：二维和M型超声心动图检测显示心室明显扩大，以左心室扩大为著，呈球状。以右心室扩大为主的心肌病，表现右心室明显扩大。亦可左、右心室均扩大。心室壁厚度多正常，相对扩大的心室较薄，少数也有轻度增厚。

（2）室壁运动普遍减低：室壁运动呈弥漫性减弱，减弱的程度可不一致，室壁收缩期增厚率减小。

（3）房室瓣开放减小：二尖瓣、三尖瓣开放活动减小（EE 幅度<25mm），呈"钻石样"改变，前后瓣叶仍为反向活动。左室流出道增宽，二尖瓣前叶开放时至室间隔距离增大（EPSS>8mm）。

（4）心功能指标减低：左室舒张末期径、收缩末期径及左室舒张末期容积指数、收缩末期容积指数增大，左室射血分数减低，肺动脉压增高。

（二）肥厚型心肌病

肥厚型心肌病指以心室壁异常肥厚为特征的心肌病，病因多数未明确，可能是以常染色体显性遗传为主的一种原发性心肌病。发病无明显性别差异。

1. 病理生理

异常肥厚的心肌可发生于心室壁的任何部位，多数累及室间隔，肥厚部位可呈现局部孤立性、不均匀性，或遍布整个室壁。少数可局限于心尖部、左室后壁、左室游离壁或右心室。多数室间隔肥厚显著，与左室后壁不对称。心肌肥厚使心肌重量增加，全心明显扩大，但心室腔不增大，甚至缩小。左室流出道被累及出现狭窄，则称梗阻性肥厚型心肌病。心肌细胞肥大和排列紊乱，主要表现为舒张功能受损，顺应性减低。左室收缩功能常表现正常。二尖瓣常受累出现关闭不全。

2. 超声心动图

（1）心室肥厚：超声各切面显示室间隔肥厚，形态多呈棱形，此种形态对左室流出道不构成阻碍。若室间隔基底部明显肥厚而凸向左室流出道，则造成左室流出道狭窄。除室间隔肥厚外，左室后壁、游离壁、心尖部等任何部位均可肥厚。肥厚多呈不对称，少数可呈对称性。心尖肥厚型心肌病，仅于心尖部肥厚。

（2）心肌回声：心肌回声紊乱、粗糙，呈强弱不均的点片状，失去正常心肌均匀的低回声特点。

（3）心腔改变：心室腔内径较正常减小，心房扩大。

（4）室壁运动：室间隔运动幅度减低，收缩期增厚率减小甚至消失。而左室后壁运动幅度正常，且可增强。

（5）二尖瓣运动：M 型超声心动图示二尖瓣收缩期关闭线前向运动，即"SAM"征。

（6）多普勒超声：连续式多普勒超声取样线置于左室流出道，可检测到收缩期高速血流频谱，频谱峰值后移，表明左室流出道狭窄。

（7）心功能改变：左心室射血分数多正常。以舒张功能受损、松弛性减低和顺应性减低为主。病程晚期可出现限制性舒张功能障碍。

三、心包积液

（一）病理生理

心包积液可因多种感染引起。常见有病毒性心包炎、结核性心包炎、细菌性（化脓性）心包炎及真菌性心包炎。

（二）超声心动图

1. 确定心包腔内是否有积液及积液范围

超声显示心包腔内出现液性暗区回声。液性暗区回声分布根据液体量或是否有粘连包裹而不同。

2. 心包腔内液体数量

心包积液的数量分为大量、中量和少量。大量心包积液在二维超声图像上显示整个心脏被心包腔内液性暗区所包绕，心脏似为孤岛，呈现摆动征。心室壁运动呈现同步化。

3. 心包腔内液体性质

感染性心包炎在心包液性暗区中，多可见纤维沉着，使心包脏层表面显示绒毛状或条带状回声。化脓性心包积液则在心包液性暗区中出现浑浊的片状回声，且积液回声失去清亮的特点。包裹性心包积液表现液性暗区局限于某一部位，液性暗区内可见分隔样改变。

4. 动态观察

超声心动图是动态观察心包积液最简便的方法，并指导临床穿刺治疗和心包积液的随访，确定心包增厚、钙化及纤维化。

四、心脏肿瘤与心脏血栓

(一) 心脏肿瘤

1. 分型

心脏肿瘤分为原发性和继发性。原发性肿瘤较少见，多数是良性，极少数为恶性；继发性肿瘤比较多见，发生于身体各部位的肿瘤都有向心脏转移的可能性，往往是其他脏器恶性肿瘤转移灶的一部分，单独转移到心脏者极为罕见。心脏肿瘤属占位性病变，对血流动力学和心脏功能的影响取决于肿瘤发生的部位、大小、种类和性质等。

2. 超声心动图

(1) 肿瘤回声：二维超声心动图显示心腔内团块状实质物回声。黏液瘤是最常见的心脏原发性良性肿瘤，其好发部位多位于左心房。形态根据有无包膜，显示为圆形、椭圆形、分叶状或不规则形。有蒂肿瘤，可见蒂连接于心壁，活动度大；无蒂肿瘤，附着于心壁，基底较宽，活动度小或无活动。肿瘤多为不均匀实质性回声，若瘤内有出血或坏死，可见不规则液性暗区。

(2) 肿瘤数量和部位：心内肿瘤以单发多见，但也可多发。既可发生于一个心腔，也可发生于多个心腔。某些肿瘤可发生于瓣膜上，随瓣叶活动，需与赘生物相鉴别。

(3) 继发改变：肿瘤对心脏的影响，视其所在部位和浸润程度而定。黏液瘤特别是左心房黏液瘤，因在舒张期阻塞二尖瓣口，致使二尖瓣机械性梗阻，因此多出现与二尖瓣狭窄类似的血流动力学改变，出现左心房扩大、肺循环高压征象。若肿瘤位于右室流出道，则出现右室流出道狭窄征象。若位于右心房、室，可表现右心房、室扩大。肿瘤如位于心包腔，多合并心包积液，可压迫心室壁，将心腔挤压变形。

(4) 多普勒超声心动图：对瓣膜影响，可检测到瓣膜口反流血流信号。若对流出道阻塞，可显示流出道狭窄所致的高速血流频谱信号。若阻塞二尖瓣口，可检出流入道的高速血流频谱信号。

(二) 心脏血栓

1. 发病基础

心腔内血栓多发生于心脏瓣膜病、心肌病、人造瓣膜、心肌梗死和房性心律失常等心血管病基础上。

2．二维超声心动图特征

（1）心腔内显示不规则团块状回声，可呈多层状、中空状、片状等，回声强度及密度不均匀。

（2）二尖瓣狭窄常见左房附壁血栓，血栓可附着于心房顶部、侧壁和左心耳内，即可附着于肺静脉开口处。严重二尖瓣狭窄时，可见左心房内缓慢云雾状自发显影回声，是形成血栓的前兆。

（3）动态观察附壁血栓在形态、大小及回声强度等方面变化较大，特别是经过临床溶栓或抗凝治疗后，变化更为显著。这也是与其他心内占位性病变的鉴别要点。

五、心肌梗死

冠状动脉因粥样硬化病变而发生狭窄、闭塞，导致供血障碍的心脏病，称为冠状动脉粥样硬化性心脏病。急性心肌梗死指急性出现、有肯定性心电图和心肌酶改变的心肌梗死。

（一）病理生理

急性心肌梗死时心肌呈大片灶性凝固性坏死，使心肌细胞固定于松弛状态，缺血心肌细胞处于被动伸展状态，许多细胞伴有胞核固缩，心肌间质充血、水肿，伴中性粒细胞浸润。以后坏死心肌纤维逐渐溶解吸收，肉芽组织形成并有新生血管和纤维化反应。心肌梗死的大小、范围及严重程度取决于冠状动脉闭塞的部位、程度、速度和侧支循环建立的情况。

（二）超声心动图

1．超声心动图作用

超声心动图是目前系列研究急性心肌梗死的理想工具。在急性心肌梗死早期可帮助确定急性心肌梗死的诊断，并提供预后信息。评价梗死心肌与未累及心肌的状况，局部和整体功能。检出伴随心肌梗死可能出现的并发症，识别并发症所致高危患者。负荷超声心动图还能提供患者的远期预后的评价。

2．心肌梗死超声特点

（1）节段性室壁运动异常。

急性透壁心肌梗死二维超声的主要表现是节段性心室壁收缩期向心性运动幅度的减低和消失。梗死灶中心室壁运动消失，环绕其中心的心肌严重缺血则表现心室壁运动的显著减低。根据这一特点，可以判定心肌梗死的部位和相关阻塞的冠状动脉血管。

（2）心肌梗死二维超声切面定位。

①前壁心肌梗死——左心室短轴切面、左心室两腔心切面。

②前室间隔心肌梗死——左心室长轴切面、左心室短轴切面、左心室三腔心切面、心尖五腔心切面。

③后室间隔心肌梗死——左心室短轴切面、心尖四腔心切面。

④下壁心肌梗死——左心室短轴切面、左心室两腔心切面。

⑤后壁心肌梗死——左心室长轴切面、左心室短轴切面、左心室三腔心切面。

⑥侧壁心肌梗死——左心室短轴切面、心尖四腔心切面。

（3）局部、整体心功能改变。

梗死局部心肌功能异常表现为运动减弱、运动消失、矛盾运动，收缩期室壁增厚率减低或消失；整体功能异常表现为左心室射血分数减低，心室容积增大。

第六章　乳腺疾病的诊断

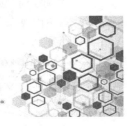

第一节　乳腺解剖与生理

　　成年妇女的乳腺，位于胸前第 2～6 肋软骨之间，胸大肌的浅面。外起自腋前线，内至胸骨缘。乳头位于乳腺的中心，周围由乳晕包绕。正常乳房内，每侧包含 15～20 个腺叶，每一腺叶又分成许多小叶，每一小叶由 10～15 个腺泡组成。腺叶之间由脂肪及结缔组织分隔，每个腺叶有一根单独的腺管，呈放射状，汇合后开口于乳头。乳腺浅层至深层依次为皮肤、浅筋膜浅层、皮下脂肪、乳腺腺体（包括腺管及结缔组织）、浅筋膜深层、胸大肌及肋骨等。乳腺受内分泌的影响而变化，了解妇女各个年龄阶段内分泌的情况，有助于掌握正常乳腺的超声图像。

一、青春期
　　乳腺在雌激素的作用下，乳腺导管及间质增生，导管扩张分支增加，最后形成小叶。

二、性成熟期
　　乳腺随着月经周期的变化而改变，又分为增殖期、分泌期及月经期。

三、妊娠期
　　妊娠早期乳腺小管增大、增多，腺泡亦增多，导管扩张。妊娠后期除腺体导管增大外，腺泡细胞开始有分泌活动，管腔内出现分泌物。

四、哺乳期
　　乳腺受乳泌素的影响，小叶内腺体大量增多，管腔明显扩大，腺泡上皮顶端脱落形成乳汁，进入扩大的导管内储存，待泌乳用。

五、老年萎缩期
　　乳腺腺体逐渐萎缩变薄，脂肪相对增多，这是雌激素分泌减少所引起的。

第二节　探测方法和正常声像图

一、探测方法

（一）准备
　　查前无须特殊准备。

（二）体位

仰、侧卧位，根据患者病灶的部位选择，选择如何看得最清楚的最佳体位。

（三）探头选择

探头频率为7～10MHz，可提高分辨能力。

（四）检查方法

（1）间接法：用水槽和水囊，稍麻烦。

（2）直接法：扫查仪直接放在乳腺病变处检查。

二、正常声像图

正常成人妇女的乳腺声像图，由浅至深依次为：皮肤呈一强回声带，厚2～3mm，边界光滑、整齐。皮下浅筋膜较薄，常不显示。皮下脂肪呈低回声内有散在的弱光点，境界不甚清楚。在腺体层与皮肤之间，可见三角形增强光条，为库柏韧带。乳腺腺体层乳腺腺叶呈中等回声光点或光斑，乳腺导管呈圆形或椭圆形暗区，排列比较整齐，层次结构清晰。深筋膜为脂肪及纤维组织。胸大肌位于乳房后方的胸壁上，为均质的低回声区，呈长条梭形。肋骨及肋间肌，肋骨横切时呈椭圆形衰减暗区，后方有声影，肋间肌呈点状低回声区。

第三节　病理声像图

一、乳腺炎

乳腺炎多发生在产后哺乳期，以初产妇为多，其声像图特点如下。

（1）在良性肿块上检查时，肿块边缘局部增厚，边界不十分清楚，但回声增强。探头挤压肿块时，局部有压痛。

（2）内部回声增强，但分布不均。

（3）若形成脓肿，内部呈不均质的无回声区，但边界增厚。

（4）慢性炎症或脓肿液化不全时，内部可呈现不均质的光点或光团。

二、乳腺囊性增生病

乳腺囊性增生病平时乳房胀痛，月经来潮前3～4天疼痛加重，但月经一来潮时，疼痛立即减轻，其声像图特点如下。

（1）两侧乳房增大，但边界光滑、完整。

（2）内部质地及结构紊乱，回声分布不均匀，呈粗大光点及光斑。

（3）若有囊性扩张，乳房内可见大小不等的无回声区，其后壁回声稍强。

三、乳腺囊肿

乳腺囊肿的声像图特点如下。

（1）边界清楚、整齐、光滑，呈圆形或椭圆形，单发多见。

（2）内部为均质的无回声区。

（3）囊肿后壁回声增强。

四、乳腺纤维腺瘤

乳腺纤维腺瘤常见于乳腺的外上象限（以乳头画"十"字分内上、内下、外上、外下4个象限）。肿瘤边界光滑，呈圆形，活动度大，质地坚韧。其声像图特点如下。

（1）边界光滑完整，有一层光滑的包膜。

（2）内部呈弱点状回声，分布均匀。

（3）肿瘤呈圆形或椭圆形，一般较小。

五、良性叶状囊性肉瘤

良性叶状囊性肉瘤常见边界清晰的无回声区，后方回声增强。

六、乳腺结核

乳腺结核形成脓肿时，似脓肿或肿瘤坏死液化的改变。

七、乳腺内异物

乳腺内异物根据异物种类不同，出现相应的声像图改变。

八、乳腺癌

乳腺癌早期无任何症状，常在更衣或洗澡时偶然被发现。肿瘤逐渐长大时，可侵及库柏韧带或筋膜，肿块处皮肤出现凹陷，继而皮肤有桔皮样改变及乳头凹陷，其声像图特点如下。

（1）肿瘤处边界不整，凹凸不平，无包膜，边界呈锯齿状或蟹足状，界限往往不清。

（2）内部多呈低回声、有衰减，少数呈等回声或强回声，分布不均匀。

（3）肿瘤后壁回声减低或消失。

（4）肿瘤向组织或皮肤呈蟹足样浸润。

（5）肿瘤中心有液化坏死时，可见低回声或无回声暗区。

第七章 胸腔疾病的诊断

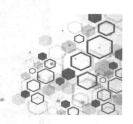

第一节 胸腔解剖与检查方法

一、胸腔解剖

(一) 胸膜与胸膜腔

胸膜为浆膜。贴附于肺表面，并折入肺叶间裂的称胸膜脏层；贴于胸壁内面、膈上面、纵隔两侧及肺尖上方，较厚而坚韧的称胸膜壁层。胸膜的脏层与壁层在肺根部反折延续，围成两2完全封闭的胸膜腔，腔内有极少量浆液。

(二) 纵隔

两侧胸膜腔之间的区域称纵隔。其边界前为胸骨，后为脊柱胸段，上为胸廓上口，下达膈，两侧为纵隔胸膜。

(三) 肺脏

肺位于胸腔内纵隔两侧，左右各一。右肺较短而宽，左肺因心脏而偏左，且较窄长。两肺内面中央有神经、血管、支气管出入称肺门。右肺分上、中、下三叶，左肺分上、下两叶。

二、检查方法

(一) 胸膜腔探查

常用 2.5～5.0MHz 频率探头。患者采用坐位，探头自第十肋间腋中线开始，分别于腋前线、锁骨中线、肩胛线处扫查，确定病变的部位。

(二) 纵隔探查

探头置于胸骨两旁肋间探查，并向胸骨后倾斜扫查。必要时探头可置于胸骨上窝及锁骨上缘内侧，声束指向下及内下，并做前后摆动。

第二节 胸膜腔积液

一、游离胸腔积液

游离的胸腔积液首先积聚于胸腔的局部，X线常不易察觉。超声显像时一般可在肺的强回声与膈肌及肝脏之间，呈现细长条状无回声区。液体增多暗区增大，肺组织向肺门处退缩，如图 7-1 所示。

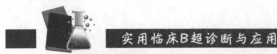

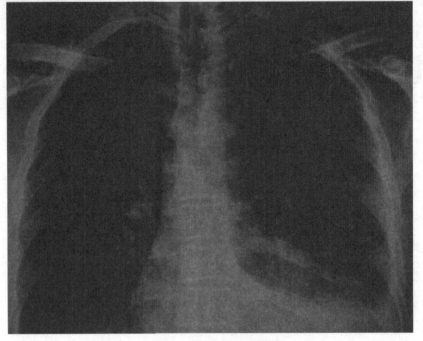

图 7-1　胸腔积液声像

二、脓胸所积的液体

液体内出现微弱、散在而漂浮的回声，侧动身体后，其漂浮现象更为明显。脓胸液体稠厚者，脓细胞及坏死组织沉积于底部，则出现分层现象。上部无回声，中部微弱回声到低回声，后部可达中等回声，反复转动患者身体后，分层现象消失，如图 7-2 所示。

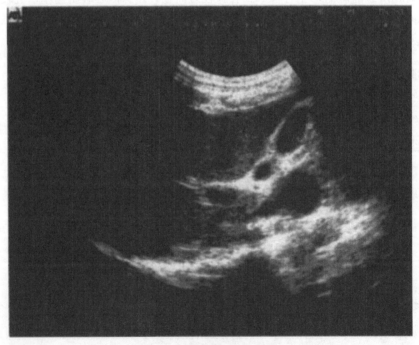

图 7-2　脓胸治疗后声像

第三节　胸膜肿瘤和纵隔肿瘤

一、胸膜肿瘤

胸膜肿瘤分为原发性与继发性，原发性肿瘤较少见，主要为胸膜间皮瘤。

（一）病理

胸膜间皮瘤分为局限型和弥漫型两类，局限型可为良性或恶性，弥漫型为恶性。

（二）临床要点

局限型胸膜间皮瘤多无明显症状与体征，弥漫型者常有剧烈胸痛及气短。

（三）超声检查表现

胸壁内面有实质性肿大，呈圆形或椭圆形，肿块无回声、均匀或不均匀，边界清楚、整齐，伴有包膜者，多为良性；表面不规则，无明确包膜者，多为恶性。伴有胸腔积液者，肿块向无回声区突出，回声不均匀。

二、纵隔肿瘤

（一）病理解剖

上纵隔最常见的为胸内甲状腺肿，其次为胸腺瘤，多数为良性；前纵隔以畸胎样瘤较多见，中纵隔以恶性淋巴瘤、淋巴结结核及转移性淋巴结肿瘤为多见；后纵隔最常见的原发肿瘤为神经源性肿瘤。

（二）临床要点

纵隔肿瘤可能有胸骨后疼痛，肿瘤较大时可产生压迫症状，如压迫气管产生气急，压迫上腔静脉产生上腔静脉综合征，喉返神经受压则声音嘶哑等。

（三）超声检查表现

1. 胸内甲状腺肿

胸内甲状腺肿图像与颈部甲状腺肿一致，并为颈部肿块的延续，回声均匀或不均匀，甲状腺囊肿则为无回声区。

2. 胸腺瘤

胸腺瘤较为常见，超声显示胸骨后低回声肿块，分布尚均匀，边界整齐，有包膜者多为良性。

第八章　胃肠疾病的诊断

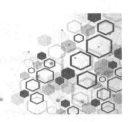

第一节　胃肠解剖和胃肠癌声像图的共同特点

一、胃肠解剖

（一）胃的位置

体表投影胃约 4/5 在上腹正中线左侧，1/5 在正中线右侧，主要是胃窦。

（二）胃的形态

胃的形态因人的体型、体位及功能状态不同而有不同的表现。在立体、充盈状态下，将胃分为牛角型胃（多见于肥胖体型）、鱼钩型胃（此型最常见）、无力型胃（多见于瘦弱体型）、瀑布型胃。

（三）小肠

小肠上端起自于胃的幽门，下端止于结肠的回盲瓣，是人体进行消化、吸收最主要的场所。自上而下分为十二指肠（分球部、降部、水平部和升部）、空肠与回肠。

（四）大肠

大肠起于右髂窝处的回盲瓣，止于肛门，包括盲肠、阑尾、结肠和直肠。

二、胃肠癌声像图的共同特点

空腹经腹壁探查，早期胃肠癌显示困难，进展期胃肠癌具有以下共同声像图表现。

（1）病变区胃肠壁增厚，增厚程度呈局限性或弥漫性，增厚性质呈均匀性或非均匀性，大于 1.0cm 有意义。

（2）病变区胃肠有稳定的含有带状或点状强回声核心的"假肾症"或"靶环症"低回声团块，是胃肠道癌的主要特征和诊断依据。低回声团块为增厚的胃肠壁，强回声核心为管腔。

（3）伴有不同程度的胃肠腔及病变部肠管狭窄甚至变形。

（4）病变部胃肠壁僵硬，蠕动波减慢或消失。病变严重者可出现不同程度的梗阻，病变以上部位显示液体、气体、食物或粪便的潴留征象。

（5）见淋巴回流区域淋巴结肿大，相邻或远端脏器浸润与转移情况。

第二节　肠梗阻、肠套叠

一、肠梗阻

肠管出现较恒定的充盈，内容物向下运行发生障碍称为肠梗阻。引起肠梗阻的病因有很多，如肿瘤、结石、疝嵌顿、肠套叠等，其声像图表现如下。

（1）肠管扩张，管腔内可见较活跃的气体、液体，流向呈双向，麻痹性肠梗阻减弱。

（2）管壁蠕动增强，也可出现逆蠕动。麻痹性肠梗阻的肠管蠕动明显减弱，内容物流动也相对减慢。

（3）肠管壁因水肿出现轻度增厚。

二、肠套叠

一段肠管套入另一段肠管称为肠套叠。多出现在小肠回盲部、横结肠及乙状结肠。小儿肠套叠多为单纯性，大多发生于2岁以下的男孩；成人肠套叠往往继发于肿瘤。

声像图表现：沿肠套叠的长轴探查可见重叠的多层平行肠管，由于肠系膜的套入，局部肠管发生缺血的炎性改变，较正常肠壁略厚，套叠边缘处能发现肠壁反折现象，沿套叠的短轴探查时，声像图呈多环的同心圆样征象，所形成的同心圆实际是偏心圆。

第三节　急性阑尾炎、消化道穿孔

一、急性阑尾炎

急性阑尾炎临床以转移性右下腹疼痛和全身感染中毒症状为主要特点，主要体征为右下腹麦氏点压痛和反跳痛。阑尾梗阻和细菌感染是急性阑尾炎发病的重要因素。

声像图表现：重要依据是在腹壁与腹膜后的腰大肌髂动脉、髂静脉之间发现肿大的阑尾。同时局部有明显的探头压痛，肿大的阑尾包括低回声增厚的管壁，扩张的阑尾管腔，有时可见管腔内强回声的阑尾粪石，肿大阑尾周围出现局限性积液时，称此征象为"咖啡豆征"，是超声诊断阑尾周围脓肿的重要指征。利用阑尾周围的结构如盲肠、腰大肌和髂动、静脉，对寻找阑尾有重要帮助。阑尾的位置、形态和大小有很大差异，位置深在、阑尾细小以及受肠管气体干扰时，超声未探及者，也不能否定阑尾发炎。选用近场较高频探头（5～7.5MHz）易探及。呼吸时阑尾随盲肠上下移动，从腰大肌表现滑过。阑尾穿孔或脓肿形成时，周围炎症与大网膜及肠粘连形成包块，内部会不均匀、杂乱，呼吸时活动性消失。

二、消化道穿孔

消化道穿孔以腹腔内游离性气体为主要征象，主要部位在上腹部、肝、脾与横膈之间。平卧位时，腹腔游离气体多在上腹的腹壁下。在斜侧位时，肝脾和横膈之间的气体便是膈下游离气体。胃后壁穿孔的气体首先出现在小网膜囊，同时伴小网膜囊积液，其他部位的穿孔也常伴有腹腔积液；较局限的积液，局部管壁增厚等异常和局部压痛对穿孔部位的判断有很大帮助。

第九章　肝脏疾病的诊断

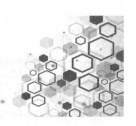

第一节　肝脏解剖概要

　　肝脏是人体中最大、最重的实质脏器，由肝叶和一系列管道（门静脉、肝静脉、肝动脉和胆管）组成。位置固定，占据腹腔的右上部。肝顶部与膈面相接触，约相当于右锁骨中线第 5 前肋的上缘，经胸骨延至左侧锁骨中线的第 5 前肋，下界与右季肋缘相齐。一般情况下，成人肝脏下缘不超出右侧肋弓，向左延伸至剑突下约 3cm 处，有些人肝左叶下界可达剑突下 5～7cm。右半肝的前方和外侧为肋骨所遮盖，后方大部分为右肺所遮掩，右后下方有右肾与之相邻，左半肝之前方有胸骨剑突及左侧肋骨。由于骨和肺的影响，超声只能通过肋间和肋下进行探查。

　　肝的上面为膈面，下面为脏面。肝的膈面有镰状韧带附着，将肝分成左、右两叶，脏面凹陷不平，与食管、胃、十二指肠、胆囊、小网膜、结肠肝曲、右肾等相接触。有"H"形的两条纵沟和一条横沟。右纵沟前部为胆囊窝，容纳胆囊，后部有下腔静脉窝（称第二肝门），有三支肝静脉（肝右静脉、肝中静脉、肝左静脉）在此流注入下腔静脉。左纵沟前部有肝圆韧带，是脐静脉在出生后闭锁而形成的纤维索，后部有静脉韧带，为静脉导管闭锁而成。横沟为肝门（第一肝门），长约 5cm，有门静脉、肝管、肝动脉等通过。

第二节　仪器和探测方法

一、仪器

常见仪器有线形、扇形超声成像仪、彩色多普勒超声成像仪。

二、频率

常用探头工作频率为 3.5～4MHz。

三、探测方法

（一）探测前准备

不需特殊准备。

（二）体位

1. 仰卧位

仰卧位为常规探测体位。患者平静呼吸，两手上举置于头侧枕上，以使肋间距离加宽。

2．左侧卧位

患者向左侧卧，以探测右后叶的肝脏病变。

3．右前斜位

患者向左转体45°，从右腋中线至腋后线各肋间隙进行探测，重点观察右半肝前后叶之间病变，以鉴别肝胆疾病和腹膜后肿瘤。

4．半卧位

对肝下缘位置偏高、仰卧位探测肋缘下显示不够满意时，可采取半卧位，使肝脏位置下移，并同时让患者作深吸气后屏气，有可能从肋下获得较满意的肝脏斜切面声像图。

5．坐位或站立位

一般不采用，只适用于外伤患者且起、卧困难者。

6．俯卧位

一般不采用，仅在肝脏显著肿大或有时需要进行鉴别诊断时才用此体位。

（三）探测途径与步骤

（1）先从右锁骨中线第4～6肋间开始，探测并确定肝上界的位置，然后沿肋间逐一向下探测，观察每一肋间切面声像图的改变，注意门静脉、肝静脉、肝内外胆管以及胆囊的变化，对所显示病变与否，作常规记录。

（2）右肋缘下纵切观察肝脏在右腋前线及锁骨中线肋缘下的厚度和长度，可比较平静呼吸与深吸气时肝脏下移位置的变化，并沿肋缘下肝下缘处斜切，观察第一、二肝门及肝静脉、胆囊等并作常规记录。

（3）剑突下观察肝左叶各个纵切面，应尽可能显示左叶肝的上缘，并通过深吸气后进行比较。

（4）剑突下观察肝下缘，横切观察肝左叶门静脉的结构。

（5）沿右侧肋弓缘处，使声束指向体侧，嘱患者深呼吸，可观察以上各切面中遗漏的区域或病变。

（6）当发现肝内有病灶时，从纵、横、斜各个切面，于病灶最清晰处拍摄并测值。

（7）应同时观察胆囊、脾脏、右肾和胰腺有无病变，胸腔内有无积液等。

（8）应用彩色多普勒观察肝内主要血管血流的分布、流向、色彩变化以及血流情况。

（四）探测时注意事项

（1）探测时探头应放在探测处连续滑动进行观察，避免作点状跳跃探查，造成图像闪烁，影响观察效果，避免将探头置于一点而长时间凝视观察图像，若需仔细研究分析图像，应将图像冻结后移开探头，然后进行观察。

（2）每一切面应将探头作最大范围的弧形转动，以便连续广泛地对肝内结构和病灶进行观察。

（3）肋间探测时，让患者作较缓慢的呼吸运动，以便观察到极大部分肝脏，减少盲区。特别是肝上缘近膈区，常常可以发现近膈肌区的较小占位性病变。

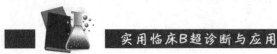

第三节　正常肝脏声像图和正常值

一、正常肝脏声像图

(一) 外形及轮廓

斜切面声像图上，正常肝脏的外形近似楔形，右侧厚而大，向左侧逐渐缩小变薄，延至左叶，外侧缘处形如三角形的锐角。在纵切面声像图上，肝的形态略呈三角形，后缘近膈顶端圆厚，呈半弧形的钝角，近下缘处扁薄。右半肝的截面积较左半肝为大，轮廓光滑、整齐，轮廓线回声强而清晰，有时轮廓可稍弯曲有切迹等变化，勿误认为是异常。

正常人肝脏声像图的外形和轮廓因体型而有差异。矮胖体型者肝脏左右径宽，左叶外侧缘常超过左锁骨中线，左叶前后径较厚，下缘位置较高，上下径甚短，故多呈横位；瘦长体型者肝脏左右径窄，前后径较薄而上下径较长，肝的下缘常在肋缘下探及；左半肝前后径常较薄，长径可达7～9cm或更大。

(二) 肝实质回声

正常肝实质回声量有低的细小光点，分布均匀，有时可见稀疏散在略强光点及短小线状回声。肥胖者肝脏内部回声可稍增密，回声强度由浅到深（从前到后）有减弱，后壁轮廓、回声有一定程度减弱。

(三) 肝内血管及胆管系统回声

肝内门静脉、肝静脉和肝管及其一级分支均能在声像图上显示。肝静脉的右、中、左3支及其二级属支在声像图上一般能显示，肝静脉管壁薄，在声像图上不易显示管壁回声，而是以肝脏实质的回声作为其边缘，但对粗大的肝静脉，接近下腔静脉窝的肝右静脉，可见到中等回声的线状静脉壁。由于3支肝静脉的位置常不在同一平面上，故很难在同一超声切面上显示完整的3支主干，但可通过第二肝门的斜切面显示一支较长的及另两支较短的流入下腔静脉时的图像。门静脉的壁较厚，有较多的结缔组织包围，形成较好的反射界面，在声像图上显示为管壁回声较强的管状结构，以与肝静脉区别。门静脉右支较左支粗大。

肝内胆管壁呈中等回声，左右肝管均可明确显示，内径为2～3mm，相当于其后方门静脉内径的1/3左右。左右肝管离开肝门后合并为肝总管及胆总管，由于胆囊管较细在汇入胆总管处不易被超声显示，因此较难精确地区分肝总管和胆总管，统称为肝外胆管。正常的肝外胆管内径4～6mm，超过6mm时要考虑有轻度增宽的可能，应仔细观察远端内有无病变，必要时复查。

肝静脉和门静脉肝内部分的最好区别办法是跟踪显示起始点：肝静脉流经肝段和肝叶之间，注入膈肌第二肝门处的下腔静脉，流向心房，管壁薄，常以肝实质为其管壁；门静脉则来自由脾静脉和肠系膜上静脉汇合而成的门静脉主干，经第一肝门进入肝内，流经在肝叶和肝段内部，管壁厚，回声高。

(四) 不同切面的正常肝脏声像图特征

1. 右肋间斜切面图

相当于在第5肋间处，可显示肝左叶及一小部分左外叶、肝左静脉的主干全长及其外上、外下段静脉和下腔静脉的切面。在相当于第6或第7肋间处，自前向后可同时显示肝内外胆管（右肝管、肝总管及胆总管的一部分）、门静脉（部分右支及主干）、下腔静脉的一部分。

2. 右肋缘下第一斜切面图

右肋缘下第一斜切面图可观察到肝右前叶、右后叶、左内叶及部分尾状叶。在图的上缘显示胆囊的长轴切面，胆囊颈部连向第一肝门横沟处，常可见门静脉的右支与左支的横切面。

3. 右肋缘下第二斜切面图

右肋缘下第二斜切面图可观察到胆囊、肝右静脉全长及其属支、部分肝中静脉及较大的属支。

4. 左半肝纵切面图

左半肝纵切面图肝脏形态近似三角形。

（1）正中线偏右通过下腔静脉矢状切面图：腹壁后方为肝左内叶的回声，其后则为尾状叶，两者之间有明显的线状强回声分界，尾状叶的大小厚薄，在声像图上的个体差异较大，在肝左内叶近膈肌处可显示肝左静脉的圆形切面无回声区，在接近脏面处可显示门静脉左支横段的长圆形切面无回声区。

（2）正中线通过腹主动脉纵切面图：主要显示肝左外叶的回声。在近脏面处，可观察到门静脉横段及矢状段的管状无回声区以及肝圆韧带的较强回声带。

5. 左半肝剑突下斜切面图

左半肝剑突下斜切面图可以观察到胆囊、下腔静脉的横切面，肝左内叶（方叶及尾状叶），左外叶上、下段；可以观察到门静脉左支横段、矢状段和囊部，并能见到左内叶支、左外上段支及外下段支，形成"工"字结构。紧挨横段前方可以显示肝总管及左肝管，并可观察到在门静脉矢状段后方的上下横过的外上段及外下段肝管。在矢状段与肝表面间有一条索状的肝圆韧带较强回声。

6. 肝圆韧带声像图

肝圆韧带为脐静脉在出生后闭锁而成的纤维索。在声像图上呈团块状强回声，界线清楚，形态各异，近似圆形或不规则形直径几毫米到2cm，类似肝内实性占位性病变，在门静脉囊部与肝表面之间找到。逐渐接近肝表面，与镰状韧带相连。在肝硬化脐静脉重新开放时，门静脉从左干的囊部经由重新开放的肝圆韧带内的脐静脉，一直连到腹前壁内的脐环处。

7. 肝脏与周围脏器的声像图

在不同方向的切面声外叶上支胆管、左外叶下支胆管像图上，必须注意肝脏与周围脏器的关系及图像变化。需注意不要把肋下斜切声像图上右肾上极的低回声区及肾上腺的肿瘤误诊为肝内占位性病变，防止将胃肠道断层误认为肝内占位性病变。

二、正常肝脏的测量

（1）肝右叶最大斜径正常值不超过12~14cm，以肝静脉右支注入下腔静脉、肋下缘肝脏斜切面为标准。

（2）肝右叶前后径正常测值不超过8~10cm，在肋间切面声像图上测量得到肝前后缘间的垂直距离。

（3）肝右叶横径正常测值不超过10cm，自肝最右外缘至下腔静脉右侧壁间的距离。

（4）左半肝厚度和长度过腹主动脉的矢状纵切声像图作为测量左半肝厚度和长度的标准切面，尽可能显示膈肌，正常值左半肝厚度（包括尾状叶）不超过6cm，长度不超过9cm。

三、肝脏的超声分叶分段方法

(一) 通过肝裂进行分叶

肝裂将肝脏内部分为左右两叶，此裂相当于通过胆囊窝中点到第二肝门处、下腔静脉左壁的连线。右纵沟前部为胆囊窝，后部为下腔静脉窝；左纵沟前部为肝圆韧带，后部为静脉韧带，超声显示为较强回声（矢状部延长线）；而横沟处的门静脉、肝管均可定位，横沟前方为方叶，后方为尾叶。

(二) 通过肝静脉进行分叶

肝静脉主干所处位置恰在叶裂或段间裂内走行，最便于进行肝脏分叶、分段的定位，而超声又易显示肝静脉。

(1) 肝右静脉行走于右叶间裂内，作为肝右前叶与右后叶的分界标志。

(2) 肝中静脉行走于正中裂的后半部和尾状叶内，是肝右前叶与左内叶的分界，也是右半肝与左半肝的分界标志。

(3) 肝左静脉近端与门静脉左支矢状段行走于左叶间裂内，是肝左外叶与左内叶的分界标志。

(4) 肝左静脉主干位于左段间裂内，为左外叶上段和下段的分界标志。

(5) 肝右叶段间无静脉作为分界标志。

(三) 肝内解剖结构与肝脏分叶、分段的定位关系

肝内解剖结构与肝脏分叶、分段的定位关系如表 9-1 所示。

表 9-1　肝内解剖结构与肝脏分叶、分段的定位关系

结构名称	所处部位	在定位中的关系
肝右静脉	右叶间裂	肝右前叶和右后叶的分界标志
肝左静脉	左叶间裂	左内叶和左外叶的分界标志
门静脉右支（前静脉叶）	肝右前叶内	流经肝右前叶中间
门静脉右支（后叶静脉）	肝右后叶内	流经肝右后叶中间
门静脉左支（横段）	横沟	方叶和尾状叶的分界标志
门静脉左支（矢状段）	左叶间裂	左内叶和左外叶的分界标志
下腔静脉窝	正中裂的后端	分隔肝右叶与肝左叶
胆囊窝	正中裂的后端	分隔肝右叶与肝左叶
肝圆韧带	左叶间裂前部	分隔左内叶与左外叶
静脉韧带	左叶间裂后部	分隔尾状叶与左外叶

四、临床意义

正确熟悉并掌握正常肝脏的图像特征及其周围组织、器官声像图间关系，是对肝脏疾病，特别是对膈上、下疾病，肝内、外病变进行诊断和鉴别诊断的关键。

当肝脏发生病理改变时，脏器的外形、轮廓可有相应改变。肝脏实质的回声强度可有减

弱、变细、增强、变粗等改变。回声密度可有稀疏、增密等变化。观察肝内结构如肝静脉、门静脉、肝内胆管等的走向、粗细，有无受压挤、移位、变形、狭窄、扭曲等现象，以及对血管内血栓、癌栓进行探测，肝内胆管内有无病变进行判断等，均对肝脏疾病的诊断和鉴别诊断有很大的帮助。

应用肝静脉进行肝脏内部的分叶、分段是一种简便易行的方法，对肝内局灶性病变的定位诊断和制定治疗方案具有很重要的意义。目前临床上认为，超声实时灰阶图像诊断法是肝脏疾病的首选影像诊断方法。

第四节 肝脏弥漫性疾病

一、肝炎

（一）肝炎急性期

肝炎急性期分为：①无黄疸型肝炎，主要症状有食欲不振、腹胀、乏力、肝区隐痛、肝功轻度损害；②黄疸型肝炎，起病急，有畏寒、发热、恶心、呕吐、腹胀乏力等，2～8天后出现黄疸并逐渐加深。

（二）肝炎具体分类及声像表现

1. 急性病毒性肝炎

急性病毒性肝炎的声像表现如下：①肝各径线增大（斜径、厚度、长度）；②肝回声低于正常肝脏；③胆囊壁增厚，黏膜水肿增厚，胆汁充盈不良。

2. 迁移性肝炎

迁移性肝炎指病程超过半年以上，病情未见明显好转，仍有食欲减退、乏力、肝大、肝区疼痛等，肝功能正常或轻度损害。此阶段可见汇管区有炎症细胞浸润、小叶结构仍保存，无纤维化或仅有轻度纤维化，肝细胞坏死不显著。声像图上除肝脏有增大、增厚外，肝区回声较粗大，分布欠均；脾脏测值可增大，肋缘下可探及，但无特征回声。

3. 慢性肝炎

慢性肝炎指病程持续1年以上，仍有食欲不振、乏力、腹胀、腹泻、肝痛、低热的现象，可有蜘蛛痣及肝掌等内分泌失调征象。肝大，有时可呈颗粒状或有结节感，脾异常肿大。汇管区慢性炎症延伸至肝实质中，有明显的炎细胞浸润及少量结缔组织增生。声像图上见回声粗大，有的可呈高回声区，分布较不均匀。

4. 药物中毒性肝炎

引起中毒性肝脏损害的毒物很多，有金属及类金属、碳氢化合物、全身麻醉剂、化疗药物及抗生素、其他药物及食物性毒素等。由于毒物影响肝血流量和肝细胞代谢，引起肝细胞变性和坏死。如病毒性肝炎早期，出现稀少低回声。脾脏一般不肿大，回声不增多。慢性中毒性肝炎较为常见，有食欲不振、消化不良、肝区疼痛、恶心、呕吐等，GPT往往不高。声像图上见肝脏增大、增厚，肝区回声较粗大，且有短小线状回声的相应增多。

5. 酒精性肝损害

根据肝脏受损害程度，可发生以下3种类型及相应声像图改变。

（1）单纯脂肪变：肝细胞中存在脂滴空泡。临床为无症状性肝大。声像图表现类似脂肪肝，肝区回声前段较粗较高、较密，深部回声逐渐减弱，膈肌回声降低。管道结构较模糊，彩色多普勒显示血流亦不够满意。

（2）酒精性肝炎：肝细胞水样变性或气球样改变和坏死，肝小叶中央区病变最为明显。声像图见肝区回声粗大，分布不均。管道结构和彩色血流无明显改变。

（3）酒精性肝硬化：多呈小结节状，纤维组织间隔联系着小叶中央静脉及汇管区，肝小叶被分隔。肝细胞发生增生而形成增生结节，周围为结缔组织所包围。临床上可出现黄疸、肝功能衰竭或门静脉高压等（声像图改变参见"门脉性肝硬化"）。

6. 新生儿肝炎

新生儿肝炎常在出生后第 1、2 周发病。肝大，表现光滑或带细颗粒状，胆囊小，内含少许黏液。临床主要表现为进行性黄疸，腹部膨胀。多数认为本病可能与乙型肝炎病毒有关，自母体经胎盘传染。声像图上见：肝脾增大、增厚；胆囊小而细长，胆汁少，常显示不清。肝脏轮廓光滑，肝区回声较粗，分布欠均匀。脾脏在肋缘下探及，回声尚均匀。在急性炎症早期，肝脏充血、水肿明显而呈现低声图像时，才有一定的参考价值。此外，少见的毛细胆管炎性病毒性肝炎，即胆汁淤积型病毒性肝炎，其声像图表现为肝内回声显著增多、增高，呈短小线状亮点，宛如满天星样，这种现象与化脓性毛细胆管炎后的肝脏声像图表现相似，需注意鉴别。

综上所述，超声显像在肝炎诊断中的价值有限，因此对 GPT 增高已确诊为肝炎者，为防止交叉感染，非必要者应于保肝治疗、肝功能恢复后再做检查。但急性肝炎经治疗后黄疸持续不退者，超声检查常有助于做出非肝肿瘤的鉴别诊断，即肝区找不到占位病变，胆囊壁增厚，囊腔狭小，肝外胆管壁亦明显增厚，管腔狭窄而难测到其内径；有时尚可见到肝门区肿大的淋巴结声像图。

二、肝硬化

肝硬化是一种常见的慢性进行性疾病，是肝脏受一种或多种因素影响引起损害而使肝细胞变性、坏死，继而出现肝细胞结节状再生及纤维组织增生，最终导致正常肝小叶结构和血液循环的破坏和重建，形成肝硬化。

肝硬化的种类很多，临床上最常见的是门脉性肝硬化，其次为坏死后性肝硬化以及胆汁性、淤血性肝硬化，在血吸虫病流行区，寄生虫性肝硬化亦较多见。早期可无明显症状，后期可出现不同程度的肝功能损害和门静脉高压，并出现相应的症状和体征。

（一）门脉性肝硬化

门脉性肝硬化又称结节性肝硬化，为各种慢性弥漫性肝炎或广泛的肝实质损害继续发展的结果。其主要病因有长期饮酒、营养缺乏、传染性肝炎、慢性肠道感染等；也见于慢性中毒性肝炎、慢性充血性心力衰竭等。肝硬化时，肝脏有弥漫和均匀的病变，包围肝小叶的结缔组织束较为狭窄和整齐。因此，在肝硬化早期时，声像图上除因肝脏肿大，切面各径线测值有增宽外，内部回声常与慢性肝脏疾病的表现类似，难以区分，有时只能依靠病史及其他检查进行鉴别。

脾脏也因门静脉血流受阻而致梗阻性充血，以及纤维组织增生，血管、脾髓增殖而肿大。脾动脉扩张、卷曲，脾静脉曲张，侧支循环开放、扩大，食管下段和胃底静脉曲张，脐静脉重新开放、曲张。其声像图表现如下。

（1）肝脏失去正常形态，体积缩小。

（2）肝脏表面高低不平，有的呈锯齿状或凹凸状。

（3）肝实质回声增强，分布不均匀；光点增多、增粗，呈短小粗线状或短弧线状，类似鳞片；网格状回声围绕不规则低回声。

（4）肝静脉分布失常：肝静脉内径变细或粗细不均匀，走向僵直、迂曲，甚至闭塞而消失。

（5）门静脉系统：门静脉主干扩张（正常内径为1～1.4cm），分支扭曲、变细和管壁回声增强，脾静脉扩张（正常值在0.7cm以内）。

（6）门静脉内血栓：门静脉内径不规则增宽，内见条状、团状等回声或低回声，也可见絮状样结构。

（7）侧支循环开放：脐静脉位于肝圆韧带内重新开放。

（8）脾脏肿大：脾包膜回声增粗增强，脾内回声增密增强，脾门区脾静脉内径增大（超过0.7cm）。

（9）肝门区和脾门区血管海绵样变性，分别在肝门或脾门区出现网状的交叉血管，类似海绵状结构。

（10）腹水：①门脉内水、电解质和一部分蛋白质进入腹腔而形成腹水；②水、电解质和激素代谢的紊乱，肝脏合成白蛋白功能减退，使血浆白蛋白减低，血浆胶体渗透压减低而产生腹水。若属少量腹水，肝肾间出现带状无回声区。大量腹水与巨大卵巢囊肿要注意鉴别，具体鉴别方法如表9-2所示。

表9-2　大量腹水与巨大卵巢囊肿鉴别

		大量腹水	巨大卵巢囊肿
无回声区	位置	腹部两侧有较明显的无回声区，其深度可大于腹部正中部分	腹部正中部分有明显的无回声区，其深度大于两侧腹处
	范围	大小不一，常可为肠腔或肠系膜所间隔	巨大的无回声区
	形态	呈不规则形	圆形或椭圆形
	轮廓	不光滑，轮廓线不清晰	轮廓线清晰、光滑后壁完整，在脊柱处轮廓线向内凹入
肠道位置		常漂浮于无回声区之中，可见肠腔明显蠕动现象，有癌性粘连时，肠腔成团固定于无回声区深部	在无回声区以外，常被挤向一侧
肝脏位置		高，剑突下常探测不到肝左叶	高，剑突下常可探测到肝左叶
肝脾前、膈下无回声区		较明显，介于肝、脾周围及膈肌之间	无
胆囊		胆囊壁明显增厚，内外轮廓光滑，漂浮于无回声区	形态正常，常可被推向一侧
腹侧探测		无回声区多呈不连续性，中有肠腔、肠系膜或大网膜间隔	巨大无回声区呈连续性，多房者可有房间隔回声
侧动体位		无回声区大小随体位改变而变化	无回声区大小一般不改变

（11）胸水：常于右侧胸腔出现无回声区。

（12）彩色多普勒，门脉主干及肝静脉可见双向血流。

（二）坏死后性肝硬化

坏死后性肝硬化可由化学中毒或肝炎病毒严重感染后，肝细胞发生广泛坏死、结缔组织增生和肝细胞再生演变而成。大小不一的假小叶被宽阔的纤维组织所包围而产生大小不等的结节。肝脏缩小，质地变硬，表面不平。由于肝脏各叶坏死程度不一致、粗大的结节和由宽窄不等的结缔组织束收缩形成的塌陷区，使肝脏轮廓变形较为显著，有时肝左叶呈现萎缩。临床表现同门静脉肝硬化，上腹阵发性疼痛和黄疸较为多见，占 60%～80%。其声像图特点如下。

（1）肝脏失去正常形态，肝左叶有时可完全萎缩，在声像图上不能显示。右半肝常较肥大，表面高低不平，呈不规则形向外隆起，类似巨块型肝癌，但内部回声类似肝硬化，并有肝内血管分布异常、形状不规则或管腔狭小情况，借此有可能与肝癌相鉴别。

（2）有的肝脏虽无萎缩，但在肝实质内可找到直径在 5cm 左右或更大的高回声区，其境界较清楚，周围常有较粗的高回声带包绕，有的尚可夹杂有形态不规则的低回声区，这类图像更难与肝癌相鉴别。

（三）胆汁性肝硬化

胆汁性肝硬化较少见，是由肝内或肝外胆管的梗阻，胆汁长期淤滞于肝脏小胆管内引起。原发性胆汁性肝硬化少见，继发性胆汁性肝硬化较为常见，多由炎症、结石、肿瘤等病变引起。肝脏增大，质硬，暗绿色，表面呈细颗粒状或结节状，结节间有深宽的结缔组织瘢痕。胆囊及肝外胆管常正常，临床表现为慢性梗阻性黄疸，肝脾肿大，皮肤瘙痒等。其声像图特点如下。

（1）肝脏正常大小或略增大。

（2）肝轮廓因表面有细颗粒状改变而呈现水纹状不平整征象。

（3）肝脏实质内回声较强，分布不均匀。

（4）肝内毛细胆管因胆汁潴留而增宽。

（5）肝内胆汁淤积引起者（常见的有某些药物性肝炎、原发性胆汁性肝硬化等），则肝内胆管完全显示不清；肝外胆管及胆囊较难显示，常不能找到。肝外胆管阻塞、受压而引起胆汁淤积者，常见的有先天性胆管闭锁、胆总管结石、肝总管或胆总管的良性狭窄、胰头癌、壶腹癌、胆总管癌等，常可探及胆道系统的扩张。

（6）细菌感染引起的胆管炎及胆管周围炎所致者，声像图上尚可见胆管壁增强回声所形成的弥漫分布短线状图像。

（四）淤血性肝硬化

淤血性肝硬化或称心源性肝硬化，主要是由于慢性充血性心功能不全引起的，如充血性心力衰竭、大量心包积液的缩窄性心包炎等，偶有因肝静脉狭窄、闭塞而引起的。肝脏因长期淤血，使肝细胞萎缩、坏死以及纤维化而发生肝硬化。其声像图特点如下。

（1）肝脏一般缩小，各径线检测值相应缩短，肝脏边缘较锐薄；有时肝左叶可肿大，边缘圆钝。探测时，超声探头接触处常有明显压痛。

（2）肝脏轮廓一般尚光滑，有时亦可见稍有水纹状不平者。

（3）肝内回声增多、增高，分布尚较均匀。

（4）下腔静脉及肝静脉内径增宽，有时下腔静脉内径可达 3cm，肝静脉增宽 0.5～1.0cm，并可观察到增宽的下腔静脉进入扩大的右心房。

（5）下腔静脉与肝静脉在深呼吸时的变化不明显甚至消失。

（6）晚期时可出现门静脉高压声像图的变化，如脾肿大、门静脉系统内径增宽等征象。

（7）彩色多普勒显示肝静脉内径明显增宽，肝内血流丰富。下腔静脉内径亦明显增宽。

各种病因导致的肝硬化，在早期时，或声像图表现不明显，或图像与其他原因引起的慢性肝脏病变相类似，缺乏特征性而难以鉴别。在门脉性肝硬化声像图中，所见较大网格状改变的增强回声，在一些晚期血吸虫性肝硬化声像图中也可见到，若不结合病史或其他检查，两者无法相鉴别。肝内的再生结节也需与早期肝癌病灶相鉴别。坏死后性肝硬化的大结节，不论在声像图上的表现或在手术时的肉眼观察，均难与肝癌相鉴别，以往的鉴别方法是术中活检或手术切除后标本的病理检查，通过实时超声引导下经皮作细针穿刺吸取细胞学检查，则可在术前明确诊断，且在穿刺过程中，因病变区结缔组织明显增生，细针不易刺入，手感也不一样。若仍未能获得恶性变证据，必要时可密切随访，定期作超声复查比较。至于胆汁性肝硬化，因临床可见黄疸，结合声像图表现，较易诊断。淤血性肝硬化的诊断，通过声像图显示上下腔静脉和肝静脉内径的增宽，结合肝实质的其他超声表现及心电图改变，也易明确诊断。

三、血吸虫病肝脏

血吸虫病是我国水网地区常见的寄生虫病，常累及肝脏。血吸虫病侵入肝脏的主要途径是：尾蚴侵入人体到达肺脏后，可穿出肺血管壁或穿透肺和横膈而入肝，从而侵入门静脉系统；另一条途径可通过肺血管经肺静脉入大循环，经肠系膜静脉到达门静脉系统。寄生的血吸虫卵可随血流沉着于肝脏，引起肝组织损害，甚至肝硬化。

（一）急性血吸虫病

肝脏病变以炎性渗出和虫卵沉着所引起的急性虫卵结节（或称嗜酸性结节）为主。在肝脏表现和切面上均可见有粟粒大至黄豆的（1～3cm）虫卵结节，肝窦扩张充血，肝组织水肿，汇管区有以嗜酸性细胞为主的炎性细胞浸润，并常伴有肝细胞的小灶性坏死。其声像图特点如下。

（1）肝脏常有轻度肿大，各径线检测值轻度增大。

（2）肝脏轮廓线明显，一般尚较整齐。

（3）肝脏内部回声稍增高、增密，分布不均匀；有时可有散在分布、边界模糊的低回声小区。

（4）脾脏径线增大，或可在左肋缘下探及肿大的脾脏下缘。

（二）慢性血吸虫病

肝脏常由于血吸虫病在急性期未积极治疗或反复多次感染，肝内虫卵不断沉着而演变为慢性增殖性病变。中、重度感染患者肝脏因慢性虫卵结节、虫卵钙化、小叶间大量纤维组织增生，伴以小肝管增生和炎性细胞浸润，可使肝脏变硬、变小，导致血吸虫病性肝硬化，表现为高低不平，由浅沟划成无数直径为3～5cm不规则分区，形成突起结节，与门脉性肝硬化时的细小颗粒不同。其声像图特点如下。

（1）肝脏肿大、缩小或不规则，常可见右叶（尤其右后叶）萎缩，左叶增大，左外叶失去锐角而呈钝圆角。

（2）肝表现稍不平整，常由突起的结节引起锯齿状或凹凸状高低不平。

（3）肝脏内部常因沿门静脉主干及分布的结缔组织增生程度不同而呈现不同形状的声像图

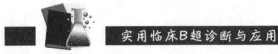

变化。

①鳞片状回声增强：在肝实质内呈弥漫性分布，常同时存在分布不均匀的粗大点状及斑片状增强回声。

②网格状回声增强：肝内有大小不一网格状增强回声分布，回声带一般较细而整齐，将肝实质分割成2～5cm的小区，小区形态不规则，内部为分布稍不均匀的低至中等回声。

③粗网状高回声：网格回声带粗厚，回声明显增强，为其所包围的肝实质分区较小，多在3cm以下，近似圆形，内部回声较低，常易误诊为结节性肝癌。

（4）门静脉周围因纤维组织大量增生，管壁明显增厚，在声像图上形成粗大条索状强回声，有时在条索状强回声后方可产生一个低回声区，也易误诊为肝癌。

（5）腹水：晚期时腹水量大，在腹部可探及大片形态不一的无回声区，肝脏常被腹水的大片无回声区所包围，肝脏表面高低不平明显。

（6）肝内门静脉周围及小纤维组织大量增生，门静脉内径可明显变细、变窄，走向不正常而有扭曲，有时还可同时出现增粗现象。合并门脉高压时，门静脉及其属支脾静脉、肠系膜上静脉均可有不同程度的扩张。有时还可探及门静脉内实质性伴有漂浮征的血栓低回声区。

（7）脾脏肿大，脾门区静脉增宽，脾内呈中等强度回声，分布常较均匀。

（8）彩色多普勒显示除门静脉、肝静脉血流走向失常、变细变窄外，无特征性鉴别诊断征象。血吸虫病感染较轻患者，肝脏内病变不显著，声像图上，肝脏大小、轮廓变化不明显，内部回声可稍增粗及分布略不均匀，难与慢性肝炎相鉴别。晚期血吸虫病的肝脏图像一般均较为典型，易与其他肝病相鉴别。

四、华支睾吸虫病

华支睾吸虫病又称肝吸虫病。在我国主要流行于华南地区，成虫体扁平，长10～25mm，宽3～5mm，寄生在人体肝内胆管，引起肝胆系统病变。肝内胆管有不同程度扩张，管壁增厚，周围有炎症现象，邻近的肝细胞有脂肪变性和局灶性坏死。

（一）声像图特点

（1）肝脏呈轻度肿大，以左叶为明显，这可能是由于左肝管较平直，幼虫更易入侵所致。

（2）肝脏内部回声较粗，分布不均匀。

（3）肝内稍大胆管内径呈不同程度增宽和局限性扩张，肝内胆管壁增厚。在横切面上可见散在的0.3～0.5mm的圆形或戒指形的无回声区，周围边缘回声较强。纵切面上呈现几毫米至10～20mm的细管样结构。在实时声像图上，有时可观察到这些小回声带在肝内外胆管内活动迹象。

（二）临床意义

本病的文献报道很少，在华南地区超声检查发现肝胆系本节所介绍的图像变化时，应考虑有本病的可能性。需注意与胆总管蛔虫鉴别。

五、脂肪肝

正常人肝脏含脂肪约5%，当肝内脂肪含量大量增加、肝细胞内出现大量脂肪颗粒时，称为脂肪肝。经治疗后，可逆转恢复正常。长期脂肪肝可发展为肝硬化。

（一）声像图特点

（1）肝脏轻度或中度增大，轮廓清晰、平滑，边缘处圆钝。

（2）肝内回声增多增强，前半部细密，呈云雾状改变，因声强度从浅表至深部逐渐减弱，有时在正常灵敏度条件下不能显示后方轮廓。

（3）肝内管道分布走向不太明显，各级分支不易显示。

（4）脂肪肝发展呈局限性时，常在肝内呈现较低回声，易误诊为肝癌，需注意观察鉴别。

（二）临床意义

对肝内局限性低回声区，有不同的解释，有人认为是脂肪堆积（脂肪浸润）；也有人认为是脂肪肝内的局限性正常或接近正常的肝组织。

第五节　肝脏含液性病变

肝脏含液性病变常见的有单纯性非寄生虫性囊肿、先天性多囊肝、外伤后肝血肿、肝脓肿、淋巴管囊肿、皮样囊肿、潴留性囊肿、假性囊肿、黏液瘤囊腺瘤等。

一、肝囊肿

肝囊肿的声像图特点如下。

（一）肝脏形态

较小囊肿形态无改变，囊肿大者肝脏相应增大，囊肿靠近浅表部位者，肝表面可有局限性隆起，巨大肝囊肿，肝实质部分可被挤压入胸腔或一旁，很难寻找到。

（二）囊肿

囊肿形态呈圆形或椭圆形，囊壁薄而光滑，轮廓清晰，内部呈无回声，肝浅表部位的囊肿，前部因混响效应呈低回声，囊肿后方出现增强效应，囊肿较大可将附近管腔推挤、移位扭曲等。肝内出现散在多个无回声区时为多发性肝囊肿，囊肿合并感染时，除临床有炎性症状和体征外，囊腔内常可见漂浮的微弱回声。

二、多囊肝

多囊肝指先天性肝脏多囊性病变，一部分患者同时伴有肾、胰、脾等多囊性病变。其声像图特点如下。

（1）肝脏形态不规则，失常，增大，轮廓不光滑，高低不平。

（2）肝内布满无数紧密相连、大小不等的无回声区，各个囊肿后方增强效应不明显。

（3）右肾位置常可被推挤而移位。

三、肝脓肿

肝脓肿可分为细菌性及阿米巴性脓肿两种。细菌性脓肿常以寒战、高热、右上腹疼痛、肝大与压痛为主要症状和体征，白细胞与中性粒细胞明显增高。

（一）声像图特点

1. 肝脏形态

肝脏常增大、增厚，局限性肿大较明显，位于边缘处的脓肿常引起肝脏轮廓呈局限性向外隆起。

2. 脓肿形态

脓肿呈圆形、椭圆形或近似圆形，从多个切面观察，常呈圆球形或类球形病灶。

3. 脓肿图像

脓肿图像演变常与病程及脓肿的液化程度有关。

①病程初期，病变区呈分布不均匀的低至中等回声，与周围肝组织间有一不规则而较模糊的边界，此时声像图表现极似肝脏恶性肿瘤。结合病史，有助鉴别诊断。

②随着病程的进展，脓肿区开始出现坏死、液化，超声可见蜂窝状较低回声，液化处出现无回声。

③液化范围广时，见到较厚脓肿壁的回声增强带，厚3~5mm，内壁不光滑，外壁与肝组织分界不明显。

④脓肿稀薄时，常呈大片无回声区，或间有稀疏的低回声。

⑤脓液稠厚有脱落坏死组织时，有不规则分布或随机分布的低回声，易误诊为肝内实质性占位性病变。

⑥脓肿有分层现象。

⑦胸腔反应性积液。

⑧慢性肝脓肿的脓肿壁，有时可有钙化。

（二）临床意义

超声实时显像对一般肝脓肿的诊断较为容易，对定位诊断的意义更为肯定，是对病灶穿刺抽脓、做细菌培养和涂片检查、抽吸引流和注射抗生素治疗的有效定位方法。

四、膈下脓肿

膈下脓肿通常继发于腹腔化脓性感染或各种腹部外科手术之后。尤其是急性阑尾炎、胆囊炎、胃及十二指肠穿孔、各种肠穿孔等之后，或肝脓肿直接向右膈下蔓延而成。膈下脓肿的分布以右侧为多。

（一）声像图特点

（1）肋缘下斜切时，膈肌强回声与肝脏表面回声明显分离。

（2）膈肌与肝表面之间呈一宽带状无回声区或低回声区，其宽度与脓液的多少成正比，回声的有、无、强、弱与脓液的稠度、坏死组织的多少相对应。

（3）肋缘下探测膈肌与肝表面之间的距离增宽。

（4）肋间纵、斜切面上，见膈—肝之间呈现清楚。

（5）膈下脓肿可穿破膈肌进入胸腔或刺激胸膜出现反应性胸水。两者均可显示。

（二）临床意义

应用超声探测膈下脓肿是一种简便可行、准确的方法。在一般情况下，鉴别膈上或膈下积液或积脓很容易，对观察膈下脓肿的演变也方便。

五、外伤性肝血肿

外伤性肝血肿声像图：肝外伤后可引起肝实质内或肝包膜下血肿。

（一）声像图特点

（1）肝实质内出现边缘不清的血凝块低回声区，或边界较清晰的血肿无回声区，中间可有条索分隔，后方有增强效应。

（2）肝包膜下亦可出现无回声区。

（3）当血肿内有血块和血液同时存在时，可伴有强回声及漂浮现象。

（4）血肿纤维化时，回声增强增多。

（5）肝破裂时，可在破裂处探到线条状高回声，在血中处出现低回声。

（6）若肝包膜破裂，血液进入肝周围腹膜间隙或腹腔内，该处可探及出血的无回声区，若不结合病史，难以与腹水声像图鉴别。

（7）当血肿内血液经再吸收并代之以浆液时，声像图上犹如囊肿，是为外伤后囊肿。

（8）彩色多普勒血肿无回声区内呈花色血流，见动脉血流和静脉血流混在一起。

（二）临床意义

有外伤史者，结合肝区及腹膜腔内有含液性病灶图像，对于本病一般即可确诊。但需注意肝内有无占位性病变的异常回声，以便与原发性肝癌破裂鉴别。

六、其他

（一）肝蛔虫病

肝蛔虫病由肠道蛔虫钻入胆道而窜入肝脏。

（二）肝内胆管局限性扩张

肝内胆管局限性扩张为肝管退行性变所致，病变处呈无回声区。

（三）肝静脉窦扩张

肝静脉窦扩张系肝静脉发育过程中局部管壁薄弱所致。

（四）肝动脉瘤

肝动脉瘤声像表现为肝门区可见液性无回声区，彩色多普勒检查可见动脉血流。

（五）肝脏皮样囊肿

肝脏皮样囊肿声像图表现为肝脏肿大，形态失常，呈局限性向外隆起。

（六）肝囊性乳头腺瘤

肝囊性乳头腺瘤是来自胆管细胞的良性肿瘤，较少见。

第六节　肝包虫病

包虫病是棘球绦虫的幼虫寄生在人体所致的寄生虫病，是畜牧地区常见的人畜共患的地方性、流行性的疾病。

在人畜间形成感染有以下两种类型：一种是由细粒棘球绦虫的虫卵感染所致的单房型棘球蚴病，简称棘球蚴病或包虫囊肿，通称包虫病；另一种是由多房型棘球绦虫或多房泡球、绦虫的虫卵感染引起的多房型棘球蚴病，简称泡球蚴病，通称泡型包虫病。

两种包虫病在形态学、流行病学、病理、临床过程、预后以及临床处理方法上截然不同。尤其泡型包虫病为浸润性增长，病灶广泛，往往不能根治性切除，易误诊为肝癌而延误治疗，对人体健康造成严重危害，预后更为不好。

一、肝包虫囊肿

肝包虫囊肿小时无明显症状，囊肿长大时，可出现压迫症状，有肝区胀痛、上腹不适、食欲不振等。儿童患病可影响发育，造成营养不良、贫血等。囊肿合并感染或破裂则出现相应的症状和体征。

（一）肝包虫囊肿声像图

1. 声像图特点

（1）囊肿病变的肝叶包膜隆起，形成驼峰征，肝形态失常，邻近器官如右肾、胆囊等受挤压，位置不正常。

（2）肝脏相应增大。左右叶比例失常，右叶横径大于 10cm，右叶斜径大于 12～14cm，左叶前后径大于 6cm。

（3）肝内病灶附近的管道受挤压，肝内分支关系显示不清或走行失常，若胆道受压可显示梗阻图像。

（4）包虫囊肿为无回声区，间有小光点，多呈圆形或类圆形，轮廓清晰，囊壁较厚，边缘整齐，回声增强，与肝实质有明显分界，大的囊腔内有时可见大小不等的圆形无回声区，囊与囊之间分界清楚，呈"齿轮状"。

2. 分类

肝包虫囊肿分为以下 6 种类型：

（1）单发囊肿型：囊壁增厚，回声增强。

（2）多发囊肿型：两个以上囊肿，大小、结构、囊内回声有明显差别。

（3）子囊孙囊型：囊内子囊孙囊众多时呈"蜂窝状"改变。有花瓣样多房囊肿、齿轮状多房囊肿。

（4）内囊分离型：受外来因素的损害或囊内感染，显示内囊壁破坏所致。使内囊壁部分或完全分离。

（5）囊壁钙化型：囊壁增厚，回声增强，部分伴声影。

（6）囊肿实变型：病程久的包虫退化、衰亡坏死，囊壁增厚，囊液吸收减少，呈糊状或干酪样，内回声杂乱不均匀的密集强回声光团。

（二）肝包虫囊肿的鉴别诊断

（1）单囊性与肝囊肿鉴别。

（2）多发型囊肿与多囊性肝病鉴别。

（3）大先天性胆总管囊肿：认真辨认胆囊、胆总管、门脉三者的解剖。若在胆囊后方、门静脉前方观察到与胆道相连续的无回声区，具有重要鉴别意义。

（4）右肾上腺、右肾上极巨大囊肿、右肾盂巨大积水与肝右后叶包虫囊肿的鉴别。

（5）囊肿突变型与肝癌的鉴别。

二、肝泡球蚴病

高寒牧区少见病，泡状棘球绦虫的终末宿主主要是狐，其次是狗、猫。中间宿主为人，人吞食污染虫卵的食物而感染，在肝或其他脏器发育成泡球蚴病。泡球蚴病蚴囊呈外殖性芽生，无被膜形成，似癌样浸润扩散，有"恶性包虫病"之称。

有犬、狐接触史者的青壮年发病多，上腹部胀痛、食欲减退、乏力、消瘦为常见症状。肝泡球蚴病声像图特点如下。

（1）病灶无包膜，无一定界限，形态不规则。

（2）病变内有数目不等、大小不一、弥散分布的点状、斑块状、丛状或小圆状钙化影，伴线状或瀑布状声影。

（3）小病灶的内部为大小不一的粗砂粒样强回声、较低回声相间的小光点。

（4）密集的细小结节或相互融合成粗大结节的强回声，也有小泡状低圆声，无正常肝实质回声。

（5）巨块状病灶内回声紊乱，多为形态不一的斑片状，环状低强混合回声，钙化灶大小不一。

（6）坏死液化的病灶，由于中心部缺血退行性变，坏死液化形成不规则的空腔，液化区周边凹凸不平，形如矗立或悬挂的"溶岩"。

（7）病变以肝右叶为主，无病变的肝叶代偿性增大。

三、小儿包虫病

包虫囊肿绝大多数是儿童时期感染的，大部分病例到成年人后才出现症状，因此包虫病的传染及流行情况，重点以儿童为对象。儿童通常卫生习惯较差，接触传染源频繁，增加了误食虫卵、感染包虫的机会。儿童肺、脑包虫的发病率相对较高。小儿颈动脉相对较粗大，六钩蚴有更多的机会到达脑部。因此脑包虫病的发病率较成人为高，约为 7：1。小儿包虫单囊型多见，常常是多脏器并存，可能与儿童机体免疫力低下有关。细囊活力强，被杀灭的囊蚴相对较小，有利于包虫囊肿的生长和囊液较快地增加，因而囊肿增大较快。包虫对儿童健康危害较大。

超声下发现儿童患有包虫囊肿时，应常规对发病部位的脏器进行全面扫查，以便早期发现，早期治疗。儿童对抗原敏感性较高，血清免疫学反应阳性率高于成人，对诊断小儿包虫意义较大。

四、肝外包虫病

（一）肺包虫囊肿

肺包虫囊肿的发病率仅次于肝脏，居第二，儿童肺部受累率较高。感染途径有二：①六钩蚴通过肝脏血窦进入肝静脉—下腔静脉—右心—肺；②六钩蚴不经肝，由肠系淋巴至胸导管至静脉系统至肺。

肺包虫囊肿的分布及临床表现：右支气管比左侧宽且短；与总支气管呈一致方向，吸入虫卵较易进入右肺，更易沉落于下叶，故右肺多于左肺，下叶多于上叶，单发多于多发，周边型较多见。肺与肝并发约占 20%，因肺阻力小，胸腔负压，有利于包虫扩展，因此生长速度较快，每年可增长原体积 1～2 倍。外囊壁薄，出现症状较肝包虫囊肿为早，合并破裂感染较肝包虫囊肿多。较大囊肿可压迫肺组织及小支气管，易产生胸痛、刺激性咳嗽等症状，巨大囊肿可造成肺不张，出现胸闷、气喘、呼吸困难等。在儿童患侧胸廓隆起畸形。肺包虫囊肿超过 6cm 后容易破裂，90% 破入支气管，产生肺包虫—支气管瘘时，可以咳出大量水样囊液、子囊及凉粉皮样碎片。在儿童，常引起吸入性肺炎，或因子囊、内囊碎片堵塞支气管引起窒息。破入胸腔者少见。肺包虫囊肿合并感染者，有胸痛、发烧、咳嗽与脓性痰，类似肺脓肿。肺包虫囊肿的诊断主要依据病史、流行病学、血清免疫试验，若有明确的咳出内囊病史，痰涂片查到头节、小钩等，可以确诊。X 线征象为境界清晰、边界整齐、密度均匀的圆形或类圆形阴影，呼吸运动时阴影发生纵向伸缩变形，称"包虫囊肿呼吸症"。囊肿钻入支气管产生所谓"镰刀征""水上浮莲征"等特有的征象。

超声特点：位于肺中心部的囊肿不易探及，肺表面及靠近胸壁的体积较大的囊肿，可探测到液性暗区，与肺包虫囊肿的特征基本相同，并可见包虫囊肿呼吸征。不典型病例须与结核、肺空洞、肺囊肿、肺癌等鉴别。当发现右肺下叶包虫囊肿时，应对肝脏进行常规检查。当发现右肝包虫囊肿时，应对右肺进行常规扫查，以便早期发现二者并存病例，采用胸腹联合切口，一次手术摘除治疗。

（二）腹腔包虫囊肿

腹腔包虫囊肿发病率仅次于肺包虫囊肿，约占人体包虫病的12.4%，多与肝、肺包虫囊肿并存及多发。其病程较长，临床发现时囊肿已较大。临床主要表现为压迫症状及腹部触及柔韧性、弹性包块，常见并发症有机械性肠梗阻。囊肿破裂引起全腹膜炎，包虫囊肿向肠管破溃时，形成包虫囊——肠瘘，可从大便排出囊液、子囊及内囊碎片。诊断依据主要靠病史、症状、局部体征、超声特有的声像图征象、X线、内窥镜，结合流行病学及皮内试验等。

超声所见：腹内见圆形、类圆形液性暗区，邻近器官受压移位变形。病程过久常见囊壁钙化壁高回声环，或囊壁明显增厚，回声增强。

（三）脾包虫囊肿

脾包虫囊肿几乎全由血液循环感染所致，多为原发性。常伴有肝、肺等组织同时受累。绝大多数为单发，不论在脾的任何部位，几乎全向脾脏表面突出，触诊具有包虫的一般特点。合并感染后，出现疼痛、压痛，常伴有局限性腹膜炎。很少见合并破裂。

超声检查与肝包虫囊肿所见略同。但须与左侧肾盂积水鉴别。肾盂积水肾轮廓及外形增大，集合系统分离。

（四）肾包虫囊肿

在泌尿系统包虫病中以肾包虫囊肿最为多见，绝大多数为单侧单发，肾上极比下极多见，依据病理特征，将肾包虫囊肿分两型。

（1）闭合型：包虫囊肿与肾盂不相交通，早期可无自觉症状，随着囊肿增大，上腹部可出现肿块，压迫周围组织有腰背痛、腹痛、腹坠感，压迫肾组织可出现少量蛋白尿。

（2）交通型：包虫囊肿破入肾盂，囊液、包虫碎屑、子囊等流入集合系统，可引起泌尿系统堵塞，产生肾绞痛，多数有血尿及膀胱刺激症状，常继发尿路感染。若破入腹腔则引起腹膜炎及过敏性休克。

其超声特点如下。

①肾脏外形增大，形态失常。②肾实质见圆形或椭圆形，境界清晰，边缘规则的液性暗区囊壁较薄。③集合系统受压移位，肾盏呈弧形分离，有时可出现肾盂积水；巨大囊肿，可使周围组织挤压移位。肾包虫囊肿必须与肾盂积水、孤立性肾囊肿、肾癌伴中心坏死出血、液化者相鉴别。

（五）盆腔包虫囊肿

盆腔包虫囊肿在流行区并不少见，在甘肃此病发生率仅次于肝肺包虫，且女性多见。临床表现为腹痛、髂窝部或耻骨上囊性压痛性包块，因多数与腹膜网膜、子宫或附件紧密粘连，故包块活动性差。巨大囊肿可占据整个盆腔，引起下腹部高度膨隆。超声可见盆腔囊性包块，与腹腔包虫囊肿所见一致。本病应与卵巢囊肿相鉴别。卵巢囊肿呈多房性，多有蒂，多切面探查囊肿与卵巢关系密切。Casoni试验及血清试验阳性有助于鉴别。盆腔包虫囊肿可向阴道穿破，形成包虫阴道瘘。

（六）脑包虫囊肿

脑包虫囊肿是六钩蚴侵入大循环，经颈内动脉迁移至颅内所引起。顶叶额叶为常见的寄生部位，儿童发病率较成人为高，包虫囊肿在脑组织内呈占位性扩张性增长，在儿童颅缝可代偿性增宽。故早期症状不明显，在成人则症状出现较早，表现为颅内压增高，如头痛恶心呕吐、头昏、视力丧失或癫痫样发作。脑包虫囊肿症状出现的早晚及定位症状的有无，取决于寄生部位。若寄生在脑组织功能区，则定位症状出现早而严重，反之则症状出现较晚，且较轻。

脑包虫囊肿临床表现与颅内肿瘤病变相似发展迅速者，应警惕本病发生的可能，并应作有关检查，如脑血管造影、气脑造影 CT 及核磁检查等。其超声特点如下。

（1）脑中线波向健侧偏移。

（2）颅内出现囊性占位性病变。

（3）压迫脑室时可有脑室移位形态失常。

超声检查脑包虫囊肿对儿童更有价值。

（七）心脏包虫囊肿

心脏包虫囊肿极为罕见，左心比右心多见，特别是左心室更为多见，系六钩蚴以肠系膜潜入毛细血管，进体循环可留在心脏，因冠状动脉口比较小，极少进入冠状动脉。患者早期可无症状，X 线透视下可发现心缘呈局限性膨出。较大的包虫囊肿使患者表现出胸闷、心悸、心律紊乱、传导阻滞等。因心肌组织致密，阻力较大，包虫囊肿呈扩张性向心腔内或心外膜下增长，在心脏不停地舒缩振荡下极易造成破裂，若破入心腔可致严重的过敏反应。产生广泛的肺栓塞，形成其他部位的继发囊肿，破入心包腔则产生急性心包填塞。其超声特点如下。

（1）心脏轮廓形态失常。

（2）心脏某部位局限性膨隆，向心脏和心外膜突出，呈圆形或类圆形、边缘整齐、境界清晰的囊性病变。

（3）囊性占位病变的直径一般 4cm 以下，很少超过 5cm。

（4）囊肿不随心脏舒缩而活动，但随心脏搏动被推移，借以与心脏其他肿瘤（如左房黏液瘤）相区别。

（5）多切面探查，囊肿与心脏组织密切相关，不随呼吸运动而活动。借以与肺包虫囊肿相区别。

（八）胰腺包虫囊肿

胰腺包虫囊肿可突出于小网膜囊内而居肝胃之间，或居胃横结肠之间，或居横结肠之下。巨大囊肿可使周围器官受压移位，如居胃小弯部的囊肿，可使胃小弯呈弧形压迫，居胃大弯侧者，可使胃向右、上、前推移。钡餐透视下其钙化率较其他囊肿高，X 线常可见到蛋壳样钙化影。其超声特点如下。

（1）胰头或体尾部囊肿具有包虫囊肿的一般特点。

（2）胰腺体积增大。

（3）胰管可受压扭曲或扩张。

（4）邻近脏器受压征。本病须与胰腺囊肿、肠系膜囊肿及网膜囊肿相鉴别。网膜囊肿变换体位或用手推移时活动度较大。先天性胰腺囊肿多合并多囊肝、多囊肾。潴留性囊肿多为囊管梗阻，引起局部扩张所致。常有慢性胰腺炎病史。

（九）乳腺包虫囊肿

乳腺包虫囊肿多见于 23～25 岁育龄妇女，囊肿生长缓慢，但妊娠期与哺乳期则生长加速。囊肿表面光滑活动度大，与周围组织不粘连，乳头不内陷，腋淋巴结不肿大，借以与乳腺癌相区别。

超声所见：包虫成圆形，边界清晰，具有完整、光滑囊壁的囊性占位性病变，结合流行病学及皮内试验，不难确定诊断，但须与纤维腺瘤、乳腺囊肿与乳癌相区别。

（十）甲状腺包虫囊肿

甲状腺包虫囊肿生长缓慢，部分囊肿较大，可压迫气管及周围神经、血管，产生相应症状。超声所见为圆形、类圆形液性暗区，具有包虫囊肿的特有声像图表现。

（十一）眼眶包虫囊肿

眼眶包虫囊肿主要表现为眼球进行性外突，一般不影响视力，眼底多正常，巨大囊肿可迫使眼球突出眶外，球内营养吸收出现障碍，可致眼球萎缩、角膜溃疡。在本病流行地区凡遇到眼球进行性突出者，应联想到本病的可能，及早做有关检查，如嗜酸粒细胞数检查、Casoni试验及超声检查。超声可发现眶内囊性占位性病变及眼球受压征。

（十二）骨包虫囊肿

骨包虫囊肿的生长方式为外生性增生（由母囊向外生出子囊），向阻力小的骨髓腔及骨小梁间隙生长。久之压迫骨皮质，破坏骨小梁，形成串联的蜂窝状空洞，直径在3cm以内。生长较久的包虫囊肿长期压迫骨皮质，使其变薄萎缩，骨外形向外膨大变形，表面呈泡状凹凸不平，包虫沿骨髓腔在骨松质内繁衍，逐渐蔓延至全骨，晚期造成骨片分离，发生病理性骨折，侵犯至关节面，发生病理性脱臼。早期表现为无痛性骨瘤，晚期由于压迫神经或合并病理性骨折或骨髓炎而出现疼痛，出现功能障碍，局部体征有骨皮质局限性膨隆、增粗、变厚，表现凹凸不平。

本病诊断依据主要如下。

1. 病史

根据流行病学、骨性包块诊断。

2. X线

X线检查早期见骨质疏松，骨质破坏，密度减低，显示为圆形，局限性空腔，无侵蚀性破坏，无骨膜反应，无新生骨。中晚期见囊状空腔扩大，骨皮质变薄，表面凹凸不平或呈泡状隆起。

3. 声像图特点

类圆形囊性骨性空腔；骨质畸形，长管状骨有增粗，扁骨有增厚表现，骨表面隆突不平，晚期骨质减少，被大小不等的囊腔所代替。骨包虫囊肿须与骨结核、骨巨细胞瘤、骨囊肿相鉴别。骨包虫的血清学及皮内试验，阳性率与肝包虫的相当。

五、肝包虫病的转归

1. 囊壁钙化

寄生已久的包虫囊肿，因逐渐衰老而失去活力，生长速度减慢或停止生长。

2. 退行性变和衰亡

衰老死亡的包虫囊肿，囊液减少，则见囊肿直径与原先时比较显著缩小。

六、肝包虫病的并发症

（1）感染为本病最常见的并发症，一旦合并感染，临床表现似肝脓肿。

（2）肝包虫病可因外伤或穿刺而破裂，破裂原因有外力挤压、局部震动、咳嗽、感染、穿孔和自发性破裂。不论破入何种器官，均可产生强烈的过敏反应，部分患者出现过敏性休克。

（3）胆道梗阻临床表现为梗阻性黄疸。

（4）门静脉高压 80% 系由肝实质被破坏而引起的肝硬化所致。

（5）肝包虫囊肿的再植和血行转移多见于盲目穿刺或术中处理不当所致。

（6）手术后残腔做内囊摘除后，遗留外囊残腔积液，常需数月至 2 年吸收。超声所见残腔所积液体随时间推移可逐渐减少。

（7）肝包虫囊肿的术后原位复发较少见，为手术时子囊原头节束彻底消除所致。

七、注意事项

（1）协助临床早期诊断超声已列为常规检查，许多疾病在声像图有所表现。

（2）术前定位为外科提供定位、定量，使手术得以顺利进行。

（3）术后复查观察术后残腔有否积液，有无感染及术后复发。

（4）随访观察了解治疗效果、并发症及其转归、预后等情况。

（5）普查流行性病、地方病，进行人群普查，掌握发病规律。

第七节 肝脏非肿瘤性局灶性实质病变

一、肝脏局限性炎症及坏死

肝脏局限性炎症及坏死有病变区充血、炎症细胞浸润、结缔组织增生等。

二、非均匀性脂肪肝

脂肪肝是指由于各种原因引起的肝细胞内脂肪堆积过多的病变，是一种常见的肝脏病理改变，而非一种独立的疾病。脂肪性肝病正严重威胁人们的健康，其发病率在不断升高，且发病年龄日趋年轻化。正常人肝组织中含有少量的脂肪，如甘油三酯、磷脂、糖脂和胆固醇等，其重量约为肝重量的 3%～5%，如果肝内脂肪蓄积太多，超过肝重量的 5%，或在组织学上肝细胞 50% 以上有脂肪变性时，就可称为脂肪肝。其临床表现轻者无症状，重者病情凶猛。一般而言，脂肪肝属于可逆性疾病，早期诊断并及时治疗常可恢复正常。

（一）局限性脂肪肝

局限性脂肪肝指仅局限于肝段、肝一叶或数叶的肝细胞内含有大量脂肪颗粒，而其余部分的肝细胞基本正常或含有甚少脂肪颗粒。

其声像图特点如下。

（1）肝脏形态、轮廓无明显改变。

（2）部分肝叶或肝段回声高、较密、较粗，深部回声减弱不明显，其余肝段回声正常，两类不同回声境界十分清晰，此界限部分与肝静脉走向一致。

（3）高回声区内见肝内管道走向正常。

（二）肝叶间隙脂肪肝

在肝叶间隙肝门附近胆囊窝周围等处，常可有脂肪组织侵入、堆积。与局限性脂肪肝不同的是，由于成片堆积的脂肪组织是由脂肪细胞所组成，脂肪细胞间声阻抗相似，反射回声微弱而不明显，故呈均匀声像结构。当脂肪组织内出现纤维组织时，纤维组织声阻较脂肪组织高，因而出现较高的反射回声。

其声像图特点如下。

(1) 肝脏形态轮廓无明显改变。

(2) 肝区回声较高，较密较粗，呈脂肪肝回声声像图。

(3) 病变多位于肝叶间隙、肝门区、胆囊窝周围。

(4) 病变形态呈三角形、多角形、长菱形、长条形或不规则形。

(5) 病变区呈低回声，分布较均匀，无管道结构回声。后方圆声有时略增强。

(6) 无包膜回声。

(7) 当有线状或粗点状中等回声时，表示有相应的纤维组织存在。

(8) 随访复查，图像多稳定不变，有时有稍增大或缩小。

三、再生肝

肝手术或创伤后，肝细胞修复增生。声像图所见肝外形轮廓凹凸不平，向表面隆起，或向侧面或向底部突起。

四、肝内局灶性钙化病变

肝管结石患者可有右上腹闷胀或消化不良症状，肝内钙化灶则无明显临床症状，大多系在做常规超声检查时发现。其声像图特点如下。

(一) 肝管结

见有单个或多个圆形、椭圆形或结节状较小的强回声，伴有明显声影，并位于等号（"="）的小肝管间，近端肝管因结石阻塞，可有一定程度扩张。

(二) 肝内管壁局限性钙化

在稍侧动探头观察时，可见到平行而回声明显增强的小"＝"号，并常伴有明显声影。

(三) 肝内钙化灶

肝内钙化灶所处部位各异，呈圆形或不规则强回声，境界清晰，有时可伴明显声影。

五、肝脏局灶性结节性增生

声像图所见病变区呈低回声、等回声，中心部高回声，呈分叶状，边界清晰，不规则。

六、肝内异物

(1) 外伤后肝内留有较大金属异物，声像图见异物后方有声影。

(2) 手术时放置的银夹，呈粗大点状回声无声影。

(3) 若为填塞的大网膜明胶海绵，呈大小不等、形态不一、边界不清的强回声。

七、肝结节病

肝内结节不易与肝癌鉴别。

八、炎性假瘤

炎性假瘤声像图表现为低回声，大病变呈中、高回声，分布不均匀。

九、肝结核

肝结核小病变呈低回声，大者有强、低、无回声，钙化者伴声影。

十、肝梅毒

肝梅毒早期声像图表现小病灶改变不明显，中、晚期难与肝癌鉴别。

十一、肝放线菌病

肝形态失常内回声粗点状，分布欠均匀。

第八节　肝脏肿瘤

一、肝脏良性实质性肿瘤

肝脏良性实质性肿瘤常见的有肝血管瘤和肝腺瘤。

（一）肝血管瘤

发生在肝脏的血管瘤较其他脏器多见。本病是一种血管的先天性畸形，发生率为0.35%～2%，分肝毛细血管瘤和肝海绵状血管瘤。

1. 肝毛细血管瘤

肝毛细血管瘤常较小，直径一般为1～3cm，为肝内的毛细血管局部过度增生所致，单发多见，也可多发。其声像图特点如下。

（1）肝脏的外形、轮廓多无改变，只有当病变较大并位于近肝脏表面处时轮廓可稍有突起。

（2）大部分病变区境界清晰，回声较强，内部回声较均匀。

（3）病变区内部可见大头针状圆形或管道无回声区，形如筛状结构。

（4）病变可为单个或多个，随访观察短期内病变区多无明显增大现象。

2. 肝海绵状血管瘤

本病多为单发，一般生长缓慢，部分肿块可压缩。其声像图特点如下。

（1）血管瘤较大者肝脏有局限性增大、增厚，轮廓不规则。

（2）病变区范围常较大，形态不规则，与周围组织间境界有的可不清晰。

（3）病变内部回声强弱不一，呈条索状或蜂窝状，并有大小不一、形态不规则的无回声区。若有钙化存在，可见强回声伴有声影。

（4）若病变部分位于肋缘下或剑突下时，稍加压探头，可观察到病变区前后径缩小，去除压力，恢复原来的图像。

（5）彩色多普勒检查内部有的血流与周围肝组织血流相通，若病变内见小窦状静脉血流时，可确诊。

肝血管瘤，尤其是毛细血管瘤较多见，常在无症状健康人群肝脏内发现肝毛细血管瘤。肝血管瘤由小血管自肝组织进入病变内，切面声像图上呈筛状回声，轮廓凹陷不整齐。而肝癌大多呈低回声区，分布较均匀，有包膜，内部无筛状结构。

（二）肝腺瘤

肝腺瘤的声像图呈类圆形中、高回声，边界清楚，常位于肝包膜下。

二、肝脏原发性恶性肿瘤

肝脏原发性恶性肿瘤常见的有原发性肝癌，少见的有肝母细胞瘤、纤维肉瘤、淋巴肉瘤等。

原发性肝癌的病因及确切分子机制尚不完全清楚，目前认为其发病是多因素、多步骤的复

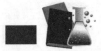

杂过程，受环境和因此双重因素影响。流行病学及实验研究资料表明，乙型肝炎病毒（HBV）和丙型肝炎病毒（HCV）感染、黄曲霉素、饮水污染、酒精、肝硬化、性激素、亚硝胺类物质、微量元素等都与肝癌发病相关。继发性肝癌（转移性肝癌）可通过不同途径，如随血液、淋巴液转移或直接侵润肝脏而形成疾病。

第十章 胆道系疾病的诊断

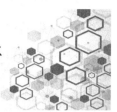

第一节 胆道系解剖

胆道系是指肝脏排出的胆汁，输入十二指肠的管道结构。通常可分为肝内及肝外两部分：肝内部分由毛细胆管、小叶间胆管以及逐渐汇合而成的左右肝管组成；肝外部分由肝总管、胆囊管、胆总管以及囊组成。

一、肝外胆管

肝总管长3～4cm，直径0.4～0.6cm，位于肝固有动脉的右侧和门静脉的右前方，下行与胆囊管汇合成胆总管。胆囊管是胆囊颈向左后下弯曲延伸形成，多数与肝总管平行下降一段后再汇合形成胆总管。胆囊管长2～3cm，直径0.2～0.3cm。胆总管长4～8cm，直径0.6～0.8cm，管壁厚0.2～0.3mm，富有弹力纤维。

二、胆囊

胆囊位于肝右叶下面的胆囊窝内，呈梨形，长7～9cm，前后径2.5～3.5cm，容量35～50ml，胆囊可划分底、体、颈三部分。胆囊底部在肝前缘胆囊切迹处露出，在体表投影的位置是右侧腹直肌外缘和肋弓的交界处。胆囊底部一般是游离的，位置易变，胆囊肿大时多突向内下方。体部的上面借结缔组织与肝连接，平滑肌较发达。颈部屈曲延伸为胆囊管，被固定于肝右叶下的结缔组织中，在胆囊底部与颈部之间膨出的一个漏斗状的囊，称为哈氏囊，结石常嵌顿其内，是超声探查须注意的部位。胆囊的前面与外侧是肝右叶下面，内侧后方有十二指肠及胰头，下方自后向前是右肾上极和横结肠。

第二节 检查方法

一、仪器的选择和调节

（一）仪器和探头

（1）仪器选择：选用实时超声仪。优点是可以很方便地在整个右上腹部进行连续扫查，观察肝门部的解剖结构，追踪胆管、血管等结构。胆系内较小的病灶如结石、胆管癌等易漏查。

（2）探头选3.5MHz、3.0MHz，肥胖者用2.5MHz，瘦弱者和儿童用5.0MHz。

（二）仪器调节

增益、动态范围、深部补偿等调节适度，使图像看到很清晰为准。

二、检查方法

(一) 患者的准备

(1) 患者前一天晚餐后,开始禁食,次日上午空腹检查为宜。禁食 8 小时以上,保证胆囊、胆管内充盈胆汁,并减少胃肠道内容物和气体干扰。

(2) X 线胃肠造影 3 天后,胆系造影 2 天后再做胆系超声检查。

(3) 横结肠内容物和气体较多而干扰胆囊、胆管的成像和观察时,可灌肠排便后检查。

(4) 小儿或不合作者,可给安眠药后在睡眠状态下检查。急诊患者不受以上条件的限制,可在密切观察下及时进行检查。

(二) 检查的体位

1. 仰卧位

观察腹部最常用的体位。

2. 左侧卧位

仰卧后将身体右侧垫高,使身体与床面成 $30°\sim45°$ 角,提高肝外胆管的显示率,有利于发现胆囊颈部结石以及追踪肝外胆管中下段病变,是胆系检查中的一种常用体位。

3. 右侧卧位

右侧卧位常用于饮水后观察肝外胆管中下段,但操作不便。

4. 胸膝卧位

胸膝卧位常用于观察胆囊或肝外胆管结石的移动。

5. 坐位或站立位

肝、胆位置较高者,此时可下移,观察胆囊结石移动或胆囊底部病变较方便。

各种体位应根据不同体型的病人灵活应用,目的是设法使声束能顺利到达所要检查的结构。

(三) 探查方法

探查的主要目的是使胆道系得到良好的显示。

胆囊的观察:首先是在普通呼吸状态下观察胆囊的位置形态,然后嘱患者深吸气后慢慢吐气观察胆囊,在最容易观察到病变的状态下,让患者暂停呼吸,屏住气扫查时将探头平行放置右肋缘下,探头从头侧向足侧缓慢倾斜转动,直到在肝右叶下方出现胆囊轮廓,先观察胆囊的长轴断面,然后垂直长轴的横断面作连续观察。

肝外胆管探查是在患者深吸气屏气状态下进行,易显示肝门部门静脉。其基本扫查线如下。

1. 右上腹腹直肌外侧缘纵切面

可显示胆囊纵断面,长轴多向左倾斜。通常只在深吸气时胆囊才能完全呈现出来。沿该轴附近做纵切与横切,能显示胆囊与肝脏、肝门解剖结构。

2. 右肋缘下斜切面

可显示右肝门脉右支及右前支、右后支,右肝管和胆囊。

3. 右肋间斜切面

一般取 $6\sim9$ 肋间,可获得右肝、胆囊,以及与门脉右支伴行的右肝管直到肝总管的纵断图像,对胆囊颈部显示也较好。

4. 右上腹正中旁斜、纵切面

为获得肝外胆管的纵断图像，须在肝门到胰头区域、右下腹做仔细的斜切或纵切扫查，当肝外胆管扩张时，沿肝外胆管延伸方向扫查，可追踪到胰头。常须横断才能显示壶腹部以下的末端病变。

5. 剑突下横切面

可显示左肝、左肝管、门脉左支。门静脉左支、矢状部、左外叶上、下支和左内支通常构成一"工"字特征，可作为查找肝管和肝门的重要解剖标志。

6. 上腹部横切面

沿胰腺纵轴切面，以显示胰头背外侧胆总管的横切面，可较方便地获得胰腺头、体、尾及胰管的图像。

第三节　正常声像图

胆道系统的超声显像可分为胆囊和胆管两大部分。胆管以肝门为界，分为肝内胆管和肝外胆管。超声显像中，一般不易发现胆总管和肝总管的汇合口，因此不再区分肝总管与胆总管，统称为肝外胆管。

一、胆囊

胆囊纵切面呈梨形，也可呈圆形或长条形，且个体差异较大。正常胆囊轮廓清晰，囊壁亮线自然，光滑整齐，胆囊腔内无回声，后壁线明亮，后方回声增强，显示为典型的囊腔结构。

正常胆囊超声检测一般不超过9cm，前后径多不超过3cm，反映胆囊的张力状态，前后径较长径灵敏。正常胆囊的超声检测宜选择体部的前壁，其厚度一般不超过2～3mm。

胆囊的纵轴指向肝门，颈部位置较深，邻近门脉，常伴有声影，这与哈氏囊的散射及囊壁的折射等作用有关。颈部常呈折叠状，体部贴于肝脏的胆囊宽窝，底部游离于肝下缘邻近腹前壁。从胆囊颈部到门静脉右支或门脉主干之间的肝裂内，有脂肪和结缔组织。声像图表现为一条连接胆囊颈部和门静脉右支根部间的线状强回声带，无论横切或纵切。这是识别胆囊解剖位置的重要标志。

二、肝内胆管

应用实时超声仪沿右肋缘下到剑突下探查，可以较方便地显示出位于门静脉左、右支前壁的左右肝管，内径多在2mm以内，大于3mm提示扩张，若有扩张则呈平行管征。门静脉左支、门静脉矢状部和门静脉外侧支的分支构成特征性的"工"字形结构，可供鉴别肝管和门脉。二级以上的肝管分支，难以清晰显示。

三、肝外胆管

超声显示可以将肝外胆管划分为上、下两段。上段自肝门发出，与门脉伴行；下段与下腔静脉伴行进入胰头背外侧。在超声检查中，正常人肝外胆管上段易显示，纵断图像位于门脉前壁的管道，与门脉平行，直径约为门脉的1/3（正常人门脉直径为1～1.4cm），有时可见肝动脉右支圆形横断面，在肝门附近横断面时，肝外胆管有时和肝动脉与门静脉共同显示为3个圆形的管腔结构，即"米老鼠征"。门脉为"米老鼠的头"，"右耳"为肝外胆管，"左耳"为肝动脉。正常人的肝外胆管下段由于胃肠气体回声干扰不易显示。但加压探查，饮水充盈胃窦和十二指肠等方法可以显著提高显示率。对胰头做横段切面时,可显示胰头背外侧,下腔静脉之前的胆总管横切面。肝外胆管上段内径为4~6mm,不超过6mm;下段不超过8mm。

第四节 胆系结石

胆石症是常见的胆系疾病,在急腹症中,胆系结石的发病率仅次于阑尾炎。按结石的主要化学成分可分为胆固醇结石、胆色素结石和混合性结石3类。按结石所在的部位分为胆囊结石、肝外胆管结石、肝内胆管结石和混合结石。胆囊结石占胆系疾病发病的60%。

一、胆囊结石

(一)病理及临床概要

胆囊结石中以胆固醇结石和混合性结石多见。胆固醇结石多呈球形或椭圆形,常单发,直径0.5~5cm,比重小,在含碘的胆汁中可漂浮。混合性结石指由胆红素钙、胆固醇和碳酸钙以不同比例混合组成的结石,常多发颗粒较小,一般不到1cm,相互堆砌成多面体。单纯胆色素结石多呈泥沙样细小颗粒,在胆结石中较少见。胆囊结石往往合并胆囊炎,并且互为因果,最终导致胆囊缩小,囊壁增厚,腔内可充满结石。

中年较胖女性好发胆囊结石,表现来右上腹不适,消化不良等慢性胆囊炎症状,发生梗阻时出现右上腹绞痛,合并细菌感染时引起急性化脓性胆囊炎,合并胆囊癌的发生率较高。

(二)声像图表现

1. 典型表现

(1)胆囊腔内出现形态稳定的强回声团:强回声形态有半圆形、新月形或圆形。较小的结石多发者,堆积在胆囊腔后壁,形成一片强回声带,难以分辨各个结石。胆囊结石的强回声团,边界清楚,明亮稳定。能在两个垂直方向的切面中得到证实。

(2)伴声影:在结石强回声后方出现一条无回声暗带,即声影。结石的声影边缘锐利,称之为"干净"的声影。有的结石强回声不明显,而声影显著,声影的出现对于结石,特别是较小结石的诊断更有价值。

(3)改变体位,结石回声团向重力方向移动:多数结石的比重大于胆汁,仰卧时沉积于胆囊腔后壁,改变体位时迅速发生移动。所以对结石或胆囊内新生物的鉴别有重要意义。偶见于胆囊腔前部的漂游结石。有时结石嵌顿在胆囊颈部而不发生移动,若声影不明显造成鉴别诊断的困难。

同时具备以上3点特征,是超声诊断胆囊结石的可靠依据。

2. 非典型结石表现

(1)胆囊内充满结石:位于胆囊窝的正常胆囊的液性透声腔消失,胆囊轮廓的前壁呈弧形、半月形中等或强回声带,后方拖有较宽的声影带至胆囊后半部和后壁轮廓完全不显示,这是胆囊内充满小结石而缺少胆汁时的特征表现。另有一种特征性图像,即增厚的胆囊壁的弱回声带包绕着结石强回声,后方伴声影,简称为"囊壁结石声影三合征"(WES征),是胆结石和胆囊炎的一种后期改变,具有较高的诊断价值,胆囊结石餐后因胆囊收缩,胆汁排空可转变为本型表现。

(2)胆囊颈部结石:在有胆汁衬托时,颈部结石表现很典型,当结石嵌顿于胆囊颈部时,囊壁和结石紧贴，强回声变得不明显，则表现为胆囊肿大或颈部有声影，采用右前斜位，有利于暴露结石，用脂餐试验可了解颈部是否梗阻，隐匿于胆囊颈或哈氏囊内的较小结石，利用右前斜位（向左翻身 45°）或俯卧位，使结石移动至胆囊体部则可提高检出率。

（3）泥沙样结石：若颗粒细小，沉积层较薄，仅表现胆囊腔后壁线粗糙，回声较强，声影不明显。应变动体位，必要时采用坐位或立位，看有无沉积颗粒移动。

（4）胆囊壁内结石：胆囊壁往往显示增厚，内见单发或多发的数毫米长的回声斑，后方呈"彗星尾征"，改变体位时不移动。

二、肝外胆管结石

（一）病理及临床概要

肝外胆管结石占胆石症的 55%～86%，可以原发，也可以继发。肝外胆管一般有不同程度的扩张，管壁增厚，结石在胆管内可以移动，除发生嵌顿外，一般不引起完全性阻塞。急性发作时，可引起阻塞性黄疸和化脓性胆管炎。

急性发作时则出现腹痛、高热、寒战及黄疸，即夏柯综合征。重症病例可出现弥漫性血管内凝血、中毒性休克，全身情况可迅速恶化，甚至死亡。所以本病要及时诊断和治疗。

（二）声像图表现

（1）有结石的胆管一般都扩张。肝外胆管内径大于 6mm 者占 96%，胆管壁增厚，回声增强。

（2）胆管腔内有稳定的强回声团，占 95%，多数呈球形，少数为新月形。仅 5% 者为松散的泥沙样结石，呈中等或较弱的回声团。

（3）强回声团与胆管壁间分界清楚。典型的尚可见细窄的液性暗区，包绕着结石强回声团。

（4）强回声团后方出现声影。

（5）胸膝位或是脂餐后结石强回声团发生位置变动，或是在实时观察到强回声团，或是颗粒的较明显的移动过程是诊断的可靠佐证。

（三）诊断评价

超声诊断肝外胆管结石较胆囊结石困难，是因胆汁的对比条件较差，胆管细且弯曲并且结石较小，不容易获得准确的切面。误诊的因素有胆囊颈部或胆囊管结石、肝门部钙化灶、胆管外的术后疤痕组织等与胆管紧贴时，可在胆管腔内形成假象。肝外的肿瘤和壶腹癌一般无声影，与管壁分界不清，无移动特征。

三、肝内胆管结石

（一）病理及临床概要

肝内胆管结石发病率较高，临床诊断困难，手术难以彻底清除，并发症严重。

肝内胆管结石多为胆色素结石（沙粒状），多发，形状不整，有的成堆或填满扩张呈柱状、梭状，好发部位是左右肝管汇合部或左肝管，梗阻近侧的肝内胆管（上段）可有不同程度的扩张。胆管壁有炎症及纤维组织增生引起管壁增厚。

（二）声像图表现

（1）肝内出现强回声团，有斑点状、条索状圆形或边界不规则的片状区域。

肝内结石的回声较肝实质明显增强大约高 6dB。要重视肝管极度扩张充满大量泥沙样结石时可以呈现类似软组织肿块的图像，声影较弱，可能导致误诊。

（2）强回声团后方伴声影。

（3）结石强回声团具有沿左右肝管走行的特点。

在扩张的胆管腔内有结石强回声团，其周围有宽窄不等的液性暗区，胆管前后壁的亮线清晰。相反，胆管内无淤滞胆汁，则结石仅呈现为肝实质中的强回声。因而胆管壁界线显示不清，这时，注意伴行的门脉分支可有助于判断。

（4）结石阻塞部位以上的小胆管扩张多与伴行的门脉分支成"平行管征"，也可呈分叉状，合并感染时呈囊状。

（5）肝内合并胆汁淤积或感染时，肝大边缘变钝，肝实质回声粗大不均，或可见多发脓肿。

（6）肝外胆管可轻度扩张。

（三）鉴别诊断

（1）正常的肝圆韧带，在横、斜切时，肝左叶内有强回声团块，后方可伴有声影。

（2）肝内钙化灶和肝组织坏死后的纤维化斑痕可呈现与结石相似的强回声团及声影。但一般不引起肝、胆管扩张。

（3）肝内软组织肿瘤，如肝血管瘤、原发和转移性肝癌等，均为强回声团无声影。

（4）肝胆管积气多见于胆系术后，肝外胆管不扩张，肝内胆管不扩张或扩张不明显。

第五节　胆系炎症

一、急性胆囊炎

（一）病理及临床概要

急性胆囊炎视炎症改变的程度不同可分为以下 3 种类型。

1. 单纯性胆囊炎

胆囊稍肿胀，壁轻度增厚，黏膜充血水肿，胆汁正常或略混浊。

2. 化脓性胆囊炎

胆囊肿大，囊壁充血水肿，明显增厚，胆汁混浊或呈脓性。胆囊与周围组织粘连，或形成胆囊周围脓肿。

3. 坏疽性胆囊炎

胆囊极度肿大，可发生坏死、穿孔而并发局限性或弥漫性腹膜炎。若有产气杆菌感染，胆囊内可积气。本型较少见，好发于老年及糖尿病患者。本病为常见急腹症之一，主要有右上腹痛和胆区压痛。

（二）声像图表现

初起单纯性胆囊炎胆囊稍大，形成化脓性胆囊炎后声像图特征明显。

（1）胆囊肿大，轮廓线模糊，外壁线不规则。

（2）胆囊壁弥漫性增厚，回声增强，壁中层回声弱，形成胆囊壁的"双边形"表现，提示急性胆囊炎较有价值。

（3）胆囊内可见稀疏或密集的细小或粗大回声斑，无声影，不形成沉积带，为胆囊蓄脓的表现。

（4）多伴有胆囊结石，往往嵌顿于胆囊颈部。

（5）急性胆囊炎穿孔时，胆囊壁局部膨出或缺损，以及胆囊周围局限性积液。

（6）胆囊收缩功能差或丧失。

（7）超声莫非氏征阳性。

（三）诊断评价

急性化脓性胆囊炎时，超声检查能清晰地显示胆囊壁的炎性增厚水肿以及胆囊腔的积脓等病理改变，成为临床确诊的可靠佐证。

二、慢性胆囊炎

慢性胆囊炎是急性胆囊炎的后遗症，也可是原发的慢性炎症改变，往往合并胆囊结石。

（一）声像图表现

第一阶段胆囊炎的初期，胆囊大小、形态和囊腔的表现无明显异常或是胆囊壁稍增厚，胆囊内有结石。第二阶段胆囊表现肿大，囊壁增厚，轻者仅表现囊壁回声带增宽，较重时，囊壁出现弱回声层。囊腔内出现中等或弱回声沉积物，改变体位可缓慢移动。第三阶段的表现差异较大，增殖型的胆囊壁显著增厚，有的可超过1.5cm，囊腔缩小，内可充满结石而成"WES"征。萎缩严重的胆囊仅见一块瘢痕组织，超声难以发现和识别。

（二）诊断评价

超声成像可以清晰显示胆囊壁的增厚、胆囊腔的结石以及胆汁的异常改变。慢性胆囊炎的增殖型与胆囊癌的厚壁型有时难以鉴别。胆囊腺肌样增生症可呈现胆囊壁增厚，壁内有小囊腔是其特点。

第六节 胆系肿瘤

一、胆囊良性肿瘤

（一）病理及临床概要

胆囊良性肿瘤中以腺瘤多见，分单纯性和乳头状腺瘤。该腺瘤体积小，呈圆形或乳头状，有蒂。腺瘤有恶变倾向，乳头状腺瘤是癌前病变。

（二）声像图表现

自囊壁向囊腔隆起的乳头状或圆形强回声或中等回声结节，偶见有蒂，好发于颈部和底部，可多发，基底较宽，较胆固醇息肉大，不超过1.5cm腺瘤多无声影，无移动性是与结石相鉴别的特征。凡大于1.0cm的腺瘤要高度警惕恶性变的可能。

二、胆囊癌

（一）小结节型

小结节型为1～2.5cm，呈乳头状中等回声，团块自囊壁突向腔内，基底较宽，表面不平整，好发于胆囊颈部，合并多发结石时可能漏诊。

（二）蕈伞型

蕈伞型为基底宽而边缘不整齐的蕈伞状肿块突入胆囊腔。为多发的弱中等回声连成一片，单发的病灶以乳头状为基本图像。

（三）厚壁型

厚壁型的胆囊壁呈现不均匀增厚，呈局限型或弥漫型，后者往往以颈部、体部增厚为显著特点，内壁线多不规则。

（四）混合型

混合型呈现为胆囊壁的增厚伴有乳头状或蕈伞状肿块突入胆囊腔，即蕈伞型加厚壁型的表现，此型较为多见。

（五）实块型

胆囊肿大，正常液性腔消失，呈现一个弱回声或回声粗而不均的实性肿块，或在胆囊内充满不均匀的斑点状回声，其内可见结石的强回声团伴有声影，因癌肿浸润肝脏，使得肝与胆囊之间的正常强回声带被破坏、中断甚至消失。本病易误诊为肝内肿瘤。

三、肝外胆管癌

（一）病理及临床概要

胆管癌好发于左右肝管汇合处，胆囊管和肝总管汇合处以及腹部，80％是腺癌，肿瘤常弥漫浸润管腔，使管壁增厚，管腔变窄或阻塞，亦可成乳头状或结节状肿块突入管腔，使胆管部分或完全阻塞。胆管癌早期出现黄疸，往往误诊为黄疸性肝炎、胆道结石或感染。

（二）声像图表现

1. 直接征象

在扩张的胆管远端显示出软组织肿块，扩张的胆管远端突然截断或狭窄闭塞，但见不到有边界明显的肿块。

（1）乳头型肿块：呈乳头状强回声团，自胆管壁突入扩张的胆管腔内，边缘不整齐，无声影，肿块一般不大，其形态位置在脂餐后或改日复查时均固定不变。

（2）图块型肿块：呈圆形或分叶状阻塞于扩张的胆管内，与管壁无分界，另见胆管壁亮线残缺不齐，肿块多为强回声，大者内可不均匀。脂餐后改日复查病变位置，形态不变。

（3）截断型或狭窄型：扩张的胆管远端突然被截断或是呈锥形狭窄，阻塞端及其周围区域往往呈现较密强回声斑点，边界不清晰。

2. 间接征象

（1）病灶以上整个胆道系统明显扩张。

（2）肝脏弥漫性肿大。

（3）肝门部淋巴结肿大或肝内有转移灶。

第七节　胆囊增生性疾病

胆囊胆固醇沉着症、胆囊腺肌增生症、胆囊神经组织和胆囊弹性组织增生症统称为胆囊增生性疾病。

一、胆囊胆固醇沉着症

（一）病理及临床概要

本病由于胆固醇代谢的局部紊乱，造成胆汁中胆固醇含量增多，而且沉积于胆囊黏膜固有层的巨噬细胞内，逐渐形成向黏膜表面突出的黄色小结节，故称为胆囊胆固醇沉着症。本病有弥漫型和局限型两种，以局限型多见，呈息肉样改变，又称胆固醇息肉。其临床表现与慢性胆囊炎和胆囊结石相似，故不易诊断。

（二）声像图表现

胆囊大小一般正常，囊壁可轻度增厚。息肉常多发，为体积较小、自胆囊壁向腔内突起的乳头状或桑葚状强回声结节，小的呈强回声点，大的通常不超过1cm，多数有长短不等的蒂，或基底较窄，不随体位改变而移动，一般无声形。胆囊可合并有结石。蒂部较细的息肉，可以从囊壁脱落并从胆囊排出。故术前一日复查是必要的。

（三）诊断评价

胆固醇息肉是胆囊小隆起病变中最常见的疾病，由于其体积小、多发、形态特征较明显，超声显像诊断一般并不困难。胆囊颈部黏膜皱襞可呈乳头状强回声突起，然而从不同方向探测，可发现对称性表现是其可资鉴别的特点。较少的胆囊腺瘤不易与息肉相鉴别。

二、胆囊腺肌增生症

（一）病理及临床概要

本病是胆囊壁的一种非炎症，也非肿瘤性良性病变。病理上表现为囊壁增厚，可达正常的3～5倍，囊腔缩小，黏膜上皮增生，罗—阿窦增多和肌层增厚，罗—阿窦扩大成囊，穿入肌层。一般不超过浆膜层，位置较深的罗—阿窦易发生胆汁淤积和感染，或形成结石，根据病变范围不同可分3型——弥漫型、节段型和局限型，以局限型较多见，常发生于底部，呈肿块样增厚。

（二）声像图表现

胆囊壁增厚，可呈弥漫型、节段型或底部的局限增厚隆起。增厚的囊壁内有小的圆形液性囊腔，可合并有胆囊壁内小结石，强回声斑后方的"彗星尾征"。脂餐试验显示胆囊收缩功能亢进。

（三）超声评价

超声显示出增厚胆囊壁内的小囊样结构是腺肌样增生症区别于胆囊癌和慢性胆囊炎的重要特征。当罗—阿窦较小而超声未能显示时，对于胆囊壁的增厚，尤其是弥漫型，可观察脂餐后的胆囊收缩状态，腺肌样增生表现为收缩功能亢进，而慢性胆囊炎和胆囊病，则收缩功能减低或丧失，可助鉴别。胆囊小隆起性病变的超声所见见表10-1。

表 10-1　胆囊小隆起性病变的超声所见

疾病类型	好发部位	形状	数目	大小（mm）	基底	局部囊壁
胆固醇息肉	各个部位	结节状表面桑葚状	多发	≤10	有蒂或窄	正常
腺肌样增生（局限性）	底部	团块状	单发	10～18	较宽	增厚
腺瘤	颈部或底部	结节状、息肉状	单发或2～3个	10～16	有蒂或较宽	正常
腺癌（小结节型）	颈部或底部	团块状、息肉状	单发	11～25	较宽	增厚或正常

第八节　先天性胆囊疾病

一、先天性胆囊异常

（一）病理及临床概要

1. 数目变异

数目变异包括双胆囊、三胆囊、先天性胆囊缺如等。

2. 形态变异

形态变异包括皱折胆囊、双房胆囊、胆囊憩室。

3. 位置变异

位置变异包括左位胆囊、肝内胆囊 、游离胆囊等。

大多数这些先天性异常与症状无关，偶尔可促发胆汁淤积、炎症及胆石症。

（二）声像图表现

1. 皱折胆囊

皱折胆囊是先天性胆囊异常中最多见的一种，在胆囊腔内见有强回声皱襞，胆囊被分隔成前后的两个腔。仔细探查发现是相通的，该畸形一般不影响胆囊的正常功能，皱折胆囊的底部有时可见结石。

2. 双胆囊

双胆囊较少见，超声显示在肝下有两个相互独立而各自完整的胆囊。两个胆囊可以大小相似（或是一大一小），两个胆囊部分重叠时，超声探查呈"八"字形的两个囊腔，中间有完整的强回声囊壁，多体位、多方向探查两个胆囊的轮廓都完整。如果纵隔回声在颈部缺损，两腔相通则不是双胆囊而是双房胆囊。

3. 胆囊憩室

一般胆囊形态大小正常，囊壁局部向外突起，形成一个圆形的囊腔，通常约为 1cm 大小，此囊与胆囊腔相通。憩室内常有小结石。

（三）诊断评价

超声能够灵敏地发现胆囊的各种先天性异常。了解这些异常不仅对于胆道外科医师在手术上有重要意义，并且对于超声医师在诊断上亦是重要的。

二、先天性胆管囊状扩张症

（一）病理及临床概要

本病依发生的部位不同可分为以下 3 种。

（1）发生在肝外胆管者，为先天性胆总管囊状扩张症。

（2）发生在肝内胆管者，为先天性肝胆管囊状扩张症（也称卡路里病）。

（3）复合型，即肝内、外胆管同时合并有囊状扩张症。

其中，以先天性胆总管囊状扩张症较为多见。本病是胆管壁先天性薄弱所致。囊肿内含胆汁，壁为纤维结缔组织，胆囊和囊肿以上的胆管一般不扩张。常合并胆囊和胆管结石，合并癌的发生率较高。胆总管囊状扩张症患者女性多于男性，多见于儿童和青年人，以间歇性发作性腹痛、黄疸为主要临床症状。肝胆管囊状扩张症多见于男性。

（二）声像图表现

1. 肝外胆管囊状扩张症

在胆总管部位出现囊肿，多呈球状、椭圆形或纺锤形，可延续肝门到胰头，囊壁清晰、较薄，囊腔内呈无回声区，后方回声增强，囊内可有结石，囊肿与近端肝管相通则是重要佐证。肝内胆管一般正常或可轻度扩张，胆囊往往被推移至腹前壁。

2. 肝内胆管囊状扩张症

超声显示囊肿沿左、右肝管分布，与肝管相通。囊壁强回声线清晰，囊腔呈圆形或梭形透声暗区。也可表现为节段性或较均匀性扩张，有时可合并肝外胆管囊状扩张。

（三）诊断评价

超声诊断本病灵敏度准确。本病须与肝门部囊肿、小网膜囊肿相鉴别。肝内胆管扩张需与多囊肝、肝囊肿、多发性肝脓肿鉴别。

第九节 胆道蛔虫病

一、病理及临床概要

胆道蛔虫是肠蛔虫症的常见并发症，系肠蛔虫通过十二指肠乳头的开口钻入胆道所致。临床特点是上腹剧烈疼痛而体征却不明显，胆囊蛔虫较胆道蛔虫少见。

二、声像图表现

声像图表现为肝外胆管呈不同程度的扩张，内见数毫米宽双线状强回声带。

前端圆钝，边缘清晰光滑。蛔虫死亡后，中心贯穿的液性暗带（为蛔虫假体腔）逐渐变得模糊甚至消失。当有多条蛔虫时，胆管内显示多条线状强回声带，偶可见几十条，上百条蛔虫绞成团状，阻塞胆管，胆管极度扩张，近前壁可见多条线段状回声带，其后出现声影，实时超声仪可显示蛔虫在胆管内蠕动是诊断特征。胆囊蛔虫表现同胆道虫症：呈现双线状强回声带，多呈弧形或蜷曲状，在胆囊内合并有大量结石或陈旧胆汁或稠厚脓团，易漏诊。无论在胆管或胆囊内，蛔虫死亡虫体萎缩裂解后均不易识别。

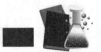

三、诊断评价

在我国，胆道蛔虫病是常见的急腹症之一。在胆管扩张、有胆汁充盈的条件下，蛔虫体壁的亮线和贯穿中心的假体腔暗线构成的特征性的双线状强回声带是诊断的依据。并且实时超声仪往往可以显示出活蛔虫的蠕动，是确诊胆道蛔虫病的佐证。

第十节　超声探测胆系的其他应用

一、黄疸的鉴别诊断

（一）胆系肝外阻塞的超声表现

1. 肝内胆管扩张

肝内胆管扩张是诊断阻塞性黄疸的可靠指征，正常左、右肝管内径不超过 2mm，或小于伴行正常门脉的 1/3。大于 3mm 提示扩张，二级（左右肝管所分的支为二级）以上正常的肝内胆管，多数显示不清，若管腔扩张明显，与伴行的门静脉支管径相似，形成小"平行管征"，是肝内胆管轻度至中度扩张的特征。重度扩张时，相应门脉支受压而不显示。扩张的肝内胆管后方回声增强，管壁不规则，管道多叉，可延伸分布到肝实质周边。一般而言，恶性病变较良性病变的梗阻所引起的肝内胆管扩张发生率高。

2. 肝外胆管扩张

肝外胆管扩张是超声诊断阻塞性黄疸的灵敏指征，且胆管扩张先于黄疸出现。所以及时发现肝外胆管扩张有助于肿瘤的早期诊断。

肝外胆管上段内径测值：正常人小于或等于 6mm，7～10mm 为轻度扩张，大于 10mm 为显著扩张。当胆管扩张，管径与伴行的门脉相似，在肝门纵切面上出现两条平行管的管道，称之为"双筒猎枪征"。对提示肝外胆管扩张是一个灵敏而醒目的征象。但在胆管极度扩张时，门脉受压，此征不典型。

（二）关于梗阻部位及病因的诊断

（1）胆总管扩张是下段梗阻的可靠佐证。

（2）肝外胆管显示正常或不显示，肝内胆管或左、右肝管仅一侧扩张提示上端肝门部梗阻，胆囊不扩大。

（3）胆囊与胆总管的张力状态是一致的，胆囊扩大，佐证下端阻塞。

（4）胆囊与胆总管处于矛盾张力状态，提示胆囊颈部阻塞或胆囊本身存在病变。因此不应仅仅根据胆囊是否增大来判断梗阻部位。

（5）胆管、胰管双扩张，提示乏特氏壶腹水平梗阻。扩张胆管长度的测量：从左、右肝管汇合口计算，扩张胆管的长度若超过 3.5cm，可判断为胆总管梗阻；若超过 9cm，可判断为壶腹部或乳头部梗阻。

二、肝外胆管轻度扩张的脂餐试验指征

（1）轻度扩张 7～10mm，但未发现相应病变。

（2）胆总管正常 6mm，临床仍怀疑存在梗阻或化验发现胆红素或碱性磷酸酶高。

脂餐试验做法：先测量肝外胆管内径，然后进食 2 个油煎鸡蛋，待 45～60 分钟复查，尽

量同一医生、同样体位和同一部位测量。脂餐发生以下 3 种作用：①胆囊收缩，将胆汁排入胆总管；②胆囊切除者，刺激肝细胞分泌胆汁进入胆总管；③使 Oddi 括约肌松弛，正常反应是脂餐后管径缩小。

三、改善肝外胆管下段超声显示方法

肝外胆管下段是病变的高发部位，然而超声显示却较为困难，主要原因是胆管前方有胃、肠腔的气体干扰，并且胆汁的充盈条件较差。因此，应设法减少这种气体的干扰并且增加胆汁的充盈状态。可通过饮水法、脂餐法、体位法、探头测转法选择应用。

第十一章　脾脏疾病的诊断

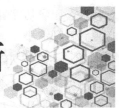

第一节　解剖概要和仪器及探测方法

一、解剖概要

脾脏是人体最大的淋巴器官和储血器官，位于左上腹部、脾外侧紧贴膈肌的光滑凹面，有腹膜包裹，内侧面为脏面，前部较大，与胃底体贴近，后部与肾及肾上腺相接触，下部靠结肠脾曲，中部有脾门，呈纵形凹面。有血管和神经出入组成脾蒂。胰尾常抵达脾门或其附近。

脾脏呈长椭圆形，略似蚕豆，前缘有 2～3 个切迹，处于 9～11 肋腋前线至腋后线间，上极在脊柱左侧 2～4cm。大小和形态随含血量的多少而变化，正常脾脏长 10～12cm，宽 6～8cm，厚 3～4cm，肋缘下摸不到。脾静脉脾门处内径 5～7mm。

二、仪器和探测方法

（一）仪器

与探肝脏仪器同。

（二）仪器频率

探头选用 3～3.5MHz。

（三）探测方法

（1）探测前不需作特殊准备。

（2）体位。

①右侧卧位：左手举到头部，使肋间隙增大；

②仰卧位。

③俯卧位，不常用。

（3）探测方法及途径。

采用直接探测法，探头置于腋前线至腋后线间第 7～11 肋间逐一进行斜切，通过脾门显示脾静脉冻结图像。需测量厚度及长度；继之将探头移置左肋缘下，若探及脾脏，可测量肋缘下的厚度及长度。

第二节 正常脾脏声像图和正常值

一、正常脾脏声像图

(一) 外形及轮廓

正常脾脏的肋间斜切面呈半月形，上部靠近中线，轮廓清晰表现光滑、整齐，外侧缘呈向外突的弧形，内侧缘中部向内凹陷为脾门，可见数条管状无回声区通过，主要为脾静脉。

(二) 脾实质回声

正常脾实质呈低回声区，分布均匀，强度一般稍低于正常肝组织，脾内小血管不易显示。

二、正常脾脏测量

(1) 脾脏大小正常脾脏大小随年龄及含血量的多少而变化。

(2) 脾的长度通过脾脏肋间斜切面上测量，由脾下极最低点到上极最高点的距离为脾的长度，正常值8~12cm。

(3) 脾脏的厚度通过肋间斜切面显示脾门区脾静脉，测量脾门至脾对侧包膜垂直的径线，即为脾的厚度，正常值范围不超过4cm。

第三节 脾脏先天性异常的诊断

一、先天性脾

先天性脾较少见，常与先天性心脏疾病同时发生。

二、副脾

副脾较常见，可单个或多个，位于脾门区及胰尾部，靠近脾动脉，声像图在上述部位找到一个包膜回声良好，境界清楚，内部回声强度、密度和分布情况类似脾脏的近似圆形较低回声区。易误诊为脾门淋巴结或肿瘤。

三、先天性脾脏反位

常见的有肝、脾反位。

四、游走脾

游走脾是异位脾、脾蒂和韧带先天过长以及肿大的脾脏牵引所致。

第四节 脾脏肿大的诊断

一、超声显像对脾大的确定

(一) 脾脏的厚度

肋间超过4cm，长度超过12cm，肋缘下显示脾脏回声。

（二）脾大的声像图特点

（1）左肋缘下探及肿大的脾实质性图像，随呼吸而上下移动。

（2）有明显的边缘，内显示一个或两个脾切迹。

（3）可探及有血管出入的脾门。

（4）在前腹壁探查较易显示脾脏声像图。

（三）脾脏轻度肿大

各径线可稍增大，仰卧位平静吸气时，肋缘下刚可探及脾脏，深吸气时，脾下缘在肋缘下2～3cm。

（四）脾脏中度肿大

肋缘下超过3cm，各径线测值明显增大。

（五）脾脏重度肿大

声像图上失去正常形态，两极处轮廓圆钝，脾切迹消失，脾下缘超过脐孔水平，有的甚至达盆腔。

二、感染性脾脏肿大

各种急性、慢性全身性感染均可引起脾大，如病毒性肝炎、传染性单核细胞增多症、伤寒、副伤寒、全身粟粒性结核、急性血吸虫病等。

三、充血性脾脏肿大

门脉压力高时脾淤血，纤维化而增大，如肝硬化、慢性右心衰竭，门静脉、脾静脉炎症或血栓形成时均可引起脾脏肿大。

四、血液性脾脏肿大

白血病、恶性淋巴瘤、恶性网状细胞瘤等可引起脾脏肿大。

五、临床意义

超声图像诊断对不同病因的弥漫性脾大间的鉴别诊断帮助不大，因声像图常无特异性。除通过对脾脏的显像和计量可了解脾大程度外，若脾实质回声较低，分布尚较均匀者，常提示为脾脏恶性疾病所引起；若脾实质回声较高、较粗，分布稍不均匀者，常为脾脏良性疾病（增大）所致；如白血病、恶性淋巴瘤等恶性肿瘤细胞对脾脏的弥漫性浸润，常使脾实质回声较低，分布较均匀；而在慢性肝炎、肝硬化、疟疾、血吸虫病等疾病中，脾大的程度和回声的变化常与寄生虫种类、病程长短有着密切关系。早期脾大，主要由于脾脏高度充血；病期较长时，除脾脏高度充血、淤血外，尚有多发性梗死瘢痕、网织纤维增生等因素，常使脾实质回声增高、增粗、分布欠均匀或不均匀，脾包膜也可有局限性增厚等，但也不能排除恶性病变所引起。

第五节　脾脏液性占位病变的诊断

一、脾囊肿

脾囊肿的声像图特征如下。

（1）脾脏多无明显增大，但有时囊肿较大者，则在肋缘下可探及肿大脾脏切面图。

（2）脾脏轮廓明显，一般较光滑整齐。有时囊肿较大并位于较浅表处，可见有局部隆起现象。

（3）病变区呈轮廓光滑整齐、边缘清晰的无回声区。

二、多囊脾

多囊脾的声像图特征如下。

（1）脾脏明显增大，失去正常形态，肋缘下可探及大部分脾脏。

（2）脾脏实质内布满大小不一、紧密相邻的无回声区，边缘较光滑整齐。

（3）有时亦可探及其他部位如肝、肾的囊性图像。

三、脾血肿

脾血肿的声像图特征如下。

（一）脾包膜下血肿

（1）脾脏小大形态正常。

（2）于脾包膜及胸壁之间见液性暗区，长条状，呼吸运动及改变体位后病变区不消失，但随呼吸运动而移动。

（3）内部可有散在微弱回声漂浮。

（4）左肾正常。

（5）脾实质和被膜同时破裂者，腹腔内有大量积液，可在两侧下腹部及直肠陷窝同时探及无回声区，随体位改变而变化。

（二）脾实质内血肿特点

（1）脾脏可增大，局部病变区径线测值增宽。

（2）脾轮廓光滑整齐。

（3）病变处呈无回声区，有时可有散在低小回声。

（三）脾真性破裂

破裂口大多位于膈面包膜，呈线状撕裂，少数在脾门处呈粉碎性破裂。

破裂后血液流入腹腔，也有积聚在包膜下形成张力性血肿，经一段时间再发生破裂出血，称迟发性破裂。声像图上在膈面或在脾门处见脾包膜线中断，若破裂在脾实质内，则脾实质内可见不规则回声减弱或增强区，一直延伸到破裂处的脾包膜，腹腔内可探及出血的无回声区。

四、脾包虫囊肿

脾包虫囊肿常与肝、肺等处的包虫同时存在，其声像图特征为：病变处呈包膜明显的无回声区，内见子囊及孙囊小无回声区。

五、临床意义

脾脏液性占位病变在声像图上呈无回声区，超声诊断准确性高。根据内部回声是否纯清，或微弱回声有漂浮现象，囊壁厚薄，囊壁内侧缘是否光滑整齐，以及病灶周围脾组织的变化，常有助于对液性肿块性质和来源的鉴别诊断。

第十二章　胰腺疾病的诊断

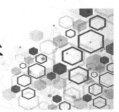

第一节　胰腺解剖概要

一、解剖概要

胰腺位于腹膜后，无包膜，体表投影相当于脐上 5~10cm 处。胰腺分头、颈、体、尾 4 个部分，胰头包括钩突部，是胰腺的最大部，被埋在十二指肠曲内；胰头的前方及右侧为肝脏，右前方为胆囊，后方为下腔静脉；胰体前方有胃，后方是脾静脉，胰体的定位常以腹主动脉及肠系膜上动脉的前方来确定；胰尾位于脾静脉的前方，胰体向左延伸为胰尾，末端直达脾门，脾静脉是胰体胰尾的界标。

胰管位于胰腺实质，内分主胰管和副胰管，胰管由尾向头部右行并逐渐增粗，进入胰头后，与胆总管汇合。

从超声横切面上观察，胰腺大致分为以下 3 种形态：①蝌蚪型，胰头粗而胰体，尾逐渐变细，占 44%；②哑铃型，胰腺头、尾粗，体部细，占 33%；③腊肠型，胰头、体、尾几乎等粗，占 23%。

二、切面解剖

在横切面观察，由后向前首先是脊柱，脊柱前方是下腔静脉（偏右）及腹主动脉（略偏左），往前为肠系膜上动脉（较细），再往前为脾静脉，胰腺的体尾就在脾静脉的前方。胰腺后方的两侧为左、右肾脏，胰头的右侧为肝右叶，右前方为胆囊，胰腺的前方为肝左叶，前方偏左为胃，左侧为脾脏，胰腺的末端位于脾门。在纵切面可观察到胰腺的横径，沿下腔静脉纵切，位于下腔静脉及左肝之间，可观察到胰头呈椭圆形。沿腹主动脉纵切，位于腹主动脉及左肝之间，可观察到胰体呈三角形，往左胰尾呈三角形。

第二节　探测方法

一、检查前准备

患者空腹 8 小时以上，晨起禁食、禁水。胃内较多气体者，胰腺显示不满意时，可饮水 500~800ml，让胃内充满液体作为透声窗，便于显示胰腺。

二、体位

（1）仰卧位：平静呼吸，暴露上腹部。

（2）侧卧位、胃及横结肠内气体较多时，左右侧卧位以利于显示胰头、胰尾。

（3）半卧位或坐位、胃肠气体多时，采取此位，使肝脏下移，推开横结肠，便于显示胰腺。

（4）俯卧位、当仰卧位胃内气体干扰，胰尾偏左显示不清时采取此体位。

三、仪器频率

一般为3.5MHz，肥胖者2.6MHz，体瘦者5MHz。

四、探测方法

实时显像扫查法：首先在1～2腰椎平面行横切探查，按常规探查胰腺，迅速、方便地找到胰腺的轮廓及位置，再用纵切补充。

第三节 胰腺的正常声像图及正常值

一、正常声像图

（一）横切扫查

正常胰腺超声常见有蝌蚪型、哑铃型、腊肠型三种。横切探查胰腺的长轴。正常胰腺的边界整齐、光滑，胰头稍膨大，呈椭圆形，向左后突出的呈锄头形称钩突，是胰头的一部分。沿胰头斜向前方偏左，突然变细，称胰颈部。向左为胰体，胰体向左延伸至脾门称胰尾。胰腺内部回声均匀，光点细小，比肝脏回声稍强。胰腺随患者的胖瘦，距体表的距离差异较大。从患者腹腔脏器的深层开始，逐渐向浅层寻找，先找到患者的脊柱，呈半圆形衰减区，向前是下腔静脉及腹主动脉，再向前为肠系膜上动脉（很细小，易显示）及脾静脉，胰腺就在脾静脉（右侧为门静脉）的前缘。

（二）纵切探查（矢状探查）

（1）通过肝脏及下腔静脉纵切探查，胰腺正常为椭圆形，边界及内部回声与横切相同。

（2）通过肝左叶与腹主动脉纵切，正常胰体呈三角形。

（3）斜切扫查：胰腺的走行呈头低尾高，角度一般为15°～30°，最大角度达45°。

二、胰腺实用正常值

正常情况下成年人的胰腺正常值是：胰头<25mm，胰体、胰尾<20mm。

三、胰腺的测量方法

以胰腺的厚径测量为准。在胰腺的头、体、尾垂直测量，于下腔静脉的前方测量胰头，主动脉前方测量胰体，主动脉或脊柱左缘测量胰尾。

四、胰腺的显示率

胰腺的显示率高达90％以上，胰管显示率近80％，胰尾显示率不足40％。

第四节 急、慢性胰腺炎

一、急性胰腺炎

急性胰腺炎起病急，主要表现为上腹痛、恶心、呕吐，早期出现休克，血、尿淀粉酶升高。

（一）超声诊断标准

1. 胰腺肿大轮廓不清

全胰腺普遍性、均匀性肿大，严重时为正常的 3～4 倍，有时胰头几乎呈圆球形。局限性肿大初看似肿瘤，常为慢性胰腺炎急性发作所致。

2. 胰腺内部呈无回声

夹杂有散在的光点，后壁回声往往增强，严重水肿时可出现似囊肿样声像图。

3. 胰腺区呈全气体反射

急性胰腺炎可引起胃肠道内积气，超声出现全气体反射现象，胰腺显示不清，胰头部气体最多。

（二）鉴别诊断

（1）与胰腺肿瘤相鉴别。若为局限性肿大，应与胰腺癌相鉴别。

（2）与慢性胰腺炎相鉴别。慢性炎症回声增强不均匀或胰管内结石、钙化形成。

（3）与胃肠穿孔、肠梗阻等急腹症相鉴别。淀粉酶、X 线腹部透视等有助于鉴别。

（三）临床意义

急性胰腺炎有近 60% 的患者合并胆囊结石，及早切除有结石的胆囊，可减少胰腺炎的发作。避免过度饮酒、暴饮、暴食。

二、慢性胰腺炎

慢性胰腺炎约半数患者由急性胰腺炎演变而成，其主要症状为上腹部胀痛、厌油腻、腹泻及消瘦。其超声诊断标准如下。

（1）胰腺轻度肿大或局限性肿大，整个胰腺肿大，不如急性炎症明显和严重。

（2）胰腺轮廓不清，边界常不规则，与周围组织界限不清。

（3）内部回声多数增强，分布不均匀。

（4）胰腺炎症的局部或周围出现无回声区，表示有假性囊肿形成。

（5）主胰管扩张，呈囊状、扭曲或串珠状。

（6）胰管内有时可见结石，后方伴声影。

第五节　胰腺囊肿

胰腺囊肿分为假性囊肿与真性囊肿两大类。假性囊肿多见，真性囊肿又分为先天性囊肿及潴留性囊肿，另有包虫囊肿。

一、假性囊肿

当出现急性出血性、坏死性胰腺炎或外伤后，胰液的渗出、坏死物、血液等外溢集聚。若与胰管相通，则胰液外溢使囊腔扩大，被周围纤维组织包裹，形成纤维壁或假性囊肿，是胰腺炎最常见的并发症之一。较大囊肿时可出现上腹部肿块、上腹痛，并向腰部放射，同时伴纳差、恶心、呕吐等。假性囊肿巨大时占据整个上腹部。

（一）超声诊断标准

（1）胰腺的局部可见一无回声区，边界光滑，多呈圆形，亦可呈分叶状。

（2）囊肿后壁回声增强。

（3）囊肿单发、多发或内有分隔。

（4）囊肿巨大时，可挤压周围组织受压或移位，也可使胰腺失去正常的形态。

（二）鉴别诊断

（1）胰头部囊肿与肝脏、右肾囊肿相鉴别；胰体部囊肿与胃内积液、网膜囊积液相鉴别；胰尾部囊肿与脾、左肾囊肿鉴别。

（2）巨大假性囊肿应与腹膜后淋巴肉瘤相鉴别，女性须与卵巢囊肿鉴别。

（3）应与胰腺囊腺瘤、囊腺癌（内有乳头状结构呈囊实性改变，无胰腺炎病史）相鉴别。

二、先天性囊肿

先天性囊肿为胰腺导管及腺泡先天性发育异常所致。

三、潴留性囊肿

潴留性囊肿由胰管梗阻，胰液在胰管内滞留所致。

四、包虫囊肿

包虫囊肿偶见于胰腺，超声见囊壁厚的无回声区。

五、临床意义

胰腺囊肿的超声诊断具有特异性，诊断准确率常达90％以上。因此，对上腹部肿物，超声显示为无回声区，边界光滑整齐，后壁回声增强者应考虑为囊性占位性病变（即囊肿），而胰腺囊肿以假性囊肿最多见。囊肿中，绝大多数属于良性，较大的假性囊肿，可以抽液治疗或手术切除。较小的囊肿（如先天性囊肿、潴留性囊肿），一般不需处理。

第六节 胰腺囊腺瘤（良性）或囊腺癌

本病好发于胰腺体尾部，临床症状不明显，肿物大于10cm才能摸到肿物。超声诊断标准：肿块边界光滑，囊壁回声增强、增厚，周边呈分叶状，内部为无回声区，有分隔呈多房性改变，囊壁可见乳头状结构突向囊腔，有时见散在的强回声钙化点，肿块呈囊实性改变。

第七节 胰岛细胞瘤

一、胰岛素瘤

胰岛素瘤有典型的低血糖症状，超声表现为胰腺的体、尾部可探及均匀的低回声，常大于1cm。应与胰腺癌相鉴别。

二、无功能性胰岛细胞瘤

无功能性胰岛细胞瘤较大，位于胰腺体、尾部。超声表现为肿瘤呈圆形或椭圆形，边界清楚、光滑，可呈分叶状，部分回声分布不均匀或呈无回声区。应与胃、左肾肿瘤相鉴别。

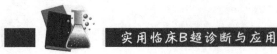

第八节　胰腺癌

胰腺癌可发生于胰腺的任何部位，多见于胰头，占 3/4，胰腺的体、尾部占 1/4。腹痛、上腹部不适、食欲减退、乏力、体重减轻等是本病最常见的症状，比黄疸出现早。

一、超声诊断标准

（1）胰腺局限性肿大，也可见弥漫性肿大，失去正常形态。

（2）肿物边界及轮廓不整或不清，癌瘤向周边呈蟹足样浸润。

（3）内部呈低回声，中间夹杂散在不均质光点，后方呈实质性衰减。

（4）胰腺癌较大时，中心产生液化、坏死，呈不规则的无回声区。

（5）肿瘤压迫邻近脏器，可使部分肝、胃、左肾脾脏移位。

（6）挤压血管、胆管、胰管引起梗阻。

（7）晚期转移。常有肝转移、周围淋巴结转移及腹水。

二、鉴别诊断

应与以下病变相鉴别。

（1）慢性胰腺炎。

（2）胰腺假性囊肿。假性囊肿虽然很大，但症状轻微，肿物呈无回声区。

（3）胰腺囊腺癌（瘤）。囊腺癌（瘤）多发生于胰腺的体、尾部，呈无回声区。

（4）胰岛细胞瘤。胰岛细胞瘤如有功能者，常有低血糖症状。

（5）胆管癌。

（6）胆总管结石。

（7）腹膜后肿物。腹膜后肿物位于主动脉的周围，脾静脉的深层，使脾静脉向浅层移位。

第九节　壶腹癌

壶腹癌又称壶腹周围癌。肿瘤常发生于十二指肠第二段的壶腹区，可来自主胰管末端、胆总管末端上皮，或来自十二指肠乳头部。胰头癌、胆总管入口壶腹癌及十二指肠乳头部癌三者的临床表现极为相似，声像图也难以区分。但黄疸是壶腹癌的早期症状之一，同时胃肠道症状较重。

一、超声诊断标准

（1）癌瘤较小，位于胰头及下腔静脉的右侧。

（2）内部多为强回声。

（3）胰头正常，有时胰头部位胆管扩张，管腔内可见肿瘤回声。

二、鉴别诊断

壶腹癌应与胃肠肿瘤、胰腺癌相鉴别。

第十三章　肾上腺疾病的诊断

第一节　解剖概要

一、肾上腺与肾脏的位置关系

从冠状面观察，右肾上腺多呈三角形，左肾上腺多呈新月形。超声探测肾上腺必须先找到肾脏。右肾上腺位于右肾上半的内上方，左肾上腺位于左肾上半的内侧。超声探查：做斜切，切线由后上斜向前下，与肋间方向一致，能探查到肾上腺和肾实质。

二、肾上腺的大小

在冠状面观察，右肾上腺呈较大的三角形，左肾上腺呈较大的新月形、两者厚度（最大）少于10mm。右肾上腺的最大厚度位于右肾上水平和下腔静脉右缘相交处，左肾上腺的最大厚度一般位于左肾上腺的中段。

三、右肾上腺的毗邻和断面解剖

右肾上腺横切面——在标本或图像上都能观察到肾上腺最厚处恰位于下腔静脉内段右缘。在标本上寻找右肾上腺的标志有以下两点。

（1）右肾刚出现只见皮质不见髓质，更不能见到右肾结构。

（2）右肾上腺前方的肝脏相当于肝门水平，即肝图像看到门静脉右支正分前后叶门静脉。右肾上腺纵切面：通过下腔静脉右半的纵切面，右肾上腺呈条索形。

四、左肾上腺的毗邻和切面解剖

左肾上腺的超声探测比右侧的难，由于右侧以肝脏为透声窗，有下腔静脉右缘为其标志线。左肾上腺由侧方冠状切面或背部纵切和横切探查左肾上腺。

第二节　仪器和探测方法

一、仪器

凸弧形探头较好，探头频率成人用3.5MHz，儿童和瘦弱者用5.0MHz。

二、体位、探测途径和探测方法

（一）仰卧位经肋间途径

肋间斜切、纵切、横切。沿7～9肋间，声束通过肝或脾作为透声窗。先找到肾上极的上方可见一条明亮的扁薄光带，右侧略呈三角形，左侧为月牙形，其尖端指向外后方，底向内侧前方，三角形光带底边与下腔静脉靠近。

（二）仰卧位经倒腰部途径

超声束经过肝、肾或脾、肾指向内侧，先探到肾脏图像。

（三）俯卧位经背部途径

背部扫查显示肾脏图像后，超声束渐渐指向内侧。

（四）俯卧位经腹途径

左右肋缘下斜切纵切，横切面扫查。

第三节　正常肾上腺声像图

正常肾上腺声像图显示率左侧低于右侧（肝作透声窗），左侧有胃肠气体干扰。新生儿肾上腺约为肾的1/3大小，声像图的特征是低回声区，周围有厚的透声带。成人肾上腺仅有肾的1/13，声像图特征是边界为较强回声，内部为低回声（近似肾实质回声），右肾上腺多呈三角形，左肾上腺多呈新月形。新生儿肾上腺部缺乏脂肪，部位表浅。

第四节　肾上腺皮质疾病

肾上腺疾病分为皮质疾病和髓质疾病两大类，常见的皮质疾病有皮质醇增多症、原发性醛固酮增多症、皮质醇功能不全等。

一、皮质醇增多症

皮质醇增多症又称库欣综合征，女性多于男性，临床表现满月脸、向心性肥胖、水牛背、紫纹、乏力、多毛和脸面部痤疮等。

声像图特点：皮下脂肪回声、肾周脂肪回声和肾上腺脂肪回声均增厚明显。肾上腺周围脂肪回声明亮。

二、原发性醛固酮增多症

主要症状是高血压、肌无力或麻痹、多尿三大症状，血压高用降压药治疗效果差。

声像图特点：肾上腺区见低回声圆形或椭圆形，球体感好，边界回声整齐、明亮，肿瘤两侧边界不如前后边界回声清晰。1~2cm大小，右侧较左侧清晰。

三、皮质醇功能不全

皮质醇功能不全（艾迪生病）临床主要表现为色素沉着、低血压等症状，病因大多为肾上腺皮质萎缩、双肾上腺结核、皮质转移性癌。

（1）肾上腺结核声像图：见肾上腺部位有钙化光斑伴声影。

（2）肾上腺皮质转移性癌声像图：有艾迪生病症状常为双侧病变，肾上腺区出现圆形低回声区。

第五节 肾上腺髓质疾病

一、嗜铬细胞瘤

嗜铬细胞瘤90％发生在肾上腺髓质，10％发生在肾上腺外的交感神经系统。嗜铬细胞瘤的症状是阵发性或持续性高血压阵发性加剧，突发心悸、气短、头痛出汗，有时伴恶心、呕吐、腹痛、视觉模糊等症状，严重者面色苍白、四肢发凉。

声像图特点：肾上腺区呈4～5cm圆形、椭圆形，边界高回声，内部均匀等回声，部分中心部囊性变。

二、其他肾上腺肿瘤

神经母细胞瘤、节细胞神经瘤、髓样脂肪瘤、肾上腺囊肿、肾上腺转移性癌、肾上腺肉瘤，均少见。

第十四章　肾脏与输尿管疾病的诊断

第一节　肾脏与输尿管解剖概要

一、肾的形态和位置

肾脏是成对的实质性器官，左右各一，位于腹膜后脊柱两侧。

二、肾的构造

肾虽是实质性器官，内侧呈袋形凹入称为肾窦，肾实质包绕肾窦，仅留肾门处对外。肾窦为肾盏、肾盂、肾动脉、肾静脉和脂肪等占据，脂肪充填于肾盂、肾盏和肾血管的间隙中。

肾切面上肾实质厚 1.5~2.5cm，皮质在外层，厚 0.5~0.7cm，有一部分伸展到肾髓质锥体之间形成肾柱。肾髓质在内层，由 10~12 个肾锥体组成。肾锥体的基底向肾凸面，尖端指向肾门，各个肾锥体在肾窦周围呈放射状排列。肾锥体的底部宽 0.6~1.0cm，高 0.5~0.8cm，肾锥体的尖端为肾乳头与肾小盏相连，每个肾乳头有 10~20 个乳头管，开口于肾小盏（8~12 个）。

肾盂由输尿管上端扩大部分组成，自肾门进入肾窦。肾盂在肾窦内向肾实质展开，形成 2~3 个大盏和 8~12 个小盏。每一个小盏收集 11~12 个肾乳头所排出的尿液。肾盂的大部分位于肾窦外的称肾外肾盂，肾盂位于肾窦内的称为肾内肾盂。肾盂平时处于排空状态，当尿路梗阻、肾盂造影加压注药、大量饮水和利尿药的应用以及膀胱过度充盈，使输尿管输送尿液困难，均使肾盂充盈。

三、肾的血液供应

右肾动脉起自腹主动脉右前侧，在胰头部水平。

四、肾的包膜

肾由一层很薄的纤维包膜包围，之外有正常肾盏数目和排列多变异。肾的大盏通常有 1 个上盏，1 个下盏和 1~2 个中盏，每个大盏又分成 3~5 个小盏，连于肾乳头。

五、肾脏与邻近器官的关系

肝脏在右肾及右肾上腺的上方，右肾前方偏内侧有胆囊，左肾上方有脾脏。

第二节　仪器和探测方法

一、仪器

肾脏的探测以凸弧形超声成像仪为佳，探头频率为 3.5MHz，小儿、瘦弱患者用

5.0MHz。

二、探测途径和方法

(一) 探测前准备

探测肾盂、肾盏内结石和肿瘤时，需使膀胱充盈。

(二) 体位和探测途径

1. 经侧腰做冠状切面

经侧腰做冠状切面是最常用的途径和切面，肾脏位置稳定。

经侧腰部做冠状切面的优点包括：①易探测到肾上极；②获得的声像图与传统的前后位 X 线肾盂造影片方位相同；③侧腰部腹壁肌肉层薄，右肾以肝作声窗，左肾以脾作声窗。

2. 经背部途径

对背部肌肉发达者，此途径获得的图像不如经侧腰部清晰。但这个途径受肋骨的影响小，易获得整个肾脏的声像图。

3. 经腹部途径

①右肋缘下经肝纵切探查：在患者深吸气时成像。

②右肋缘下经肝斜切探查：在患者深吸气时经肝探测。

③左腹部横向扫查：找左肾静脉长轴。

④左腹部纵向扫查：找左肾静脉短轴。

第三节 正常肾脏声像图和正常值

一、正常肾脏声像图

(一) 肾轮廓线

一条明亮的光带围绕整个肾脏，肾轮廓线在肝肾和脾肾间较细，肾下极附近轮廓线较粗，分为两条光带，两条光带之间为回声稍低的脂肪组织回声，肥胖患者肾轮廓线全部分为两条光带，中间为较低的脂肪组织回声，厚者可达 2cm 或以上。

(二) 肾实质回声

肾实质回声为肾轮廓线包围，位于肾窦回声与肾轮廓线之间，呈低回声，经过肾门的肾切面图中，肾实质回声呈 "C" 字形，在肾门处有缺口。

在不经过肾门的切面声像图中，肾实质回声呈 "O" 字形，包绕肾窦回声的周围无缺口。正常肾实质回声厚度1～2cm，通常为 1.5cm，分为两部分。

1. 肾髓质回声（又称肾锥体回声）

肾髓质回声呈圆锥形，呈放射状排列在肾窦回声周围。每一个肾有 10～12 个肾锥，呈低回声（低于肾皮质，略高于胆囊内胆汁回声）。

2. 肾皮质回声

肾皮质回声包围在肾髓质回声外层，有一部分伸入肾锥体回声之间，称肾柱。肾柱可大可小，大者易与肾占位病变混淆，肝、脾回声略高于肾皮质回声，皮质略高于肾髓质回声，正常肾皮质回声厚度为8～10mm。

（三）肾窦回声

肾窦回声是肾窦内各种结构的回声综合，包括肾盂、肾盏、血管和脂肪等组织回声，所以又称为肾中央复合回声或集合系统。肾窦回声是一片椭圆形的高回声（高于胰腺回声）区，边界毛糙不整齐，位于肾中央，当经过肾门时，肾窦回声伸向肾门，与肾轮廓线相连。肾盂肾盏内含有液体时，肾窦回声中间出现无回声暗区。但正常肾盂间回声分离的前后径一般不超过1.5cm。一般肾窦宽度占肾的1/2～1/3。

（四）肾血管回声

用彩色多普勒血流显示技术对肾内动脉、静脉可清晰显示。

（五）肾脏标准切面声像图

（1）左、右肾冠状切面图呈豆形，上极位置较深，肾下极位置较表浅，肝右叶位于右肾上半部，右肾的大部或全部为肝覆盖，左肾上1/3～2/3被脾覆盖。

（2）左、右肾的纵切面（经背部），左、右肾经背部横切面与前面探测途径相似。

二、肾脏声像图正常值

男性与女性肾脏声像图正常值比较如表14-1所示，一般男性肾脏较女性大，左肾比右肾大。

表14-1　男性与女性肾脏声像图正常值比较（单位：mm）

指标	男性右肾	女性右肾	男性左肾	女性左肾
长径	102.07±15.69	100.58±15.19	103.19±15.84	100.97±15.54
宽径	49.55＋11.90	46.90±10.79	51.48±11.29	48.79±11.18
厚径	45.29＋16.07	43.00±8.37	48.36±13.79	41.18±7.00

第四节　肾下垂和游走肾

肾下垂以瘦长体型的妇女和经产妇多见，男女之比为10：1，80％为右侧，双侧者为5％。肾下垂正常人吸气时，肾脏可下降2～5cm。在吸气时扪及半个肾或更多者，称肾下垂。游走肾肾蒂松弛，肾脏被腹膜包裹，能在腹腔内自由活动，且超过正中线到达对侧腹部者，称游走肾。

声像图：用一幅卧位和一幅立体时的肾脏做比较得出的活动度，超过3cm者，活动度异常，把肾下垂诊断留给临床医生去做，减少被动。两幅图像用同一髂脊声影做标记，不能用皮肤和脐孔，因皮肤有相当的活动度。游走肾声像图在正常肾窝以外区域探及，可还纳回肾窝，在肾窝区出现正常肾声像图。临床常以腹部包块来做超声，声像图则为正常肾回声图像。

第五节 肾先天性反常

一、肾缺如

肾缺如又称肾不发育。若为双肾缺如，出生后不久死亡；单侧肾缺如，在患侧探及不到肾脏外，对侧肾往往增大，称为代偿性增生。体积增大，但内部结构并无异常。健侧肾又称孤立肾。注意点：肾窝区找不到肾脏图像，要在盆腔、膈上或对侧等多处寻找，肾缺如还须与结核性自截肾鉴别，自截肾肾区钙化在肾区出现一片强回声伴声影。

二、重复肾

声像图外形轮廓并无明显异常，但肾窦回声能区分开，成上、下两团，不相连接。上位肾盂往往较小，肾盏不发育或发育差，重复肾积水往往只在肾上极见到一个球形无回声区（很像肾囊肿）。上位肾盂较小，连接的输尿管往往异位切开口于膀胱三角区的下部声像图，在膀胱充盈横断面，于膀胱后方患侧见到圆形无回声区。

纵切面见长轴声像图，重复肾鉴别：①与双肾盂鉴别，双肾盂无肾盂和输尿管积水表现；②与肾囊肿鉴别，肾囊肿无输尿管积水。

三、肾发育不全

（一）声像图表现

肾区出现小肾脏，长度仅有 5~8cm，宽小于 4cm，肾实质回声存在但较薄，一侧发育不全，对侧肾代偿性增大，内结构无异常。双侧肾发育不全，双侧肾大小可不一致。肾发育不全是由于胚胎期血液供应障碍，肾不能充分发育，形成一个小肾，肾表面可有胚胎性分叶（幼稚型肾），肾单位少，肾盏粗短，肾盂窄小，虽有泌尿功能，但排尿量很少。对侧肾大都正常或有代偿性增大。双侧肾发育不全往往会导致肾功能不全、尿毒症、发育障碍直至死亡。

（二）鉴别诊断

先天性肾发育不全须与后天性肾萎缩鉴别。先天性肾发育不全肾声像图结构清晰，后天性肾萎缩肾结构模糊不清，肾皮质回声增强，肾实质回声不显著。甚至形成一团无结构的中或低回声团块。肾发育不全还需与肾缺如鉴别。肾发育不全肾脏过小，探测时容易忽略，故需仔细探寻，以免误报肾缺如。

四、异位肾

异位肾是因为肾血管的位置异常，使肾在胚胎发育过程中不能上升到正常位置，而出现在髂腰部、盆腔或对侧，极少数异位肾穿过横膈进入胸腔。异位肾常并发肾积水和结石。

（一）声像图表现

在一侧肾区探测不到肾脏回声，而在髂腰部、盆腔、横膈附近或对侧肾下方探到肾脏图像。异位肾常发育较差，形态常小于正常肾，加之有肾积水等症，声像图常不典型。盆腔内异位肾受浅表肠道内容物干扰，容易漏诊，检查前最好空腹，作肠道准备。检查时如有必要，应加压探测和充盈膀胱探测，以减少肠气影响，彩色血流图对异位肾脏的识别会有帮助。

（二）鉴别诊断

异位肾与孤立肾鉴别：一侧肾区未探测到肾脏，不能做出肾缺如或孤立肾的诊断，必须仔细探测髂腰部、盆腔、对侧肾下方和同侧的横膈附近，排除有异位肾存在。先天性孤立肾常有代偿性增大，肾形增大，而异位肾的健侧肾大小正常。

（三）临床意义

临床上往往把异位肾作为腹部包块来查超声，并有把异位肾当作肿瘤切除的报道。从声像图上很容易辨出肾脏图形，从而得到确诊，避免误诊。

五、肾旋转反常

肾旋转反常按肾盂的位置反常不同分为以下 4 类。

①不转位（或称腹侧位）：在胎儿发育过程中，肾轴不旋转，肾盂仍保持在肾的腹侧面。

②旋转不全：肾轴旋转不全，肾盂位于腹侧偏内，这是肾旋转反常最常见的一种。

③外侧位：肾盂位于肾的外侧，很少见。

④背侧位：肾盂位于肾的背侧，也很少见。

肾旋转反常者常伴有高位肾盂输尿管连接，尿液引流不畅，合并肾积水、肾结石和感染。手术能解除并发症，但很难纠正肾的旋转位置。肾旋转反常的声像图是肾门位于肾的前方、前方内侧、外侧或后方，或有积水、结石等并发症。

六、分叶肾

新生儿肾脏呈分叶状。出生后肾组织继续发育、增大，使原有凹陷之处渐次平滑。但也有到成年后仍保留肾分叶者，在肾的某一部位隆起，犹如肿瘤状。声像图中肾轮廓局部隆起或凹凸不平，但连续切面并不显示为球形肿块，且肾窦回声不受压迫，肾内结构正常显示，可与肾肿瘤区别。彩色血流图显示正常血流，可排除肾占位病变。

七、肾柱肥大

肾柱为伸入相邻的肾锥体间的肾皮质部分，属于正常解剖结构。因先天变异肾柱增大，或有个别肾锥体缺落为肾皮质替代充填，即成为肾柱肥大。肾柱肥大不出现任何症状，无病理学意义。但在影像诊断中常被怀疑、误诊为肾实质性占位病变，引起患者不必要的担心和恐惧。往往在体检或因血尿等疾病做 B 超、CT、核磁共振或尿路造影等影像学检查时被发现。

肾柱肥大的声像图表现如下。

（1）肾窦回声的外侧及后部出现低回声区，连续扫查或多角度扫查，其形态不呈球形。

（2）低回声区处肾表面不隆起。

（3）低回声区与肾皮质间无明显分界。

（4）低回声区的大小不超过 3cm。

（5）彩色血流图不能发现异常。

八、融合肾

融合肾有同侧融合和对侧融合之分。同侧型融合肾又称横过型融合肾，是两肾位于同一侧并融合成一个肾，很像重复肾，对侧型融合肾常见蹄铁形肾、"S" 形肾和团块肾。

（一）声像图表现

1. 同侧型融合肾

同侧型融合肾与重复肾相似，肾窦回声两团。肾形态拉长，合并肾积水者在肾的上或下部位出现无回声区，对侧肾区找不到肾脏。

2. 蹄铁形肾

中腹部纵切面见紧贴腹主动脉或下腔静脉前方肾实质回声，横切时左右肾相连接。

3. "S"形肾

中腹部纵切、横切两肾紧贴，背部纵切发现两肾高低相差甚多。

4. 团块肾

（二）鉴别诊断

（1）同侧融合肾与重复肾的鉴别：同侧融合肾对侧无肾脏，重复肾对侧有肾脏，重复肾常伴输尿管异位开口，并发肾积水、输尿管积水等病症。同侧融合肾的输尿管各自开口于膀胱三角区两侧的正常位置，一般不发生梗阻。

（2）同侧融合肾与重复肾合并对侧肾缺如的鉴别：后者在临床上很少见，一旦出现这种先天反常，在声像图诊断中容易混淆造成误诊。两者均为患侧肾增大，形态拉长，肾实质回声分为两团，对侧肾窝找不到肾脏回声。鉴别的方法是观察两者的输尿管出口。

（3）蹄铁形肾与"S"形肾的鉴别：根据两肾位置的高低不难鉴别。

（4）团块肾与肠道肿瘤的鉴别：肠道肿瘤在腹部出现的肿块呈"假肾征"改变。

（5）左肾静脉癌栓位于肠系膜上动脉起始点的下方并与其接近。

（6）嗜铬细胞瘤和淋巴结常呈圆球形或饱满的椭圆形。

（7）肿大的淋巴结，在诊断时应仔细鉴别。

第六节　肾积水

肾积水尿路梗阻后发生肾盂、肾盏内尿液滞留、肾脏扩大及肾实质萎缩称肾积水。单侧肾积水由上尿路梗阻引起，双侧肾积水一般由下尿路梗阻引起，但也不排除上尿路梗阻的可能。梗阻部位越高，危害肾脏越快。因为低梗阻，膀胱、输尿管均有代偿作用，直到失去代偿才会真正影响到肾实质。

一、肾积水声像图

（一）声像图表现

（1）肾窦回声（集合系统回声）分离，肾盂、肾盏积水后，内滞留的尿液使肾窦回声推开，出现无回声的液性暗区，大小、形态与积水的容量、类型和严重程度密切相关。

（2）中度以上积水有肾形增大，轻度积水无明显改变。

（3）轻、中度积水无肾实质萎缩变薄，重度肾积水肾实质变薄，巨大肾积水肾实质菲薄如纸。

（4）输尿管积水。梗阻部位在输尿管或以下者合并输尿管积水，能探到肾盂积水与输尿管积水相连续。

（二）图像分型

1. 菱角型

菱角型仅见上、下两个大肾盏的肾盂内轻度积水。

2. 烟斗型

烟斗型是肾外肾盂（肾盂的大部分位于肾窦外，容量大；位于肾窦内则为肾内肾盂，容量小）轻度或中度积水，合并输尿管积水。

3. 调色碟型

调色碟型是中度肾积水，肾盂和各个肾盏均明显积水，肾实质受压变薄，各扩张积水的肾盏形成大小相仿的液性暗区，呈放射状排列在积水的肾盂四周，构成一幅调色碟图形极为典型。

4. 花朵型

花朵型为轻度积水的表现，各肾盏和肾盂普遍均匀积水，肾盂如花蒂，各肾盏为花瓣。

5. 肾上极囊肿型

肾上极囊肿型为双肾盂、双输尿管畸形的肾脏，上方一个肾盂常发育不良，不具有肾盏。这个肾盂一旦发生积水，很像肾上极一个囊肿，这类肾积水同时存在输尿管积水。

6. 巨大囊肿型

巨大囊肿型是肾外肾盂的重度积水或巨大型积水的表现。肾实质长期受压或为菲薄的薄膜状组织。肾盂、肾盏形成巨大囊腔，很像一个巨大囊肿。仔细探查能寻找到边缘残存肾柱形成不完整的分隔伸入囊腔。

7. 飘动光点型

飘动光点型是肾盂内积液中有稀薄脓液、陈旧血液或组织碎片存在的回声。

二、鉴别诊断

(一) 肾积水的诊断要点

(1) 肾窦回声分离，内出现液性暗区，液腔形态饱满感。

(2) 积水的各个液腔连通。

(3) 巨大囊性积水，边缘找到伸入腔内的分隔回声。

(4) 液腔有烟斗或菱角状突起。

(5) 液腔与输尿管连通。

以上5点除第一点必须具备外，其余不要求都全。

(二) 肾积水与正常肾盂鉴别

1. 肾窦回声分离

在下列情况下可出现肾窦回声分离。

(1) 大量饮水：正常肾脏虽然不断地在分泌尿液进入肾盂，而肾盂输尿管在蠕动排出尿液，所以正常肾盂内并无足量的尿液滞留，肾脏声像图不能反映肾盂内尿液的存在。当大量饮水后，肾脏不断地分泌大量尿液，肾盂输尿管虽然在蠕动排出尿液，但因尿液源源不断而来，肾盂内还是会有足量的尿液使声像图有所反映。

(2) 膀胱充盈：膀胱过度充盈可以影响肾盂尿的排空，在声像图上出现肾窦分离。

(3) 妊娠期：早期妊娠由于黄体酮分泌的增加，抑制输尿管蠕动，使肾盂内尿液排空受影响。晚期妊娠因子宫和胎头压迫双侧输尿管下段，也影响肾盂尿液的排空。这两个因素均造成肾窦回声分离。

(4) 药物影响：解痉药的应用，使输尿管蠕动减少，影响肾盂尿的排空。利尿剂的应用，使尿量增加，从另一个方面造成肾盂内尿液不能及时排空。药物的应用从两个不同方面造成肾窦回声分离。

2. 鉴别要点

声像图上肾窦分离不能一概认为是肾积水，其鉴别要点有以下几点。

（1）生理性肾窦液性暗区呈平行带状，病理性有饱满感，有时饱满如气球形。

（2）肾窦分离程度以前后径测量为标准，生理性分离一般不超过 1.5cm，达 2.0cm 或以上者确定为积水。病理分离最小值仅为 0.8cm（如输尿管结石引起急性肾绞痛患者），分离 8～20mm 需一一排除可能导致生理性分离的因素后检查，直到最后做出定性诊断。膀胱过度充盈者，嘱排尿后再查，大量饮水者在 12 小时后再查。若检查测量值有明显减小或多次检查测量值渐次减小者，可定为生理性；若排尿后多次检查测值量相同，则定为病理性。对药物和妊娠者只能下次复查。

（三）肾积水与多囊肾或多发性肾囊肿的鉴别

（1）肾积水的液性暗区相互通连，肾囊肿的液性暗区不通联，这在实时超声成像连续切面观察中不难区别。

（2）调色碟型肾积水，各肾盏的液性暗区大小基本一致排列整齐，呈调色碟型与多囊肾或多发性肾囊肿的液性区无规则状态不同。

（3）肾积水可找到不完全的分隔和漏斗状或鸟嘴样突起，与巨大肾囊肿可以区别。

三、尿路梗阻部位和梗阻原因的确定

肾积水合并有膀胱的梗阻性病变则可确定为下尿路梗阻引起。

膀胱的梗阻性病变声像图表现如下。

（1）残余尿量出现（超过 50ml）。

（2）膀胱壁增厚和小梁小房形成。

（3）膀胱憩室形成。

（4）膀胱容量增大伴膀胱壁变薄。

（5）膀胱结石形成。

（6）膀胱内的下尿路梗阻因素，如膀胱颈及其附近的带蒂肿瘤，巨大输尿管囊肿和前列腺增生向膀胱腔凸出等。

四、肾积水手术后对手术效果的判断

重度肾积水手术后，肾盂和肾盏积水不会在短期内消失，判断梗阻是否解除的方法：大量饮水使膀胱高度充盈，嘱其排尿后测量。若分离明显缩小，则梗阻解除；若缩小不明显，在 1 小时或 2 小时后再测量比较。

五、临床意义

（1）超声对于肾积水的诊断甚为敏感，肾盂内较少的尿液滞留也能发现，超声较 X 线静脉肾盂造影为敏感，可早期发现尿路梗阻性疾病。但肾窦回声分离现象，在病理性肾盂积水与生理性正常肾盂内尿液暂时性滞留之间有交叉。超声诊断应严格按照鉴别要点进行鉴别，才能避免误诊和漏诊。

（2）不需用造影剂，不会有碘过敏。与逆行肾盂造影相比，不会有上行感染。

（3）可同时显示肾盂、肾盏和肾实质，判断患肾有无保留价值有用。

（4）不受肾脏有无功能的影响，对无功能肾能同样显示肾的各个部分。

（5）对间歇性肾积水会产生两次超声报告截然不同的可能。间歇性肾积水在梗阻缓解时，肾盂内尿液滞留减少甚至消失，超声仅显示少量肾积水或无肾积水、与梗阻存在时的探测结果会截然不同，甚至上午、下午两次探测的结果不同，引起临床医生的怀疑和不满。如果考虑有间歇性肾盂积水的存在，两次截然不同结果的超声报告，也许对诊断有帮助。

（6）对输尿管梗阻的某些原因，超声探测一时未能得到诊断者，可行超声引导下肾脏穿刺造影，进一步弄清其梗阻原因。必要时可同时做超声引导下肾穿刺造瘘。

第七节　肾囊肿

一、常见的肾囊肿及其声像图表现

（一）孤立性肾囊肿

肾实质内见圆形或椭圆形囊肿，向肾表面隆起，囊壁菲薄、光滑、整齐，囊内呈无回声区，后方有增强效应。

（二）多发性肾囊肿

肾实质内见多个无回声区，后方回声增强，囊壁薄、光滑，有时囊肿相互挤压重叠。肾实质无囊肿的部分回声正常。

（三）多囊肾常合并多囊肝等其他脏器的多囊性疾病

（1）成人型多囊肾：肾体积明显增大、肾内无数个大小不等囊肿、肾实质回声增强是多囊肾声像图的 3 个主要表现。肾脏体积大者可达到正常肾的 5～6 倍，肾内囊肿大小不一，相互挤压，对小囊肿不显示整齐的轮廓，代之以零乱的边界不齐的液性暗区。囊肿之间的肾实质回声增强，找不到正常肾实质回声。

（2）婴儿型多囊肾：出生后 3 个月左右死亡。

（四）出血性肾囊肿

肾囊肿内出血者称为出血性肾囊肿。囊肿因血液中纤维素的析出、机化或坏死物形成使声像图变化较大。

（五）感染性肾囊肿

感染性肾囊肿与单纯性肾囊肿声像图相似。

（六）多房性肾囊肿

声像图与单纯性肾囊肿相同，内见多条纤细带状回声相隔。

（七）囊壁钙化型肾囊肿

前方囊壁回声增强、增宽，后方囊壁及后方回声不增强，囊内为无回声区。

（八）胶冻样肾囊肿

肾囊肿内容物黏稠，声像图与单纯性囊肿相同。

（九）含胆固醇结晶肾囊肿

均与单纯肾囊肿相似，只是囊内有细小点状物漂浮。

（十）肾盂源性囊肿（肾盂憩室）

声像图囊肿位于肾窦回声旁 1～3cm，壁光滑，内为无回声，后方回声增强，囊肿不向肾表面突起（单纯肾囊肿向肾表面突起），一旦囊肿内有结石形成，称为肾钙乳症。在做穿刺硬化治疗时，抽出为尿液可确诊，是与单纯性肾囊肿鉴别诊断的有力证据。

（十一）肾钙乳症

肾钙乳症为肾盂源性囊肿（或称肾盂憩室）内有结石形成所致。

声像图：囊肿位于肾盏周边，内有泥沙样结石强回声，伴声影，翻动体位结石朝重力方向沉积。

（十二）肾盂旁囊肿

严格说是指肾窦内淋巴性囊肿。

声像图：肾窦回声内出现囊性的液性区，很像肾盂或肾盏积水，但仅限于肾窦的一部分，不与各肾盏和整个肾盂连通。

（十三）肾髓质囊肿

肾髓质囊肿又称海绵肾，本章第十二节肾结石将做介绍。

二、鉴别诊断

（一）多囊肾与多发性肾囊肿的鉴别

一般容易鉴别，多囊肾为无数大小不等的囊肿，多囊肾没有完好的肾实质，在没有大囊肿的实质部位，回声也明显增强，高于正常肝或脾的内部回声，而多发性肾囊肿仅为数个到十个囊肿，肾实质回声仍属正常，其回声低于肝或脾的内部回声。

（二）出血性肾囊肿与肾肿瘤的鉴别

出血性肾囊肿与肾肿瘤的鉴别最有效的办法是在超声引导下做细针活检，如抽出血性液体，同时做造影，往往可鉴别。

（三）肾盂旁囊肿与肾积水的鉴别

肾盂旁囊肿与肾积水均为肾窦回声分离，其中出现液性暗区。但肾盂旁囊肿局限于局部，不累及整个肾盂；而且对肾窦回声的压迫、推挤，在各个方向往往不同，形成不对称现象。肾积水的肾窦分离前后对称。肾盂旁囊肿与个别肾密积水也不同。肾盏积水往往在肾盏的漏斗部有结石或肿瘤等梗阻因素，可在声像图中发现。肾盂旁囊肿则无上述痕迹。

（四）肾囊肿与肾囊性肿瘤的鉴别

肾的囊性肿瘤不常见。肾细胞癌液化和畸胎癌声像图以实质性回声为主，与肾囊肿不致混淆。肾的乳头状囊腺瘤或囊腺癌极少见。恶性囊肿囊壁有乳头状突起，且囊液常呈血性。故声像图发现非典型性肾囊肿，有类实质或不均质表现者，应做超声引导下穿刺活检和造影。

（五）肾囊肿与包虫囊肿的鉴别

包虫囊肿多发生于肝脏，生长于肾脏者不多。包虫囊肿的声像图中单纯性囊肿型会与囊壁钙化型肾囊肿混淆。来自牧区、与牲畜有密切接触史的患者，应考虑到肾包虫囊肿的可能。肝内包虫囊肿的发现对鉴别诊断有帮助。必要时需做 Casoni 试验以鉴别。

三、临床意义

超声对囊肿的检出与实质性肿块的鉴别在各种影像诊断中占领先地位。在 X 线肾盂造影中，囊肿为间接显示。X 线 CT 虽然显示 1cm 左右的小囊肿，但小囊肿受部分容积效应的影响，有时不易与实质性肿瘤，特别是与血管平滑肌脂肪瘤鉴别。肾囊肿与血管平滑肌脂肪瘤在

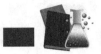
声像图中是截然不同的两种类型回声，绝不会混淆。多囊肾与多发性肾囊肿的预后不同，前者最终发生尿毒症死亡，多发性肾囊肿不会危及生命。在超声诊断时，应严格区别，不能混淆。

第八节　肾肿瘤

一、常见的肾肿瘤及其声像图

肾肿瘤分为肾实质肿瘤和肾盂肿瘤两类，约 90％以上为恶性。肾实质的恶性肿瘤中，常见成人肾细胞癌，儿童为肾母细胞瘤，其他恶性肿瘤有纤维肉瘤、脂肪肉瘤、平滑肌肉瘤、横纹肌肉瘤、血管肉瘤、恶性淋巴瘤和转移性瘤等，均少见。肾实质良性肿瘤有血管平滑肌脂肪瘤（较多被发现）、血管瘤、纤维瘤、脂肪瘤、平滑肌瘤、腺瘤等，均少见。肾盂肿瘤主要为移行上皮乳头状癌、鳞状上皮癌、腺癌，均少见。

（一）肾实质肿瘤

1. 肾细胞癌

肾细胞癌（肾癌）转移途径为血行转移，无痛性肉眼血尿是其早期信号，生长在肾周边部或向外发展的癌肿，出现血尿晚。

肾癌声像图：肾内出现实性占位性病灶，圆形或椭圆形，有良好的球体感，边界不清晰，内部呈强回声或低回声不等，巨大肿瘤内见无回声或钙化回声，部分内部呈结节状，肾表面局部隆起向内压迫或侵蚀肾窦回声，使其受压或缺损。大的肾癌呈分叶状。

肾癌彩色血流图有以下 4 种：

①抱球型：癌肿周边血流丰富；②星点型：肿瘤周边及内部散在血流；③丰富血流型：肿瘤内部血流丰富；④少血流型：肾癌累及肾静脉和下腔静脉者内均能见到实性回声，肾静脉增宽。肾癌有肾门淋巴结转移者，肾门见低回声。

2. 肾母细胞瘤

肾母细胞瘤（胚胎瘤）绝大多数发生在小儿。腹部肿块为本病的早期症状。

声像图：肿瘤形大，内部回声不均匀的低回声，残余肾组织被挤压在一边，不易被发现，肾盂被挤压出现肾盂积水、肾门部见肿大淋巴结。

3. 肾血管平滑肌脂肪瘤

肾血管平滑肌脂肪瘤（错构瘤、良性间叶瘤），此瘤易发生内部出血，出血时瘤体在几天内迅速增大，有胀痛、腰部肿块、低热，血肿吸收后肿块渐缩小。声像图：一类为边界强回声，圆形、内部回声均匀，位于肾实质内，瘤体较小；另一类呈洋葱片样强、低回声间质，低回声为肿瘤出血所致，瘤体较大。

4. 其他肿瘤

肾血管瘤、肾腺瘤、肾脂肪瘤、肾平滑肌瘤、肾纤维瘤均为良性少见的肿瘤。肾肉瘤为恶性肿瘤，声像图为低回声区，淋巴肉瘤的回声更低，接近于肾囊肿的回声。

（二）肾盂肿瘤

肾盂肿瘤发生率较肾实质肿瘤（癌）低，肾盂肿瘤使肾盂输尿管连接部和肾盏漏斗部发生梗阻，形成肾积水。肾盂肿瘤出现血尿较早。

声像图：肾盂肿瘤达 1.0cm 时，肾窦回声分离，肿瘤为低回声，合并积水者易显示肿瘤。

小于 1.0cm 肿瘤不易被探及。

二、肾盂肿瘤的鉴别诊断

（一）肾肿瘤与正常肾变异的鉴别

正常肾常因肾柱肥大等先天性变异，在声像图上出现低回声区，这种低回声区常见于上下肾盏之间，在该处的肾轮廓并不隆起。与肾肿瘤的鉴别主要为观察低回声区有无球体感。肾肿瘤明显有球体感，正常肾变异的肾柱肥大无球体感，做多切面探测，总有一个或几个切面证实该低回声区不呈球形。肾分叶致肾轮廓隆起，常出现于左肾外侧中下部。也因无球体感可与肾肿瘤鉴别。肾肿瘤的彩色血流图检查可与肾先天性变异鉴别，肾肿瘤显示异常血流、少血流或无血流，而肾先天性变异（如肾柱肥大），肾内彩色血流显示正常走向。

（二）肾肿瘤与肝肿瘤的鉴别

右肾上极肿瘤往往挤压肝脏，使肝脏面原有的肾压迹加深，肿瘤埋入肝组织之中。切面图（包括 CT 照片）常误诊为肝肿瘤。实时声像图利用呼吸时肿瘤的移动与肝脏不同步现象，可以确诊与肝脏不相连，排除肝肿瘤的可能性。也可在超声探测进行中，用手自背侧面推挤肾脏，观察肿瘤与肾脏及肝脏的关系。肾肿瘤与肾脏相连，一并被推动。

（三）肾盂肿瘤与肾盂内血块的鉴别

肾盂肿瘤与肾盂内血块的声像图类同，不易区别。检查当时有肉眼血尿者不能排出血块的可能，应嘱血尿停止后反复查。检查当时已无肉眼血尿，肾窦回声内的低回声区应视为肿瘤。合并肾积水者，可翻动体位观察肾盂内回声的移动与否做出鉴别。

三、临床意义

（1）肾肿瘤约 90％ 以上为恶性。在各种影像诊断中均以占位性病变出现，故人们谈到肾占位性病变，会立即联想到恶性的肾肿瘤。在肾占位性病变中，以肾囊肿、肾癌、肾母细胞瘤和肾血管平滑肌脂肪瘤最为常见。肾癌与肾母细胞瘤同属恶性，肾囊肿与肾血管平滑肌脂肪瘤为良性。这四种疾病的声像图不同，在实用意义上，超声已基本上能区别肾占位性病变的良恶性，较其他影像诊断为有用。X 线、CT 尚不能把小囊肿与血管平滑肌脂肪瘤区别。动脉造影对缺血管的肾肿瘤有时也难与肾囊肿相区别。而 B 型超声具有灵敏、方便、无痛苦、无放射线和费用较低等优点，已成为肾肿瘤的首选检查方法，甚至已用于普查肾肿瘤，取得较好的效果。

（2）肾盂肿瘤体积较小，超声对肾盂肿瘤小的会有漏诊，效果不如肾盂造影。

（3）超声能检出和鉴别原发性肿瘤，对肾静脉内、下腔静脉内、腹主动脉旁、输尿管内和膀胱内的转移灶也能检出，为肾盂造影和动脉造影所不及。

第九节 肾周围血肿

一、肾周围血肿的分类及其声像图

（一）外伤性肾周血肿

外伤性肾周血肿由闭合性和开放性外伤引起。向外裂伤形成肾周围血肿，向内裂伤与肾盂相通，有大量血尿。

外伤性肾周围血肿声像图：肾周围有血肿、肾脏断裂、移位处均可见低回声区。陈旧性血肿，由于血块机化，回声增强。外伤性血肿 24 小时后腹腔内也会有少量血性液体，还会出现腹膜刺激症状。

（二）医源性肾周血肿

常因肾穿刺活检、手术切开取石等，手术后肾组织裂开缝线脱落等，声像图出现血肿，低回声，位于肾脏周围。

自发性肾周围血肿发生原因如下：

①凝血机制障碍，如血友病；

②肝素等药物应用过程中破裂出血；

③肾肿瘤，如肾癌、血管平滑肌脂肪瘤等出血；

④红斑狼疮、结节性动脉周围炎等胶元性疾病；

⑤血管畸形等，破裂出血患者常有腰痛和低热。

自发性血肿声像图：出血在 24 小时之内的，肾周见透声差的液体回声，24 小时后肾周见低回声，2～3 周后，血肿机化成实性，肾实质受压，肾表面内凹，个别见肾周血肿旁有一层细长液性区，是血块收缩析出的血清所致。肾周血肿形态梭形、新月形或圆形，肾脏回声不清晰，肾肿瘤所致的血肿，因肿瘤介入，声像图更为复杂。肾周血肿可使肾活动度稍有减低。

二、鉴别诊断

外伤性肾周血肿和医源性肾周血肿均可根据病史及声像图做出诊断。自发性血肿，尤其是不明原因者，单凭声像图诊断有一定困难。

第十节 肾非特异性感染

肾非特异性感染有肾盂肾炎、肾皮质脓肿、脓肾、肾周围炎和肾周围脓肿。

一、肾盂肾炎

分急性、慢性，声像图不很典型，不影响肾的活动度。

二、肾皮质脓肿

肾皮质脓肿简称肾脓肿，感染病灶如疖、痈等金葡菌感染经血行播散到肾皮质。在肾皮质形成多个小脓肿，逐渐融合，最后化脓形成脓肿。多突然发作，有寒战、高热，患侧腰痛等症状。

（一）肾皮质脓肿

声像图患侧肾形增大，向外隆起，内出现低回声区，有球体感，边界模糊不清与肾周围组织明显粘连，呼吸时牵住肾脏，使之不能上下移动，活动受限，肾轮廓线中断。当脓肿液化后，回声更低。

（二）与肾癌鉴别

肾癌肾脏随呼吸活动不受限。

三、脓肾

肾脏严重化脓性感染，声像图很像肾积水，但图像模糊，结合病史可以诊断。

四、肾周炎和肾周脓肿

症状为腰痛、发热、白细胞升高等。

声像图：肾活动度受限，脓肿形成后，肾周出现低回声脓肿区，有压痛。

第十一节 肾特异性感染

肾结核是常见的肾特异性感染。症状不明显，累及膀胱后，出现尿频、尿急、尿痛等症状。病人均有不同程度的脓尿。

声像图表现：如为钙化型，于肾的表浅部位见局部强回声，后方伴声影。无论是肾盂扩张，还是干酪空洞，均仅限于肾的一极或一个盏。

第十二节 肾结石

肾结石的结石成分多样，显微镜血尿和腰痛是肾结石的两个主要症状，腰痛有钝痛和绞痛（结石下落入输尿管引起梗阻出现绞痛）。

一、肾结石声像图

主要是强回声光团和其后方伴声影，小结石形成光点，中等石形成光团，大结石形成光带。小结石的位置以下盏为多。像海绵肾的结石甚小，无声影，在肾窦回声边缘，呈放射状排列。肾钙质沉淀症的声像图极为清晰典型，各锥体均完整显示呈强回声，但无声影。钙乳症为肾盂源性囊肿（后称肾盂憩室）内有结石，囊肿位于肾盏周边部，囊内有泥沙样结石存在。

二、肾盂、肾盏内小结石的诊断

（1）直径 3mm 的小结石，现有仪器不易出现声影，只有减低仪器增益和使用动态聚焦使声影显示。

（2）回声光点呈圆形或椭圆形。长条形和管道形并非结石。

（3）结石的强回声出现在肾窦回声内或肾窦回声的边缘。在肾皮质部的强回声并非结石，多为肾结核钙化所致。

（4）在肾下盏出现的强回声和在肾后部出现的强回声，更符合结石回声。

（5）肾盂、肾盏内在点状或团状强回声的周边，存在少量尿液，为典型的肾内小结石，有助于确诊。

三、临床意义

（1）对肾区钙化阴影来源的判断。X线平片中位于肾区的阴影，除来源于肾脏外，也可以来自胆囊、肠道、肠系膜淋巴结等处，有时须作进一步检查，加以鉴别。超声为切面探查，很容易鉴别是否来自肾脏。

（2）检出透光结石。超声对透光和不透光的结石均能检出，透光结石较松软，超声显示效果比较光滑，质硬的草酸钙结石更好。

（3）检出小结石。如超声仪器性能好，能发现3mm直径的小结石，使一些X线不能发现的小结石，得到证实。临床实用价值大为提高。

（4）与其他疾病鉴别。声像图能对肾结核与肾结石的鉴别，有无合并肾积水的鉴别，肾囊肿钙乳症与肾结石的鉴别。

（5）判定结石数目大小和所处位置。超声法在判定结石数目、大小和在肾盂内所处部位等能明确提示。

（6）超声中定位手术中，因结石的位置变动等因素，使手术医生找不到结石。超声术中探测能提供结石的部位、大小和深度。

第十三节　移植肾及并发症、无功能肾

肾移植有自体移植（无排异现象）和同种异体肾移植的区别。移植肾是把肾脏移植在髂窝内，肾动脉与髂内动脉吻合，肾静脉与髂总静脉吻合。自体肾移植是把自身的肾切下，再移植到同侧髂窝内，以解决动脉狭窄或肾脏手术的难度问题。同种异体肾移植常不切除原来的肾脏，而在髂窝内移植一个他人的肾脏。

一、移植肾声像图

移植肾位置表浅，紧贴腹壁，肾在髂窝内的位置是凸缘在外侧前面，肾门在内侧后面，上极靠外，下极偏内。仅肾体积略大于正常外，肾内无异常变化。移植肾发生急性排异时，最明显的征象是肾体积在几天内迅速增大，肾的回声良好。为了比较资料，常规在移植后1天、4天、7天作移植肾经线测量。如用线阵和扇形超声仪，肾长轴太长，测量不准，以测宽径为宜。当怀疑有排异时，宽径值较原来记录为大。慢性排异时肾体积渐次增大，后来反而缩小，肾窦回声减少乃至消失，最后成为肾萎缩。移植肾有时会出现肾皮、髓质境界分明，肾锥体异常的清晰。这现象很不正常。移植肾的肾周血肿、肾旁脓肿、尿外渗局部尿液积滞形成的尿液囊肿、淋巴囊肿和吻合口动脉瘤均表现为肾旁低回声区或无回声区。其中，以尿液囊肿和淋巴囊肿的回声为无回声区，血肿、囊肿和动脉瘤的回声为低回声区。但血肿因血液凝固，液化等变化会有改变。脓肿回声因脓液的黏稠度也有变化。肾动脉吻合口动脉瘤有搏动性扩张，为其特征。此外，结合病史对鉴别也有帮助。肾周围血肿和尿液囊肿多见于术后不久，淋巴囊肿常见于术后几周到几个月。动脉瘤也见于术后后期。

二、移植肾彩色多普勒血流图

用移植肾彩色多普勒血流图（CDFI）技术显示移植肾血流，在无排异时，肾内血流显示彩色缤纷的肾动脉和肾静脉及其分支血流图。

三、无功能肾

无功能肾常见的原因有肾积水、肾结核、肾结石、多囊肾、慢性肾炎、中毒性肾炎、慢性肾等。

第十五章 膀胱与尿道疾病的诊断

第一节 膀胱与尿道解剖概要

一、膀胱解剖

膀胱是一个贮存尿液的器官，成年人的膀胱位于骨盆内。膀胱三角区位于膀胱后下部，三角的尖端为二侧输尿管出口和尿道内口。正常膀胱壁在排空时厚约 3mm，充盈时仅厚 1mm 或更薄，膀胱三角区位置固定不变。

二、尿道解剖

男性尿道全长 20cm，女性长 3～5cm。

三、正常膀胱声像图

正常膀胱的容量为 40ml 左右，尿液呈无回声区，膀胱壁为明亮回声光带，厚度正常为 1～3mm。尿液充盈时壁薄，排空时厚，膀胱上方、后方和两侧存在肠气极强回声，切勿把空肠回声当作膀胱壁。

四、膀胱内伪像

1. 肠气旁瓣伪像

膀胱上方和两侧的肠气强回声，极易产生旁瓣伪像，出现在膀胱腔内，呈弧形。

2. 腹壁混响伪像

膀胱腔前缘常有来自腹壁的混响伪像重叠，边界模糊。

3. 切片厚度伪像

在膀胱腔的深部常有类似假胆泥的模糊回声，为切片厚度所引起的伪像，也称容积效应。

五、膀胱的形态和定位

膀胱横切面声像图呈圆形、椭圆形或四方形，上方为前壁、下方为后壁、左右方为左右侧壁，纵切面图略呈三角形，上方为前壁，下方为后壁，右下方为三角区，正右方为膀胱颈部，左方为顶部。

第二节 膀胱容量和残余尿量测定

膀胱容量是指有尿意，急欲排尿时的膀胱内尿液的容量。计算方法：一次排出的尿量毫升数加残余尿量数等于膀胱容量。残余尿量测定：残余尿量应少于 50ml 为正常。

残余尿量＝5×横径×上下径，5 为常数。

检测残余尿量前不要憋尿。检测残余尿量精确度不如导尿，但检测残余尿量无痛苦，不会引起尿路感染。

第三节　膀胱肿瘤

一、膀胱肿瘤分类

（一）上皮细胞性肿瘤

（1）移行上皮乳头状癌，占绝大部分，非常多见。

（2）鳞状上皮癌少见。

（3）腺癌也不多见。

（二）非上皮细胞性肿瘤

（1）良性：血管瘤、纤维瘤、平滑肌瘤等，均罕见。

（2）肉瘤：是非上皮细胞性肿瘤中较多见者，包括横纹肌肉瘤等。

（3）异型性肿瘤：有嗜铬细胞瘤、畸胎瘤等。

（三）转移性肿瘤

转移性肿瘤由邻近脏器的恶性肿瘤直接浸润所致。

二、膀胱肿瘤的症状

无痛性肉眼血尿呈间歇性发作是膀胱肿瘤典型的临床表现，患者晚期有尿频、尿急、尿痛等症状。

三、膀胱肿瘤声像图表现

瘤体向膀胱腔凸起，肿瘤呈菜花样或乳头状，肿瘤基底部较宽，膀胱壁回声零乱不清。膀胱肿瘤好发部位是三角区。转移性膀胱肿瘤声像图与膀胱肿瘤相似。

第四节　膀胱异物和血块

膀胱内异物种类很多，如塑料丝、硅胶管、橡皮碎片等。大多数由患者本人造成，仅少数为医源性。由于膀胱异物的刺激，出现尿频、尿急、尿痛等症状，若继发感染，排尿刺激症状更加明显。

膀胱内凝血块患者出现肉眼血尿。声像图膀胱内异物随体位改变而位置改变，向重力方向移动或漂浮。膀胱内血块回声很像膀胱肿瘤，但往往扁平而大，膀胱壁回声清晰完整，改变体位时血块回声漂动。

第五节　膀胱结石

　　膀胱结石常继发于下尿路梗阻，前列腺增生症是膀胱结石最常见的发病原因，膀胱憩室也是膀胱结石形成的一个原因。

　　膀胱结石声像图：膀胱内出现强回声团伴声影，随体位改变而移动。输尿管出口处结石嵌顿，在结石前方（结石所在的输尿管上缘段）有圆形囊样回声，须与输尿管囊肿（随喷尿出现节律性增大和缩小）鉴别。

第六节　膀胱憩室

　　膀胱憩室常发生在膀胱后方和两侧，不发生在三角区，憩室大小悬殊。大者可超过膀胱，5％合并憩室内结石。症状是排尿不尽或二次排尿。

　　膀胱憩室声像图：膀胱的侧方、后方或上方见另外有液性暗区，紧靠膀胱，壁薄、光滑、圆形或椭圆形，很像囊肿，能找到憩室口（膀胱与憩室间的通道），另可分次排尿后憩室内的囊腔缩小。不能一次排空，以免肠管下移，影响检查，憩室内见到强回声伴声影，随重力移动为膀胱憩室合并结石。

第七节　输尿管囊肿和息肉

　　输尿管囊肿是一种先天性反常。输尿管末端在膀胱内呈囊肿样膨出。早期无症状，晚期出现排尿困难、尿潴留、呕吐、厌食、贫血等症状。

　　输尿管囊肿声像图：在膀胱三角区出现圆形小囊肿，囊壁纤细，有膨大与缩小的节律性改变。4cm以上大囊肿，膨大与缩小节律性改变不明显，囊肿巨大者囊壁皱缩，伴肾积水。

　　输尿管息肉声像图：在膀胱三角区出现较强回声，形态尚规则，内回声均匀，随喷尿有节律性改变，患者常出现尿频、尿急等症状。

第十六章　前列腺与精囊疾病的诊断

第一节　前列腺和精囊解剖概要

前列腺位于膀胱颈部下方，包绕尿道的前列腺部，外形如板栗，尖向下底向上，正常前列腺底部左右径4cm，上下径3cm，前后径2cm。

一、按解剖学分叶法

传统分叶法分为左右侧叶、后叶、前叶和中叶，左右叶最大，位于前列腺的两侧，是前列腺增生的多发部位，侧叶增大，易压迫尿道口，后叶很少增生，是癌的好发部位，中叶增生向上发展突入膀胱腔。

二、按带区划分

前列腺分内腺和外腺，内腺是增生的多发部位，外腺是癌的好发部位。精囊左右各一，长4～5cm，宽1.5～2.0cm，为一对前后扁平的梭形囊体，位于前列腺上方、膀胱底与直肠壁之间。

第二节　仪器和探测方法

一、仪器

线阵、凸弧形和扇形仪通用，以凸弧形为佳。

二、探测方法

（1）探测前准备。经腹壁探测前列腺和精囊，适度充盈膀胱；经直肠探测，应排便或灌肠，膀胱内少量尿液已足够。

（2）耻骨联合上经腹壁探测法取仰卧位作纵横切。

（3）经直肠探测法取截石位、左侧卧位，膝胸位或坐位，但以左侧卧位为方便。

第三节　正常前列腺和精囊

正常前列腺4cm（左右径）×3cm（长径）×2cm（厚），不胖、不圆、不呈球形。横切呈左右对称的栗子形，包膜形态整齐，回声增强，内部呈细小点状回声，横切在前列腺底部两侧各有低回声的精囊。纵切正常前列腺呈椭圆形，尖端向上后方。

第四节 前列腺疾病

一、前列腺增生症

前列腺增生症发生于老年男性。增生常发生在左右侧叶，后叶很少增生。一般在 50 岁以后出现症状，最初出现夜尿增多、尿频、尿急、尿末滴沥。继之症状加重，排尿费力，尿流缓慢，最后出现排尿困难和尿潴留。

(一) 前列腺增生症声像图

(1) 前列腺增大，各径线超过 4cm×3cm×2cm。

(2) 使前列腺的形态变胖、变圆，接近球形。

(3) 向膀胱凸出，左右叶增生为主者呈僧帽状；中叶增生为主者膀胱颈部后唇凸起呈樱桃状。

(4) 内外腺比例异常，正常内外腺比例为 1∶1。前列腺增生时，内外腺比例为 2.5∶1，直到 7∶1 或以上。

(5) 出现呈球形、大小不等、单个或多个低或中等回声结节，边界清晰。

(6) 前列腺内外腺之间出现弧形排列的结石，为前列腺增生的一个特点。

(7) 膀胱壁小梁、小房形成，在膀胱后壁及两侧壁，三角区不出现小梁、小房，高起者为小梁，凹入者为小房，继续发展形成憩室。

(8) 残余尿量和尿潴留出现。

(9) 并发症。并发膀胱结石，双侧肾盂扩张积水。

(10) 边界整齐、清晰。

(11) 两侧对称。

(12) 内部回声。无增生结节和结石者，则内部回声均匀。

(13) 彩色血流见前列腺内血流丰富。

(二) 前列腺增生的诊断

以上 13 项并非需要全部出现才能做出诊断。内外腺比例异常和出现增生结节是主要依据，出现其中之一项即可诊断。增大、形态改变、向膀胱内凸出 3 项也重要。

二、前列腺癌

前列腺癌早期无任何症状。癌肿发展到引起下尿路梗阻时出现类似前列腺增生的症状，多发生血尿。前列腺癌声像图如下。

(1) 内部回声：内部出现边界模糊、不整齐的低回声区，以外腺多见，少部分前列腺内出现点状、斑状或团状不规则强回声。

(2) 前列腺癌血流：前列腺癌血流较丰富，但经放疗、雌激素治疗后血流反而减少。

(3) 硬度增加：用探头轻压，癌性结节质硬，压之不变形。

(4) 左右不对称：两侧大小和形态不一样，是前列腺癌常有的表现。

(5) 边界回声异常：回声不整齐，高低不平。

(6) 邻近组织浸润：邻近组织内出现肿块回声。

(7) 前列腺肥大向膀胱凸出：前列腺癌的增大程度不如前列腺增生症明显。

（8）下尿路梗阻并发症：前列腺癌造成的梗阻不如前列腺增生症严重。

三、前列腺肉瘤

前列腺肉瘤常发生于中年男子，恶性程度高，转移早，检查发现时常为时已晚，自出现症状到死亡不到半年。

前列腺肉瘤声像图：前列腺极大，向膀胱腔凸出，边界不整齐，内部回声不均匀。

四、前列腺结石

前列腺结石发生在前列腺腺泡内。

前列腺结石声像图表现如下。

（1）散在小结石型大小 1～3mm，无声影。

（2）弧形结石型伴前列腺增生，结石出现在内腺与外腺的交界处，许多小石排列成弧形，多无声影。

（3）成堆小结石型，多个强回声小结石聚集成堆。

（4）单个大结石前列腺中部出现斑状强回声，约 5mm 或更大，伴有声影，前列腺不大甚至缩小。

前列腺结石一般无须治疗。超声探测的临床意义在于鉴别诊断，熟悉前列腺结石声像图便于结合临床做出鉴别。出现弧形结石者不仅可确认为结石，并对前列腺增生的诊断有帮助。散在小结石须与慢性前列腺炎鉴别。单个大结石须与前列腺癌鉴别。前列腺结石常与慢性前列腺炎伴发。

五、其他前列腺疾病

（一）前列腺脓肿

前列腺脓肿是急性前列腺炎的继续加重，为前列腺化脓所致。症状为发热、会阴部剧痛伴尿频、尿急、尿痛、排尿困难，甚至有急性尿潴留。

前列腺脓肿声像图：前列腺肿大，包膜完整。内部回声多变，液化者为低回声区，未液化或部分液化者回声不均匀。

（二）前列腺囊肿

前列腺囊肿少见，小囊肿不出现症状，无临床意义。较大囊肿压迫尿道，出现梗阻症状。

（三）慢性前列腺炎

慢性前列腺炎的症状不一，变化很多。症状有下腹部或腹股沟部隐痛、会阴部下坠痛、尿道流白色液体、性功能障碍等。

慢性前列腺炎声像图：前列腺内部有增强斑状回声，大小分布不一。

第五节　精囊疾病

精囊疾病的种类：慢性精囊炎、精囊肿瘤、精囊囊肿、射精管囊肿、精囊结石等。主要症状是血精。

第十七章 子宫与子宫附件疾病的诊断

第一节 子宫疾病的诊断

一、子宫解剖及血液供应

(一) 子宫解剖

子宫位于骨盆腔中央的膀胱与直肠之间，外观呈倒置的梨形，内为有腔的器官。子宫上端隆突部分，称子宫底。子宫底的两侧，称子宫角，与左右侧输卵管相通。子宫中上部较宽的部分，称子宫体。子宫下部较窄的部分呈圆柱状，称子宫颈。子宫体与子宫颈的比例，婴儿期为1：2；青春期及老年期为1：1；孕龄期为2：1。子宫腔为上宽下窄的三角形，子宫颈内腔呈梭形，称子宫颈管，其上端称子宫颈内口，下端称子宫颈外口。子宫体壁由3层组织构成，即外层为浆膜层，中间层为肌层，内层为黏膜层。正常成年女子的子宫长7～8cm，宽4～5cm，厚2～3cm，子宫颈长约3cm。子宫重40～50g，宫腔容量约5ml。

(二) 子宫的血液供应

子宫动脉发自髂内动脉前干，沿盆腔侧壁向前内下行，达子宫阔韧带根部，再向子宫颈而行。子宫动脉发出一下行的阴道支，主干于阔韧带两层间沿子宫侧缘迂曲上行，沿途发出至子宫肌层内即弓状动脉和放射状分支至黏膜层即为螺旋动脉。当主干上升至子宫角时，即分为3支：一支分布于子宫底，另一支循输卵管而行，最后一支分布至卵巢。子宫阴道静脉丛，位于子宫颈和阴道两侧的子宫阔韧带和主韧带中，与膀胱阴道丛和直肠丛相通，收集子宫和阴道的血液，汇合成子宫静脉，注入髂内静脉。

二、子宫的探查方法及超声表现

(一) 子宫的探查方法

1. 经腹部体表探查

检查前1小时饮水300～500ml，待膀胱适度充盈后方可检查。检查时，常规取平卧位，在腹部皮肤上涂以耦合剂。用探头在耻骨联合上做纵向、横向和多种角度的扫查，显示子宫的位置、形态、肌层及内膜回声。

2. 经阴道腔内探查

不需或少量充盈膀胱，常规取膀胱截石位。在阴道探头前端涂以耦合剂并套上避孕套，在其表面涂以耦合剂。将探头缓慢插入阴道内直至宫颈表面或阴道穹窿部做纵向、横向及多方向扫查，可清晰地显示子宫及子宫内膜回声。

（二）子宫的超声表现与测量

1. 超声表现

子宫位于腹正中线膀胱的后方，是一个非常活动的倒置梨形结构。通过子宫切面观察宫体与宫颈的位置关系，将子宫分为前位、平位和后位。

（1）前位子宫：宫体位置前于宫颈。

（2）平位子宫：宫体与宫颈位置相等。

（3）后位子宫：宫体位置后于宫颈。

子宫肌层呈均匀的中等强度回声，宫腔呈线状高回声，其周围有弱回声的内膜包绕。

2. 测量方法

先行子宫的纵切面扫查，显示子宫的全貌，测量子宫的纵径和前后径。然后做子宫的横切面扫查，显示子宫底呈三角形，测量子宫的横径。子宫具体的测量方法如下。

（1）子宫纵径：在子宫纵轴切面，测量子宫底部浆膜层至子宫颈内口的距离。

（2）子宫前后径：在子宫纵轴切面，测量与子宫体相垂直的最大距离。

（3）子宫横径：在子宫横切面，测量两侧子宫角下缘的最大横径。

（4）子宫颈长径：在子宫纵轴切面，测量子宫颈内口与子宫颈外口之间的距离。

三、子宫疾病

（一）子宫畸形

1. 先天性无子宫

由于胚胎发育时期，两侧副中肾管横向延伸受阻，未达到中线即停止发育，则无子宫形成。

超声表现：无论纵向或横向扫查均不能显示子宫图像。

2. 始基子宫

胚胎发育时期，两侧副中肾管向中线横向延伸会合后不久立即停止发育，则子宫很小，无月经来潮，无生育能力。

超声表现：子宫切面各径线均明显小于正常子宫，如前后径小于 2.0cm，多数宫腔波及子宫内膜显示不清。

3. 双子宫

两侧副中肾管发育后完全没有会合，各具有一组输卵管、子宫、宫颈及阴道。

超声表现：膀胱后方显示两个左右基本对称的子宫图像，各个切面均可显示两组发育正常又完全分离的子宫内膜，常合并双阴道或阴道完全纵隔，横切面可显示扁而宽的阴道回声。

4. 纵隔子宫

两侧副中肾管会合后，纵隔未被吸收，将子宫体分成两半，纵隔可向下延伸至阴道，形成阴道纵隔。

超声表现：子宫纵轴切面，外形基本正常，横向扫查子宫腔可见异常的纵隔和两团子宫内膜回声或内膜分离现象。

（二）子宫肌瘤

子宫肌瘤是女性生殖器官中最常见的肿瘤，多发生于中年妇女，35 岁以上的妇女中其发生率约为 40%。

1. 病理特点

子宫肌瘤一般呈实质性球形肿块，大小不一。肌瘤周围有由被压缩的肌纤维所组成的假包膜，假包膜与肌瘤间有疏松的结缔组织。较大的肌瘤由于供血障碍、营养缺乏可发生各种继发变性，常见的有水肿、玻璃样变、囊样变。此外，还可继发感染。肌瘤原发于子宫肌层，当继续增大时可向不同方向发展。

临床上根据其在发展过程与子宫肌壁的关系不同而分为：①肌壁间肌瘤，最为多见，占60%～70%；②浆膜下肌瘤，约占20%，带蒂的浆膜下肌瘤如果蒂过长，易扭转而引起急腹症；③黏膜下肌瘤，约占10%，如肌壁间肌瘤向阔韧带内生长，则称为继发性阔韧带内肌瘤。

另外还有较少见的子宫颈肌瘤。

2. 声像图表现

（1）主要表现：子宫肌瘤的声像图主要有肌瘤的位置、大小和有无继发性改变等因素。

①子宫增大或出现局限性隆起、形态失常、轮廓不规则。肌瘤结节部位一般呈圆形，呈低、等或高回声，回声分布不均质，以低回声多见，肌瘤周边的回声较清。

②肌瘤较大者声衰减明显，使肌瘤后方的子宫模糊。

③子宫内膜移位与变形，肌壁间肌瘤结节可压迫宫腔，使内膜回声移位变形，黏膜下肌瘤子宫内膜增厚，增宽可见瘤体结构。

④膀胱有压迹与变形，指大的浆膜下肌瘤。

⑤宫颈肌瘤见宫颈唇部实性肿块，肌瘤较大向前壁生长与宫颈峡部肌瘤难以鉴别，向后壁生长可达宫体上方。蒂较长者黏膜下肌瘤可脱垂到宫颈管或阴道内。

⑥阔韧带肌瘤体积一般较大，由有蒂的浆膜下肌瘤突入阔韧带两叶之间，见子宫一侧实性包块，将子宫推向对侧。

声像图改变可确定单发性或多发性肌瘤，多发者子宫轮廓线有多处隆起，形态不规则，内回声强弱不均或有继发征象。

（2）继发变性的声像图表现。

①边界模糊的无回声区：见于较大而生长迅速的肌瘤。

②边界清晰的圆形无回声：肌瘤有囊性变，多发生于玻璃样变，其组织液化为假性囊肿，在声像图上出现无回声区，边界清晰，后方回声增强。

③强回声光团或弧形光带，后方伴声影。

3. 疾病鉴别

子宫肌瘤应与以下疾病鉴别。

（1）子宫肥大症：子宫均匀性增大。

（2）子宫腺肌症（内在性子宫内膜异位症）：月经多，痛经明显，子宫大多对称性增大，边缘轮廓规则，内回声强弱不均匀。

（3）卵巢肿瘤：与子宫有粘连时可与子宫将膜下肌瘤混淆。

（4）盆腔炎性包块：常与子宫粘连，易误诊为子宫肌瘤。

（5）子宫内膜增殖症：子宫内膜息肉，过期流产残留胎盘机化，子宫早期腺癌。

（6）子宫畸形。

4. 临床意义

超声显像检查可以清楚地观察子宫的切面形态与结构，显示肌瘤的大小、分布和外形轮廓以及某些继发性的改变，同时可了解肌瘤与子宫腔内膜的关系。如果肌瘤结节不包绕子宫内膜，可提示有希望进行肌瘤结节剔除手术，若声像图显示肌瘤包绕子宫内膜时，则提示剔除手术是困难的。超声对子宫肌瘤诊断符合率高。经阴道超声可识别 3～5mm 的小黏膜下肌瘤，对月经过多、经期延长的患者病因的鉴别、诊断有重要意义。CDFI 和频谱多普勒分析可能较早提示子宫肌瘤有否恶变倾向。

（三）子宫腺肌症

1. 临床表现

子宫腺肌症临床上以子宫增大、月经量过多、经期延长，伴进行性加重的继发性痛经为主要症状，主要发生于育龄妇女。

2. 超声表现

子宫均匀性增大，内膜线居中或偏移，肌层内回声不均匀，呈实质性低回声和强回声混杂，有时可见小蜂窝状散在的不规则小无回声区，边缘欠清，无包膜回声。子宫若呈局限性隆起非对称性增大时，呈类似子宫肌瘤的声像图表现。子宫大小及内部回声，在月经期前后比较常有变化。彩色多普勒血流显示病灶周围无环状及半环状血流信号，可与子宫肌瘤鉴别。

（四）子宫内膜疾病

1. 子宫内膜增生症

（1）声像图表现：一般内膜厚 10～20mm（包括前后壁内膜），回声增强，且与肌层分界清楚。内膜内的无回声为囊腺型内膜增生。

（2）鉴别诊断：①月经周期中分泌晚期内膜，可达 6～12mm；②子宫内膜增生过长，多见于长期无排卵患者，阴道超声显示增厚甚至可达 20～40mm。

2. 子宫内膜癌

子宫内膜癌又称子宫体腺癌，80％以上发生在 50 岁以上绝经前后妇女，分为弥漫型、局限型、息肉型。临床表现为绝经后子宫出血、阴道排液、腰痛等。

声像图表现：早期无特殊，中、晚期弥漫型病变声像图如下。

（1）子宫增大，轮廓常较规则或呈分叶状，宫颈有扩张。

（2）弥漫型者子宫内膜呈不均匀增厚，达 6mm 以上。向下蔓延达宫颈管，边缘毛糙，局限型者癌肿仅累及一部分内膜，局部呈团状回声，继续增大呈息肉状突起，癌肿大时可延伸到宫颈管，宫颈扩大，当癌组织有坏死、出血时，可见不规则无回声区，子宫癌可浸润肌层内，无包膜回声，无明显衰减。

（3）癌组织阻塞子宫颈管时可表现为宫腔积液、积脓或积血所致的无回声区。子宫内膜小于4～6mm者，内膜癌可能性小（指绝经后妇女），若大于 8mm 应视为异常。35％的子宫内膜癌同时合并有肌瘤。子宫内膜癌与子宫肌瘤鉴别。彩色多普勒检查，91％的内膜癌边缘或内部见彩色血流。

3. 临床意义

子宫内膜病变的早期诊断主要依靠诊断性刮宫，但超声可作为筛选检查的重要手段之一。特别是经阴道超声检查能较准确地测量内膜的厚度及检出率很小的病变。TVS 还可根据内膜与肌层之间低回声晕的断裂与否，对内膜癌的肌层浸润进行判断。

（五）子宫其他非肿瘤性病变

子宫非肿瘤性病变除子宫内膜增生症外，还包括子宫内膜萎缩、内膜息肉、内膜钙化、宫腔内积液、积脓、积血及子宫肌层内血管畸形等。其声像图表现如下。

（1）内膜萎缩：是绝经后阴道流血的常见原因，内膜薄，呈细亮的光带回声，厚度前后径小于 5mm，伴有宫腔积血的无回声区。

（2）内膜息肉：非赘生性的是内膜局限部位增厚隆起（阴道超声检查），呈等回声，基底窄，体积小，多在 1cm 以下，最大可达 5cm。

（3）子宫内膜钙化：见于多次刮宫的妇女，子宫内呈不规则的强回声区，后方伴声影。

（4）宫腔内积液、积脓、积血均表现为宫腔内无回声暗区。

（5）子宫肌层内血管畸形：子宫增大，肌壁增厚，或显示蜂窝状无回声区，彩色多普勒见丰富的红蓝相间的血流信号。

第二节　子宫附件解剖与探测方法

一、盆腔及其内结构的检查

骨盆为环状骨性结构，由骶骨、尾骨及左、右两块髋骨组成。以耻骨联合上缘、髂耻缘及骶岬上缘的连线为界，将骨盆分为大骨盆（假骨盆）和小骨盆（真骨盆）。大骨盆内主要为肠道，两侧为升、降结肠，中间为小肠，后方附着髂腰肌，为一对扇形肌肉。小骨盆腔分为前、中、后 3 个部分。前部主要为膀胱和尿道，中部正中为子宫、宫颈、阴道，两侧为输卵管和卵巢。后部为子宫直肠陷窝陶氏腔和直肠。子宫直肠陷窝为女性腹膜腔最低部位。女性内生殖器指生殖器的内藏部分，包括阴道、子宫、输卵管及卵巢，后两者常被称为子宫附件。女性内生殖器为小骨盆内主要器官。盆腔内脏器的血液供应除两侧卵巢动脉起自腹主动脉前壁外，主要来自髂内动脉的分支。仪器以凸阵探头为宜，频率为 3.5～5.0MHz。

探测途径：经腹体表探测、经阴道超声探测。卵巢为女性的一对扁椭圆形性腺实质器官，分别位于盆腔内子宫两侧的髂内与髂外动脉之间的卵巢窝内，经常有位置变异。卵巢具有双重的血液供应，即从腹主动脉发出的卵巢动脉和子宫动脉上升支分出的卵巢支。在子宫两侧的附件区行横向扫查，卵巢通常位于子宫体部两侧外上方，但有很多变异。卵巢切面声像图呈杏仁形，内部回声强度稍高于子宫。长轴测量其最大长径和前后径，短轴测量其最大横径。成年妇女的卵巢大小约 4cm×3cm×1cm，重 5～6g。可含有大小不等的滤泡或小囊直至绝经期，成熟卵泡最大直径范围为 1.7～2.4cm，体积为 2.5～8.5ml，突向卵巢表面，排卵后卵泡塌陷，子宫后方有少量液性暗区。生育期妇女，卵泡的大小随月经周期而有变化，绝经期卵巢萎缩变小、变硬。

二、宫内节育器的超声检查

（一）声像图特征

根据节育器形态不同，可显示不同的图像特征。

（1）宫内节育器（IUD）：多呈带状强回声，其节育器的形态与节育器的类别相一致，节育器在子宫纵轴切面时呈"二"字形或"一"字形强回声光带，横切也呈强回声带，倾斜探头可显示完整圆形的强回声光环。

（2）"二"字形或"一"字形光带也可伴声影。

（3）其他类型的节育器在宫腔内也有不同程度的带状强回声。

(二) 宫内节育器的定位

(1) 子宫纵切面图像上测量节育器上缘到宫底外缘这一段肌层回声的距离，即用 FUD 值来表示，正常范围为 11～17mm。FUD 值超过 17mm，可确定节育器下移；FUD 值少于 11mm，可确定节育器上移。这是第一种方法。

(2) 第二种方法：子宫前臂加后壁之和与 2 倍的 FUD 的比值为：2FUD/（子宫前壁＋子宫后壁），正常为 0.8，若大于此值，则节育器位置下移。

(三) 宫内节育器所引起并发症的检查

1. 节育器嵌顿于子宫肌层内

声像图见部分或全部偏于一侧，且节育器周围无子宫内膜所呈现的低回声晕围绕，可提示节育器嵌入子宫肌壁。

2. 子宫穿孔而致节育器异位

(1) 手术者对子宫的大小检查错误（如超声检查也提示错误），易从宫角处穿孔。

(2) 对子宫位置检查错误时，易从子宫峡部穿孔。

(3) 哺乳期子宫肌壁薄弱而软，易致子宫穿孔。

(4) 子宫极度前倾和后屈、宫颈狭窄者，以及先天性子宫畸形均为造成节育器穿透的危险因素。

3. 超声对子宫穿孔致节育器异位的检查

(1) 子宫周围肠气的干扰，致节育器显示不清。

(2) 部分穿透或已穿透，仍靠子宫周围时，能显示节育器特殊形态的强回声。

(3) 异位节育器致周围炎性反应并出现积液时易于识别。必要时结合 X 线平片或 CT 检查可做判断。

4. 盆腔炎症

少数带节育器者可因上行感染发生子宫内膜炎和附件炎。

第三节　正常盆腔内结构声像图与测值

一、正常女性内生殖器官声像图

(一) 正常子宫的声像图和正常值

纵切面前倾或平位子宫一般呈倒梨形，子宫体为实质均质回声，轮廓线光滑清晰，内部呈均匀的中等强回声。宫腔呈线状高回声，其周有弱回声内膜围绕，随月经周期内膜有所不同。宫颈回声较宫体稍强，见带状的宫颈管高回声。子宫颈阴道的后方常呈椭圆形弱回声。横切面子宫近宫底部呈三角形，体部则呈椭圆形。后位子宫体位置后于宫颈，纵切面时其形态呈球形，回声减弱，前倾前屈子宫体位于宫颈前。平位子宫体与宫颈位置相等。

(二) 子宫的大小测量方法

当适度充盈膀胱后，以子宫底显示为度，先纵切面使子宫全貌显示清晰，测量宫体、宫颈的纵径（长）及宫体的前后径（厚度），再横切连续观察子宫的左右径（横断面）并测量。

(1) 子宫纵径（长）：宫底部至宫颈内口的距离，宫颈内口至宫颈外口（阴道内气体强回声线顶端）的距离为宫颈长度。二者相加为子宫纵径。

（2）子宫前后径：纵向扫查时，测量与宫体轴相垂直的最大距高。

（3）子宫横径（左右径）：横向扫查时，宫底呈三角形，左右为宫角部位，稍下缘的子宫横断面呈椭圆形，测其最大横径。青春后期多产妇子宫径线值可增 1.2cm，临床超声探测成年妇女正常子宫参考值为：纵径 5.5～7.5cm，前后径 3.0～4.0cm，横径 4.5～5.5cm，子宫颈长 2.5～3.0cm，青春期子宫体大约与子宫颈等长（1：1），生育期子宫体长约为子宫颈的 2 倍。老年期又为 1：1。宫体大小三径相加大于 15.0cm 可疑增大，大于 18.0cm 增大。

二、输卵管及卵巢声像图和正常值

附件包括输卵管、韧带、输卵管系膜和卵巢。输卵管内径小于 5mm，一般不显示。正常卵巢切面图呈杏仁形，其内部回声强度略高，高于子宫，成年妇女卵巢大小约 4cm×3cm×1cm。容积为（长×宽×高）/2，成年正常值应小于 6cm³。8 岁半和未出现任何临床征象前，卵巢的发育呈"多囊状"，至少含 6 个卵泡，属正常女性儿童。生育期妇女卵泡的大小随月经周期而有变化，超声可观察卵泡的生理变化过程。

三、月经周期中子宫、卵巢等声像图形态学的变化

1. 月经分期

①月经期：第 1～4 天。

②增殖期：第 5～14 天。

③分泌期：第 15～28 天。

2. 子宫内膜的声像图变化

增殖期早期至中期，第 8～11 天，子宫内膜呈线状高回声。

增殖晚期，第 12～14 天，内膜回声呈略增厚的条状高回声。

分泌早期，第 15～19 天，内膜呈较厚的梭状高回声。

分泌晚期，第 20 天，内膜厚度可达 10mm，梭形高回声周围有低回声晕，呈典型的"三线"征。当有异位妊娠时，宫腔内蜕膜反应而形成高回声边缘的圆形无回声区（即假孕囊回声）。

卵巢在排卵期体积可增大，内有卵泡的圆形无回声区，大小为 1～2cm，排卵时卵泡位置移向卵巢表面，一侧无卵巢组织覆盖，并向外突出。排卵期的子宫直肠陷窝见小量液体，且有50％发生率。排卵后进入黄体期，卵巢内的黄体较卵泡直径稍增大，边界皱缩不规则。

四、卵泡发育的监测与意义

1. 成熟卵泡的特点

（1）卵泡最大直径超过 2.0cm，最大直径范围为 1.7～2.4cm，体积为 2.5～8.5ml，小于1.7cm 为未成熟卵泡，多不能排卵。

（2）卵泡外形饱满呈圆形或椭圆形，内壁薄而清晰。

（3）卵泡位置移向卵巢表面，一侧无卵单组织覆盖，并向外突出。

2. 已排卵的指征（即进入黄体期）

（1）卵泡外形消失或缩小，可同时伴有内壁塌陷。

（2）在缩小的卵泡腔内有细弱的光点回声，继而厚的腔穴增大，并有较多的高回声，提示有早期黄体形成。

（3）后穹隆（陶氏腔）内有少量液体回声，占 50％以上。卵泡的大小固然与卵泡的成熟

度有密切关系，但过大的卵泡常会出现卵子老化或闭锁现象。黄体囊肿在排卵后1～2天内呈球形，其大小常不超过4cm，当囊腔内出血时可大于或等于8cm。

第四节　先天性内生殖道发育异常

各类先天性子宫畸形的声像图表现如下。

（一）幼稚子宫

青春期后的妇女，子宫的各径线、宫体明显比正常小，如前后径（厚度）在2.0cm以下，子宫颈与子宫体比值大于1：1，以及过度的前屈和后屈，则可提示幼稚子宫。

（二）先天性无子宫

无论纵切或横切扫在各切面上均不能显示子宫图像。在两侧可见到卵巢，往往较小。

（三）始基子宫

子宫很小，大多无子宫腔，无子宫内膜，无月经，有卵巢。

（四）双角子宫

在横切声像图上仅显示宫底会合不全，左、右各有一角状突起，呈分叶状。有时子宫底下陷，呈弧形子宫。

（五）双子宫

两侧子宫狭长，左右对称，两侧子宫分别可见宫腔内膜回声，横切双子宫中间有隙，呈分离状。

（六）单角子宫

外形呈梭形，属发育好的一侧，另一侧子宫形成残角，又称残角子宫。

（七）纵隔子宫

单从子宫外形的探测难以发现，只有合并妊娠时受羊膜囊中羊水的衬托才易显示宫内异常的纵隔。

（八）无孔处女膜（处女膜闭锁）

初潮后经血潴留于阴道内，使阴道逐渐扩张形成阴道积血，继之宫腔也有积血。

声像图：纵切见宫颈下方阴道内边界清晰的无回声，内见细点状回声，阴道积血多者扩张呈椭圆形囊肿样。严重者可见宫腔、双侧输卵管形成不规则的无回声区。

第五节　卵巢疾病

一、卵巢肿瘤

（一）卵巢肿瘤声像图的分类

（1）囊性肿块呈圆形或椭圆形，形态规则，边界清晰，壁薄光滑整齐，内部呈无回声区，后壁及后方回声增强，内见少许细弱光点，多房性囊肿见线状间隔光带显示，囊壁也可见局限性增厚或全为厚壁性。

（2）实质性肿块形态较规则或不规则，边界清晰，不光滑或模糊不清，内部回声均匀呈弥漫分布的密集光点或光团状，有出血坏死、囊性变时可出现不规则的无回声区，则表现为非均质性。

（3）混合性肿块以囊性为主，形态多较规则，体积较大，壁回声光滑完整，囊性内见局限性光团或强光点回声，光团规则。

（二）卵巢良、恶性肿块的声像图特点

1. 良性肿块的声像图特点

（1）肿块形态规则，边界整齐、清楚、壁光滑。

（2）多数为囊性或以囊性为主的混合性，少数为实质性。

（3）多房性囊肿，隔薄且规则。

（4）肿块内实质性部分回声均匀。

2. 恶性肿块的声像图特点

（1）肿块形态多不规则，实质性居多。

（2）内部回声强弱不均匀或融合性光团。

（3）囊壁不规则，或有突向囊腔的实性区，多以乳头状突起，隔增厚不整齐。

（4）有浸润或肿瘤向外生长时，肿块轮廓不清，边界不整齐。

（5）约 70％恶性卵巢肿瘤合并腹水。

二、卵巢非赘生性囊肿

卵巢非赘生性囊肿是一种特殊的囊性结构而非真性的卵巢肿瘤，体积较小，多能自行消退。

（一）滤泡囊肿

滤泡囊肿是来自卵巢的生理性囊肿，由于卵泡不成熟或成熟后不排卵，卵泡未破裂或闭锁，因而持续增大，卵泡液潴留而形成，一般直径 1～3cm，最大不超过 5cm，常为多发。

声像图表现：卵巢内出现圆形无回声区，边缘清晰光滑，常突出卵巢表面，内径 1～3cm，大于 5cm 少见，定期复查，可见囊肿缩小或消失。

（二）黄体囊肿

黄体囊肿是黄体形成过程中，黄体血肿液化所致，囊肿的直径一般大于 3cm，妊娠黄体也可增大形成囊肿。一般在妊娠 3 个月可自然消失。

声像图表现：卵巢内见无回声区，内可有分隔的光带或片状的强回声区，囊肿约 3cm，有时黄体囊肿和出血性黄体囊肿可达 8cm 或更大，较大的黄体囊肿可自发破裂，发生急腹症，类似宫外孕表现。

（三）黄素囊肿

黄素囊肿是在病理情况下发生的，与滋养层细胞肿瘤伴发，如葡萄胎患者 50％～60％有此囊肿，是绒毛膜促性腺激素刺激卵泡使卵泡过度黄素化所引起，多为双侧性。

声像图表现：卵巢内见圆形或椭圆形无回声区，壁薄边界清晰，可呈分叶状，内有多房性间隔光带回声，囊肿大小不一，随滋养层细胞肿瘤治疗后，囊肿可自行消退。

（四）多囊卵巢

多囊卵巢又称施—李综合征，多见于 17～30 岁妇女，是月经调节机制失常所致，与内分

泌有关的疾病。临床表现：见有多毛、肥胖、月经稀少、过少甚至闭经，也有表现月经过多和不孕。双侧卵巢可扪及，比正常大1～3倍，包膜厚较坚韧。

声像图表现：

（1）双侧卵巢呈均匀性增大，单侧面积大于5.5cm²，轮廓清晰、包膜回声增强。

（2）卵巢内见数个大小不等的圆形无回声区，小于5mm，数目多在10个以上。

（3）经阴道超声可见卵巢髓质回声异常：①髓质面积增大，占据卵巢主要部分，卵泡被挤向卵巢周边；②髓质回声明显增强与卵泡形成明显对比；③卵泡之间有明显增强的髓质似卵泡壁增厚，卵巢呈蜂窝状改变；④陶氏腔见少量积液。

三、卵巢子宫内膜异位囊肿（巧克力囊肿）

（一）病理

巧克力囊肿主要病理变化为异位内膜随卵巢的功能变化。出现周期性出血和其周围组织纤维化而逐渐形成囊肿。

（二）临床表现

本病常有痛经史，并有逐年加重倾向。月经量增多或经期延长，附件区扪及包块不活动和子宫压痛。

（三）卵巢巧克力囊肿的声像图表现

多见于子宫后方出现圆形或不规则形无回声区、壁厚、内膜欠光滑，内见细弱光点，可随体位移动。其声像图可分5型。

（1）单纯囊肿型：无回声区边界较清晰，壁稍厚，囊内有少许光点回声。

（2）多囊型：内见光带相隔、囊壁厚，内壁欠光滑。

（3）囊内均匀光点型：囊内见细小光点沉积，上方为明显无回声区，呈"分层征"。

（4）囊内团块型：囊肿内见强回声光团，且形态多变。

（5）混合型：囊实相间的杂乱回声，后壁界限常较模糊，不规则。

（四）临床意义

由于卵巢子宫内膜异位囊肿的处理与卵巢肿瘤完全不同，故正确的诊断具有重要意义。基于卵巢内膜样囊肿的病变特点，超声图像上均具有某些典型表现，如囊壁厚、内壁不光滑；内部有颗粒状的细小回声，或细小点状回声沉积于囊腔的底部，出现"分层征"等则不难识别。

四、卵巢囊性畸胎瘤

卵巢囊性畸胎瘤又称皮样囊肿，占所有卵巢畸胎瘤的95％以上。超声检查卵巢囊性畸胎瘤声像图错综复杂，除一般卵巢囊肿的特征外，还具有下列特异性声像图征象。

（一）脂液分层征

肿瘤内有一高回声水平分界线，在线的上方为脂质成分，呈均质密集的细小光点，水平线以下为液体无回声区。

（二）面团征

肿瘤无回声区内有光团回声，边缘较清晰，附于囊肿壁的一侧（内为头发、油质等物）。

（三）瀑布征或垂柳征

当肿瘤中的毛发与油质物呈松散结合未构成团块，声像图上表面回声强，后方回声见渐渐减弱，而且反射活跃似瀑布状或垂柳状。

（四）星花状

内黏稠的油脂呈现均质密集细小光点。并伴有强回声光点，浮游于无回声区中，推动和加压时弥散型分布的光点可随之移动。

（五）多囊征

肿瘤的无回声区内可见小囊（子囊）、囊中囊的表现。

（六）杂乱结构征

复杂型中囊内可含有牙齿、骨组织、钙化及油质样物质，声像图见无回声区有明显增强的光点、光团、光斑，并伴有声衰减或声影，但肿块仍有完整的包膜回声。

（七）线条征

肿瘤无回声区内见多条短线状高回声，平行排列，浮于其中，可随体位移动，当肿瘤内全为毛发所充满，且油质物甚少时，如鸟巢状。

声像图表现：仅肿瘤前表面为增强回声或呈弧形强光带，后方伴声影，肿瘤后壁及轮廓不清，此种征象超声探测时易漏诊，应结合临床触诊仔细观察。此外，囊性畸胎瘤多位于子宫底部，常带蒂且密度大，有一定的重量，易发生蒂扭转引起急腹症。有恶变的可能，表现为近期肿瘤迅速增大，内部结构极其杂乱。

五、浆液性囊腺瘤（癌）

浆液性囊腺瘤主要发生于生育年龄患者。

（一）单纯性浆液性囊腺瘤

声像图表现：有界限分明的光滑清晰的边界，与子宫的界限能分开。

（1）肿瘤轮廓清晰，呈圆形或椭圆形无回声区。

（2）囊壁纤细，菲薄，光滑完整。

（3）多房性囊内有间隔细光带回声。

（4）囊肿后壁及后方回声增强。

（5）囊肿一般 5～10cm，也有极大者。

（二）浆液性乳头状囊腺瘤

（1）肿瘤切面呈圆形或椭圆形，可有多房或单房。

（2）囊壁光滑，囊壁内见大小不等的局限性光斑或乳头状光团结构突向囊腔，轮廓清晰。

（3）乳头状突起之间常有砂粒样钙化小体，呈明显强回声光点。此外，囊腺瘤自发破裂后可并发腹水。

（三）浆液性囊腺癌

（1）一侧或双侧附件区出现圆形无回声区，其内有散在浮动光点。

（2）囊壁有不均匀的增厚，有较厚、不均匀的分隔，可见乳头状光圈突如囊内或侵犯囊壁外。

（3）若肿瘤伴有出血或有不规则坏死脱落组织时，无回声区内见光点、光团回声随体位改变移动。

（4）晚期病例囊腺癌可向子宫和肠管浸润或有腹膜广泛性转移，引起腹水。

六、黏液性囊腺瘤

(一) 黏液性囊腺瘤

(1) 肿瘤呈圆形或椭圆形无回声区,多为单侧。

(2) 边缘光滑轮廓清晰,囊壁呈均匀增厚型>5mm。

(3) 无回声区内有细弱散在光点及间隔光带回声,呈多房结构,房腔大小不一。

(4) 肿瘤体积较大,内径多在10cm以上,甚至巨大,占满全腹部。

(5) 少数肿瘤有乳头状物生长时,囊壁上可见局限性光团呈乳头状突向囊内或囊壁外。

(二) 黏液性囊腺癌

(1) 肿瘤呈椭圆形,或呈分叶状无回声区,边界回声明显增厚且不规则。

(2) 囊腔内有较多的间隔光带,不均匀性增厚,并有散在的光点和光团。

(3) 增厚的囊壁可向周围浸润,向外伸展的局限性光团,轮廓不规则,多伴有腹水。

七、卵巢实质性肿瘤

卵巢良性实质性肿瘤包括:纤维瘤、平滑肌瘤、纤维上皮瘤、甲状腺瘤,卵泡细胞瘤。交界性的包括:腺瘤、腺纤维瘤、颗粒细胞瘤、实质性畸胎瘤。恶性者包括:卵巢癌、无性细胞瘤、内胚窦瘤、肉瘤和绒毛膜上皮癌等。

(一) 卵巢实质性肿瘤声图像要点

(1) 肿瘤的形态轮廓。

(2) 边界特征。

(3) 内部回声的强弱与分布。

(4) 后方回声以及肿瘤所在的位置与子宫毗邻关系。

(二) 卵巢良性实质性肿瘤的声像图表现

(1) 良性实质性卵巢纤维瘤声像图表现:①形态多呈圆形或多个结节状结构;②边缘常较规则;③内部回声较低,后方伴有轻度声衰减。

(2) 卵泡细胞瘤声像图表现:为圆形结构,轮廓清晰,边缘回声强度与内部回声相一致,多呈均匀的低回声,透声性好,后方轻度增强效应,类似囊性结构。

(三) 卵巢恶性实质性肿瘤的声像图表现

(1) 肿瘤形态多不规则,轮廓模糊。

(2) 边界回声不整或中断,厚薄不均。

(3) 内部回声强弱不一,里面弥漫分布杂乱光点或融合性的光团,或均匀性回声内出现不规则无回声区。

(4) 后方回声无增强效应或有轻度衰减。

(5) 常伴有粘连性腹水症。

(6) 彩色多普勒检查肿瘤部位血流丰富,结合临床,恶性肿瘤生长快、病程短、质地较固定,向盆腔浸润,常伴有腹水可作为提示。卵巢恶性实质性肿瘤多发生于生殖细胞的肿瘤,主要见于儿童和青年妇女。

(7) 实质性畸胎瘤、无性细胞瘤和内胚窦瘤,这3种肿瘤具有一般恶性肿瘤的图像特征外,无其他更高的特异指征:①实质性恶性畸胎瘤,声像图极为复杂,在肿瘤内发现良性囊性畸胎瘤中任一特征,其余部分呈实性或混合性表现可提示;②无性细胞瘤:肿瘤多为中等大小，形态呈圆形或分叶状，内部常有出血坏死呈不规则无回声区；③内胚窦瘤：轮廓较清晰，但内部回声较为杂乱，常伴有血性腹水，该肿瘤细胞可合成甲胎蛋白，血中可查到浓度较高的甲胎蛋白。

八、卵巢转移性恶性肿瘤

（1）形态轮廓较规则，多呈肾形。

（2）边界回声清晰、完整。

（3）内部呈弥漫分布的强弱不等的圆形无回声区，大小不等。

（4）后方回声有轻度的增强效应。

（5）常伴有腹水。结合肠道、乳房及子宫内膜的原发肿瘤的病史和临床症状与体征可提示其诊断。

第六节 盆腔炎性肿块

一、病变特点

盆腔炎为妇科常见病，分急性、慢性两种。急性盆腔炎主要包括：急性输卵管炎、输卵管积脓、输卵管卵巢脓肿、急性盆腔器官炎症。发炎的器官充血水肿并有少量浆液纤维性渗出，形成盆腔脏器之间的粘连，当有大量的脓性渗出液积聚于粘连的间隙内，可形成散在的小脓肿，积聚于子宫直肠陷凹处形成盆腔脓肿，较多见。脓肿的前面为子宫，后面为直肠，顶部为肠管大网膜。慢性输卵管炎大都为双侧，输卵管呈轻度或中等肿大，伞端可部分或完全闭锁，当输卵管伞端及峡部粘连闭锁时，可导致输卵管积水。输卵管发炎及卵巢可相互粘连形成炎性肿块或输卵管伞端与卵巢粘连贯通，液体渗出形成输卵管卵巢囊肿，也可由输卵管卵巢脓肿的脓液被吸收形成。

二、声像图表现

（一）炎性肿块

早期无特殊表现，表现为子宫边界模糊、子宫内部回声减低，附件区呈实质不均质性肿块、光点光带分布杂乱，当有输卵管积脓和输卵管卵巢脓肿形成时，有下列声像图特征。

（1）附件部可探及一系列大小不等迂曲的连续管状结构。

（2）内部呈无回声区，或有少许细弱光点，有时可见脓液碎屑形成的液平分层征。

（3）管状形肿块的边缘增厚，不规则和模糊。

（4）后穹窿见椭圆的液性暗区。

（5）子宫等邻近器官可因受压或粘连发生变形、移位。较大的输卵管卵巢脓肿可与陶氏腔脓肿相连形成巨大的盆腔脓肿。声像图上为盆腔内呈形态不规则的无回声区。当有产气杆菌感染时，内可见细小气泡形成强回声。

（二）慢性盆腔炎

主要表现：

（1）输卵管积水，炎性囊肿与网膜粘连混合形成肿块回声。

（2）肿块边界较清晰，囊壁较薄，呈曲颈瓶状。

（3）内部呈无回声区，呈多发性（由于内膜皱襞相互粘连所致）。

（4）有时见两侧附件部的积液与陶氏腔的积液形成一片将子宫包围。

此外，子宫腔积液或子宫肌炎时，子宫增大，子宫内出现液性无回声，或肌层内有不均质的光点。

三、鉴别诊断

（1）急性盆腔炎与宫外孕破裂、子宫内膜异位症等鉴别。

（2）慢性盆腔炎与囊性的卵巢新生物、子宫内膜异位症、陈旧性宫外孕、功能性卵巢囊肿等鉴别。

（3）与正常充液的肠祥鉴别。

第七节　盆腔静脉曲张症

盆腔静脉曲张症又称盆腔淤血综合征。其声像图表现如下。

（1）子宫轻度均匀性增大，不同程度的后倾后屈位。

（2）子宫两侧附件区见串珠样或蜂窝状的无回声区，最宽处内径 0.5～0.8cm，重者子宫壁增厚，内有网格状无回声。

（3）经阴道探查更能显示子宫旁丛状、串珠状，走行各异的血管无回声区，子宫壁（肌层）内扩张的血管相互连通。

（4）彩色多普勒见子宫旁串珠状或蜂窝状无回声区呈红、蓝相间的彩色血流信号，色彩较为暗淡，有时见增粗的蛇形彩色血流束。严重者子宫肌层内扩张的血窦相互连通呈"彩球"状。

第十八章　产科疾病的诊断

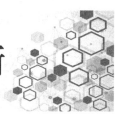

第一节　正常子宫内妊娠

一、早期妊娠的超声表现与测量

（一）早期妊娠的超声表现

早期妊娠是指 4 周 0 天至 12 周 6 天的妊娠，其超声表现如下。

1. 妊娠囊（GS）

在增大的子宫内显示一圆形或近圆形无回声光环，妊娠囊的重要特征是双环征，囊壁完整无缺，厚度基本一致，回声强度接近一致。经阴道或经直肠超声检查，常在孕 4.0～4.5 周发现，经腹部检查一般在孕 5.0～5.5 周显示。通过测量妊娠囊的大小来推算妊娠的周数，根据妊娠囊的数目推测妊娠的胎数。

2. 卵黄囊（YS）

子宫内显示一小的圆或类圆形囊性结构，直径在 0.3～1.0cm，平均 0.5cm，最早在孕 5 周出现，10 周左右开始消失，12 周后完全消失。超声发现卵黄囊可以肯定为宫内妊娠，指示有胚胎组织存在，胚胎良好。反复寻找，仍不能发现，则可能为胚胎停止发育或示胎儿伴发畸形的机会很大。

3. 胚胎（F）

在孕 5～6 周时，在妊娠囊内可见一分不出任何结构的胚胎回声，位于卵黄囊的一侧，6～7 周可见到胎心搏动，7～8 周可见到胎动，8 周后可显示胚胎肢芽，11～12 周可清晰显示胎头及胎儿肢体回声。

4. 胎盘（PL）与脐带（UC）

最早见到的是妊娠囊周围的绒毛膜环（"双环征"的内环）回声较强。开始时，内环壁的厚度差不多，因为绒毛膜囊四周都有绒毛。在妊娠 8 周以后部分包蜕膜处的绒毛开始退化，强回声环变薄。其余部分的底蜕膜处出现渐渐增厚改变，形成最早期的胎盘。9～10 周可显示较典型的半月形的胎盘回声，并可见到扭曲状的脐带内有两条动脉和一条静脉，联结于胎儿与胎盘之间。

（二）早期妊娠的测量

1. 妊娠囊（CS）

妊娠囊的发育与孕龄密切相关，由于妊娠囊壁环状结构较厚，各径一律取其内径。当妊娠囊呈大致圆形时，只需测量妊娠囊的最大长径，当妊娠囊呈卵圆形甚至呈圆柱形时，必须测量平均内径。根据妊娠囊的大小预测孕周，一般在孕 7 周内应用。

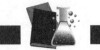

2. 顶臀长度（CRL）

测量胚胎头部的顶点到臀部最低点的距离，不包括肢体，是早孕期估计孕龄的最佳方法之一，最宜测量时间为孕 7~12 周。

二、中、晚期妊娠的超声表现与测量

（一）中、晚期妊娠的超声表现

1. 胎儿

先寻找胎头，以胎头为支点寻找胎儿脊柱、胸、腹、肢体等结构。

（1）胎头：颅脑评定，通常应用胎颅的横切、矢状与冠状等切面检查。切面越多，观察越仔细，评定效果越好。探查时探头尽量保持与脑中线结构垂直，枕横位是观察颅脑最理想的胎方位。颅骨为圆形或椭圆形强回声光环，中央的线状强回声结构为半球间裂，将大脑分为两个半球。脑中线的两侧为对称的侧脑室，宽度约为大脑半球的1/3，其外侧壁为线状强回声，脑室为无回声，内可见强回声的脉络膜丛。透明隔位于脑中线的前方，呈一小的长方形无回声。第三脑室位于其后尾侧，呈一由两条十分靠近的短线状回声构成的狭小的间隙。其后脑中线的两侧为成对的丘脑，呈心形、心尖指向枕部。此切面为 BPD 测量的标准切面。用于判断胎位、推算孕周、筛查胎头畸形等。

（2）脊柱：常用纵横两种切面显示胎儿脊柱，纵切面呈两条平行近似于等距离的串珠状强回声带，从颈椎延续到骶椎，其头端在颈部展开，尾端在骶椎附近聚拢变细，腰部稍显增宽，在两条强回声带之间为椎管的管状无回声。横切面脊柱外形显示为有中断现象的近圆形或三角形强回声结构，其内的圆形无回声为椎管回声。脊柱有 3 个骨化中心：一个在前，称前骨化中心；两个在后，称后骨化中心。主要筛查胎儿脊柱裂畸形。

（3）面部：眼位于面部的上方，呈对称的圆形或圆锥状无回声。鼻孔位于面部的中下部，呈两个小的无回声。口唇线连续完好。主要筛查胎儿唇腭裂畸形。

（4）心脏：位于胸腔偏左侧，有节律搏动的心形结构，分为左、右心房和左、心室 4 个腔。用于判断胎儿是否存活及筛查心内较大的结构异常。

（5）腹壁：前腹壁由皮肤、皮下组织和肌肉构成。腹壁线连续，其正中可见脐带入口。主要筛查胎儿脐膨出及腹裂畸形。

（6）胃泡：位于腹腔左上部，呈圆形或类圆形无回声。主要筛查胎儿食管闭锁及十二指肠闭锁。

（7）肾脏：位于腰部脊柱两侧，呈蚕豆形低回声结构，可区分肾实质与集合系统。主要筛查胎儿肾缺如及多囊肾。

（8）膀胱：位于腹腔下部，呈近似圆形无回声，随胎儿排尿情况其大小可有变化，主要筛查胎儿尿道梗阻。

（9）肢体：胎儿肢体骨骼位置多种多样，变幻不定。上肢骨需沿着胎儿的长轴，在胎头的下端先找到胎儿的肩部，以此为支点向手部方向做纵向扫查，滑行并转动探头，从上往下依次显示肱骨、尺骨、桡骨和手骨。下肢骨需先沿着脊柱远端显示骨盆部位，以此为支点向足部做纵向扫查，滑行并转动探头，依次显示出股骨、胫骨、腓骨和足骨。测量一侧股骨及一侧肱骨长度，用于推测孕周及筛查胎儿肢体较明显畸形。

（10）外生殖器：先沿胎儿纵轴找到膀胱和臀部，以此为支点旋转探头，在臀部下方或两条大腿根部之间多切面寻找外生殖器。男性胎儿外生殖器阴囊为圆形低回声，中间有一强回声分隔，其两侧相邻部位各有一个中等强度团状的睾丸回声。阴茎为较强回声的梭状或小棒状。女性胎儿外生殖器为一菱形结构，中间夹一强回声间隙，构成所谓的"三明治"征。主要筛查胎儿外生殖器较明显畸形，对胎儿性别的鉴定，仅用于与性别有关的遗传性疾病的筛查，违反上述原则是犯法行为，所以必须严格遵守国家法律。

2. 胎盘

胎盘为一扁圆形盘状物，附着于子宫内壁的底部、前壁、后壁、侧壁或宫颈上方呈半月形弥漫细小点状回声，随孕龄及其成熟度而异，直径 16～20cm。

成熟度分为 4 级，包括绒膜板、胎盘实质、基底膜 3 个部分。

0 级：代表最早的胎盘分级，其绒膜板光滑，界限清晰，回声均匀，基板规则，一般在孕29 周前。

1 级：胎盘呈特征性的波浪起伏，内有稀疏的点状致密回声，基板规则，主要见于孕 29 周后。

2 级：绒膜板的波浪有逗号样强回声线，从绒膜板延伸到胎盘实质，但没有达基板，沿着基板可见线状强回声，多见于孕 36 周后。

3 级：由于胎盘隔有钙沉积，逗号样强回声达到基板，围绕胎盘小叶形成完全的钙化环，主要见于孕 38 周后，尤其是孕 40 周后。主要用于诊断前置胎盘、胎盘早剥及胎盘成熟度。

3. 脐带

直径 2～3cm，表面为羊膜包裹，内含 1 条静脉和 2 条动脉及华氏胶。纵切面呈 3 条平行扭曲管状无回声结构，横切面为 1 大、2 小的 3 个圆形小暗区。用于筛查单一脐动脉脐带和探测脐带动脉血流频谱。

4. 羊水。

在中期妊娠时羊水量充足，透声性良好。晚期妊娠时在液性暗区可见散在中等强度的点状回声，羊水最大垂直深度为 3～8cm，羊水过多或过少常是胎儿畸形的线索。

（二）常用胎儿生长参数的测量方法

1. 双顶间径（BPD）

胎头呈椭圆形，脑中线居中呈断续状，可见或隐约可见两侧丘脑。取近端颅骨回声外缘至远端颅骨回声内缘（亦可取近端颅骨回声中点至远端颅骨回声中点）之间的距离，测量与脑中线相垂直的胎头最大径。

2. 头围（HC）

取测量 BPD 的标准切面，测量颅骨回声外缘至对侧颅骨外缘的前后径和横径，按公式（D1＋D2）×1.57 进行计算，或用电子求积仪沿胎颅声像图外缘绘出轮廓而求得。

3. 腹围（AC）

取胎心尾侧、胎肾头侧及胎儿脊柱垂直的腹部横切面，切面内须显示肝脏，肝脏内应见门脉左支的脐部，显示的脐静脉与胎腹两侧壁基本等距，同时显示部分胃泡无回声区及脊柱的 3 个骨化点。测量腹壁的外缘到对侧腹壁的外缘之间的前后径和横径，按公式（D1＋D2）×1.57进行计算，或用电子求积仪沿胎腹声像图外缘绘出轮廓而求得。

4. 股骨长径（FL）

纵切股骨显示整条股骨干，测量股骨两端的距离。

第二节　异常妊娠

一、流产的临床及超声表现

凡妊娠不到 20 孕周，体重不足 500g 而终止妊娠者称流产。其中发生在妊娠 12 周以前者，称早期流产；发生在妊娠 12 周以后者，称晚期流产。流产依其不同的临床过程，可分为先兆流产、难免流产和过期流产。

（一）先兆流产

1. 临床表现

停经后出现阴道少量出血，伴下腹轻微疼痛及下坠感，仍有早孕反应，尿妊娠试验阳性。

2. 超声表现

子宫腔内完整的胎囊，囊内见胚胎及胎心搏动，卵黄囊存在，直径小于 1.0cm，宫腔内不规则低或无回声区。

（二）难免流产

1. 临床表现

由先兆流产发展而来，继续妊娠已不太可能，阴道出血量增多，尿妊娠试验多为阳性，甚至有羊水流出或胎囊膨出于子宫颈口。

2. 超声表现

子宫腔内胎囊变形移向宫内口方向，胚胎内胎心搏动及肢体活动消失，多普勒超声未显示胚胎内心管搏动的频谱。

（三）过期流产

1. 临床表现

胚胎死亡达 2 个月以上未自然排出，多有先兆流产的经过，子宫增大不明显或缩小，妊娠反应消失，可有反复性阴道出血，尿妊娠试验阴性。

2. 超声表现

子宫大小较同孕龄小，子宫内显示枯萎的妊娠囊，囊内无正常胚胎结构，无胎心和胎动，子宫内见不规则无回声区，多普勒超声无心管搏动的频谱。

二、葡萄胎的临床及超声表现

1. 临床表现

葡萄胎系滋养叶疾病中最常见、最良性的一种类型。由于滋养叶细胞增生和绒毛间质水肿，绒毛变成大小不等的水泡。孕妇在妊娠早期或中期出现不规则阴道出血及中毒症状，子宫常大于孕周，可伴有黄素囊肿，尿妊娠试验阳性。

2. 超声表现

子宫常大于孕周，子宫内无正常胚胎，而充满大小不等的点状和团块状回声，其间夹有很多散在的小暗区，呈蜂窝状结构。在子宫旁双侧或单侧常可发现多房、大小不等的无回声区，葡萄胎被刮出后 2～4 周，黄素囊肿逐渐消失。

三、多胎妊娠的超声表现

子宫测值明显大于同孕龄的子宫测值，早期妊娠时，宫内显示两个或多个妊娠囊及胚胎，胚胎内见胎心搏动。早期妊娠末可显示两个或多个胎儿,一个或多个胎盘回声,可伴有羊水过多。

四、异位妊娠的临床与超声表现

1. 临床表现

异位妊娠是指受精卵在子宫腔以外的器官或组织中着床发育,95%为输卵管妊娠,其余发生在卵巢、腹腔、阔韧带及子宫颈等。在流产或破裂前常无明显症状,可有妊娠反应,尿妊娠试验多为阳性。破损后,患者突然感到下腹有撕裂样疼痛,持续或反复发作,常伴有恶心、呕吐、肛门坠胀,可出现昏倒和休克。

2. 超声表现

子宫正常或轻度增大,但小于停经月份。子宫内膜回声稍增多或回声分布紊乱,部分患者子宫内显示单环状暗区"假妊娠囊"。附件区可见包块,周界不清晰,形态多不规则,未破裂前包块内可显示妊娠囊,其内可显示胚芽,少数可有胎心搏动。破裂后,包块内回声更加紊乱,表现为强弱不一、分布不匀的杂乱团状块回声。子宫直肠窝、盆腔甚至腹腔内出现不规则无回声区,期间可有肠管漂浮。

第三节 胎儿畸形

一、神经管畸形的超声表现

(一)无脑畸形

无论纵切、横切、斜切扫查,均探查不到清晰而光滑的圆形或椭圆形的环状胎头回声,仅显示一轮廓不规则的团块状瘤样结节。脑组织回声缺如,颜面部常可显示,眼球特别突出似"金鱼眼",胎头外形似"蛙头"。常合并脊柱裂和其他畸形,多数合并羊水过多。

(二)脑积水

胎儿头颅内部分或大部分显示液性暗区或脑室无回声区扩大,其外侧壁距中线的距离大于或等于同侧颅骨外侧壁到中线距离的1/3。脑中线可能偏移,脑实质被压缩贴近颅骨板,双顶间径及头围明显增大。

(三)脊柱裂

背部皮肤线不连续,脊柱的两行串珠样强回声间距变宽,排列不整齐或形成角度,局部呈"V"形朝向背侧的分叉。可合并脊髓和脊膜膨出,常合并羊水过多及其他畸形。

二、消化道畸形的超声表现

(一)食管闭锁

探查不到呈囊状的胃泡无回声区,可见到异常的吞咽及反吐表现,伴有羊水过多。

(二)十二指肠闭锁

在上腹部探及大小两个无回声区,代表扩张的胎儿胃和十二指肠球部,呈典型的"双泡征",两个暗区彼此相通,常伴有羊水过多。

三、泌尿系畸形的超声表现

(一) 肾积水

肾脏的集合系统暗区增宽大于1.0cm或大于肾宽度的1/2，双侧肾积水可伴有羊水过少。

(二) 多囊肾

多为双侧肾皮质与髓质中显示无数大小不等的圆形、椭圆形多发性液性暗区，无回声区与肾盂之间不相通，正常肾组织很少，可合并羊水过少。

(三) 肾囊肿

多为一侧肾区显示单个圆形无回声，周界清晰，形态规则，壁薄伴后方回声增强。

第四节　胎盘与脐带疾病

一、胎盘疾病的超声表现

(一) 前置胎盘

胎盘可位于子宫内壁的任何部位，如胎盘部分或全部掩盖子宫颈内口者，称前置胎盘。根据胎盘与子宫颈内口的关系，前置胎盘可分为如下4种。

(1) 低位胎盘：胎盘下缘距离宫内口<7.0cm。

(2) 边缘性前置胎盘：胎盘下缘达子宫颈内口边缘。

(3) 部分性前置胎盘：子宫颈内口一部分被胎盘所掩盖。

(4) 中央性前置胎盘：胎盘完全覆盖子宫颈内口。

(二) 胎盘早剥

正常位置的胎盘早期发生剥离，称为胎盘早剥。根据出血的位置可分为胎盘后与边缘出血，根据出血量的多少及病程的长短，在胎盘与子宫之间或胎盘下缘显示轮廓不清、边缘不整齐、回声不均匀的无回声或低回声区，甚至强回声的血肿回声。有时可在子宫颈内口上方发现血凝块回声。当血液破入羊膜腔，羊水透声性下降并可见漂浮的微弱点状回声。若发生胎儿宫内发育迟缓或死亡，则可出现相应的超声表现。

二、脐带疾病的超声表现

(一) 单一脐动脉脐带

脐带血管仅有2条，一条为脐静脉，一条为脐动脉，常合并胎儿宫内发育迟缓和胎儿畸形。

(二) 脐带绕颈

发现胎儿颈后皮肤呈现脐带压迹或凹陷，颈部皮肤线呈"U"形压迹，为脐带绕颈1周；呈"W"形压迹，为脐带绕颈2周；呈"UUU"形压迹，为脐带绕颈3周。彩色多普勒血流显示胎儿颈后、颈旁甚至颈前彩色血流信号及脐带血流频谱。

第五节 羊膜疾病

一、羊水过多的超声表现

足月妊娠时羊水量超过 2 000ml，子宫明显大于同龄孕周，宫内探及大面积无回声区，羊水最大深度≥8cm 或羊水指数＞18cm，可提示羊水过多，见于胎儿神经管和消化道畸形等。

二、羊水过少的超声表现

羊水量少于 300～500ml，子宫可小于同龄孕周，宫内羊水量减少，羊水最大深度≤2cm 或羊水指数≤5cm，可提示羊水过少，见于胎儿肾脏畸形、胎膜早破、过期妊娠等。

第十九章　儿科疾病的诊断

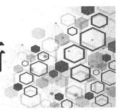

儿科超声诊断许多方面与成人不同，除小儿本身好发的许多特殊疾病以外，还有些体质条件和检测技术上的特点。

（1）儿科超声诊断几乎具备所有成人的检查内容。这就要求超声工作人员具有更为全面、更为细致的检查能力。

（2）躯体与脏器发育上与成人的差别造成超声诊断的区别。这一点在年龄越小的患者表现得就越明显。譬如小儿胸腔体积小，前后径短，因此为胸腔疾病的超声诊断提供了有利的条件。再如，幼小骨骼因含钙少，骨化未成熟，因此其对超声的衰减也不严重，再加上幼儿的骨骼本身较薄，所以使一些被骨骼遮挡的部位，有可能进行超声诊断，像头颅、胸腔等。

（3）由于不同年龄组的发育情况与对检查的态度，而形成检查操作上的差异，如年龄幼小不能主动配合检查动作，部分学龄前儿童不肯安静地被检查等，为检查前带来一定困难。有时需要做相应的处理。从超声诊断角度看，一般可把儿童患者分成5个年龄组。新生儿：此时超声诊断应该采用5MHz或7.5MHz探头，操作轻柔，尤其有些患儿可能需在保温箱或人工呼吸中进行，则更应加注意；2岁以内：多用5MHz探头，小儿虽不能主动配合，但多数不需镇静剂，只需检查时用奶瓶和奶嘴诱哄幼儿即可；2～5岁年龄组：这是最麻烦的一组，多数需要使用镇静剂来使之安静的患儿均在此组；5岁至青春期：此期多数能配合检查，使检查顺利进行。但较小者亦有需要诱哄等方法；青春期以后：与成人相同。

（4）儿科超声诊断对象的特点也向超声诊断工作、检查方法、仪器设备提出了特殊要求。

第一节　胸部疾病

一、解剖概要与检查方法

婴儿自出生后很快即吸入空气，开始肺的呼吸运动，完成气体交换功能，形成肺泡被气体充盈的状态，使超声探测时呈现强烈的气体回声。婴儿的胸腔前后径与横径相近，呈圆形断面，随着年龄的增大，渐趋扁平，构成胸壁支架的胸骨及肋骨。年儿童骨化程度较低，骨内含矿物质较少。儿科胸、膈部的超声检查可采仰卧位，及左右侧卧位姿势，检查的途径可有经肋间、肋缘下、剑突下及胸骨上等，依病变部位而选定。所以仪器以实时成像为佳，尤其当检查膈肌运动状态时，探测时扇扫比较线扫更为灵活方便。

二、胸膜疾病

胸腔积液在儿科常因年龄不同而具有不同疾病的特点，胸膜腔积液以后，正常胸膜腔微小的间隙为液性物填充形成了充液结构的特点，极易被超声检查所显示。

三、肺的疾病

肺内气体的存在使得超声对肺内病灶探测困难，但当肺的病变使肺内充气组织为实性或囊性占位病变所取代，或因气管梗阻而肺不张等实化时，或病灶接近胸壁，均可被超声检查显示。

四、纵隔肿物

纵隔肿物有先天性的组织异常发育，有原发性或转移性的肿瘤，为小儿胸部肿物的常发部位。上纵隔的囊状水瘤除少数原发于纵隔外，多为自颈后三角扩展而致。淋巴瘤也是发生自颈部，二者均表现为无回声结构。淋巴肉瘤、胸腺瘤、支气管囊肿、畸胎瘤（皮样囊肿）好发于前纵隔，良性畸胎瘤多为囊性结构但有时也可以实性表现。

五、横膈疾病

常见儿科疾病有膈疝、膈膨升等。膈疝是由于发育不全致腹腔脏器与膈肌缺损处或薄弱处突入胸腔。

1. 胸腹裂孔疝

胸腹裂孔疝是位于膈的后外侧三角区部分膈的融合缺陷，多在胸腹膜管闭合前已发生疝，故多称疝囊；又因左侧闭合晚于右侧，故多见于左侧。

2. 胸骨后疝

胸骨后疝是胸骨旁部分膈肌与中心部分原始横膈融合缺陷所形成。

3. 膈膨升

膈膨升为膈肌发育不良，膈组织薄弱，因腹内压与胸腔负压的作用，使膈向后胸腔抬高形成膈膨升。膨升的程度与膈肌发育程度有关。一般可无明显症状，严重者可影响呼吸循环功能，也可影响胃肠功能，甚至出现肠梗阻。

第二节　胃肠疾病

儿科超声诊断在胃肠及腹腔内疾病的诊断中占有重要地位，许多为胃肠先天性畸形，在婴幼儿期即可发现且危及生命，如胃的幽门狭窄、肠道闭锁及狭窄等。有些胃肠疾病于儿童时期好发，并多以急症就诊，如阑尾炎、肠套叠、梅克尔憩室、巨结肠等。超声诊断有助于疾病的明确诊断，并有助于临床医师对是否立即进行手术或采用其他方法进行选择。

一、消化道重复症

消化道重复症为先天性发育畸形，是某段消化道旁出现球状或管状空腔，具有相同黏膜，共有相同血管供应血循环的囊状畸形。检查方法以往主要为放射线造影。近年来，超声检查的胃肠畸形的应用已见报道，就其实用性与效果应属首选。

二、先天性肥厚性幽门狭窄

本病为幼儿常见的腹部外科疾病，发病率稍低，占先天性胃肠畸形的第 3 位。均为足月婴儿，男性占 80％。其病因多数人认为是先天发育缺陷。

其超声检查表现如下。

（1）于胃腔下口处，腔道逐渐狭窄，幽门部增厚、肥大，若管腔中有气体时呈强回声反射。

（2）幽门长轴断面，幽门腔的前、后壁肌层增厚大于或等于5mm，近端增宽，远端狭窄呈低回声。

（3）幽门短轴断面，肥大的幽门表现为一圆形团块，呈低回声，但常因管腔部回声不同而呈环状低回声。若管腔含气较多，可呈靶环状。

三、胃内异物及胃结块症

胃内异物的来源可以是吞入物品，体积较大，不能消化而滞于胃肠道内。

其超声检查如下。

（1）充盈液性物的胃腔呈液性暗区。

（2）异物包含于液性暗区中，可因体位变化而移动。

（3）异物可因性质结构不同，出现不同的回声团块，多为强回声光团。

（4）异物图像形状与异物相应断面形态相同。

四、肠套叠

肠套叠为婴儿期最常见的急腹症，多在2岁以下，尤其在4～10个月时发病，以后随年龄增加发病率减少。男孩多于女孩，春季好发。肠套叠系肠管的一部分进入另一段肠腔之中，多数为顺行性，即近端肠管进入远端肠腔中。此段套管的部分即有最外面的鞘套，中间的套入部和最里面的肠管3层套筒，这一特殊的解剖结构形成了超声图像的特征表现。

超声检查所见：病变处可探及套叠肠段形成的特征性回声改变，即由肠壁及管腔界面构成的低回声区与强回声交错的断面，多呈现假肾征。图像清晰时，横断面可呈现肿块回声团块，中为大小环套叠的同心圆状或强回声光环，中心为低回声的靶环症。断面可见多层管壁的管状结构，形成套管状；病变近端常可见肠黏膜水肿的低回声肠壁增厚；常合并有肠梗阻的声像图表现，病变以上时有肠腔内淤滞。

五、肠梗阻

临床上可以看到多种原因、多种疾病产生肠梗阻的结果，如来自于肠管外的腹膜粘连（感染性炎症、化学性损伤、机械性创伤等后果），肠管内的物体堵塞（如蛔虫团、异物、粪便），肠管壁的异常与病变（肿物、先天性畸形、肠扭转、肠套叠）等。

其超声检查表现如下。

（1）梗阻处肠黏膜皱襞水肿、增厚。

（2）梗阻以上部位的肠腔扩张，管腔径线增大，内有黏液性滞留物。

（3）肠腔内呈无回声。含有气体时，有形态不规则的强回声光团，可有声影。

（4）肠蠕动增强或减弱、消失。

（5）当合并有炎症或肠穿孔时，可发现不等程度的腹水回声区。

六、梅克尔憩室

梅克尔憩室又称回肠远端憩室，是一种发育过程中卵黄管退化不全、肠端形成盲袋所致。可造成肠梗阻、肠套叠、溃疡、出血、穿孔等结果，临床常以肠梗阻的形式出现。

其超声检查所见表现如下。

（1）以肠梗阻形式出现者，可见到肠梗阻声像征象。

（2）以炎症形式出现者，如阑尾炎声像图表现。

（3）于病变处可探及充液管腔，憩室处的囊袋样结构。呈均匀杂乱的低回声，呼吸活动消失。阑尾腔内有粪石、虫卵或气体呈强回声伴声影。鉴别诊断图像认读准确时不会出现假阳性，主要应该和回盲部肿瘤以及女性右附件区疾病相区别。阑尾炎常因化脓、坏死、梗阻及穿孔等病情严重，危及生命，对小儿尤其严重；早期诊断对预后的改善极为重要。超声诊断应起重要作用。

七、先天性肠管畸形

先天性肠管畸形在儿科疾病中种类繁多，如肠管扭转、肠管的狭窄与闭锁、肠内息肉、消化道重复畸形、巨结肠症等。只有因病灶造成的继发表现明显时，方可探出佐证病变性质。近年由于检查技术的进步与临床应用的开展，对肠道畸形的诊断已能检出对狭窄和闭锁的梗阻处，做出较标准的定位，有助于手术治疗。

（1）巨结肠症（又称无神经细胞症）为一种儿科较常见的先天性肠管畸形，是乙状结肠发育异常，病变处近端肠管粗大、扩张，远端肠管狭窄而梗阻肠道。超声检查表现为肠道淤滞的肠梗阻现象，超声可确定病变部位，有助于手术。

（2）囊性纤维变性是一种染色体隐性遗传疾病，为全身性外分泌功能紊乱，累及肺、肝、胆、胰腺等多种器官。腺体萎缩，患儿可因胎粪性肠梗阻、肠扭转等致成肠坏死而危及生命。因胰腺分泌功能不良缺少正常胰酶，而肠道中黏液腺分泌大量黏稠黏液浓缩、干结而阻塞回肠，此种胎粪阻塞于胎儿及新生儿中均可为超声发现。

超声所见：产前超声检查，胎儿腹中若发现异常肿块回声即应注意。新生儿在肠梗阻处可发现回声团块，若因肠缺血、坏死而出现胎粪性腹膜炎时，胎儿可见腹水，有时呈现许多小的囊状暗区。

第三节 肝脏疾病

一、解剖概要与检查方法

儿科的肝脏超声检查有着解剖学和临床医学上的许多特点。肝脏自胚胎第3周，由前肠远端的上皮赘突发生以后，渐此发展形成。于妊娠中期胎儿肝脏充填腹部，占有极大的位置比例。至初生时仍占据腹腔很大部分。新生儿与婴儿时期，肝脏体积仍很大，以后随年龄增大而肝脏增长速度渐缓慢，5岁时约为体重的3.3%，至青春期为2.5%～3%，逐渐接近成人大小。

肝脏检查的超声仪器以凸阵及线阵较为适用，而对消瘦者弧形或扇形更佳。5MHz探头适于大部分儿童患者，大龄儿童用3.5MHz探头效果亦佳。仪器最好有动态聚焦。小儿肝脏的界限，因年龄不同互有差异。3岁以前，右锁骨中线处，上界平第四肋间，下界在肋下1～2cm，至7岁上界降至第五肋间，下界平肋缘。左叶在剑突下，由生后至7岁，介于2～2.5cm之间。儿科临床以肋下3cm以内为轻度肝大；肋下3cm至平脐为中度肝大；脐水平以下，为重度肿大；更下进入盆腔，并横过中线，为极重度肝大。

二、肝脏解剖的异常

肝脏在解剖位置的异常有伴随着内脏大转位的左位肝脏以及另一些不等程度的异常，如右肾肿物或右肾上腺肿物推挤肝脏左移、转位等。这种情况可发生于其他部位占位病变的压挤，也可以见于左肾或脾脏缺如。反之，左肾、脾、胃的病变也可致肝脏右移。此时，超声检查对肝脏的位置改变系原发性先天性异常，还是因为肝外占位病变的影响，不难做出明确诊断。

三、肝脏弥漫性疾病

儿科弥漫性肝脏疾病有些只见于儿童，具有独特的性质，如乳儿肝炎、糖原累积症、先天性肝纤维化等，也有些与成人疾病相似，如病毒性肝炎、肝硬化等。

（一）肝糖原累积症

肝糖原累积症这是一种遗传性代谢障碍的疾病，特点是葡萄糖吸收和糖原储存异常，致使大量糖原储积于肝、肾等脏器中，肝细胞的糖原贮积和脂肪性变致使二脏增大，肾曲小管处的糖原贮积，致成合并双肾增大。

其超声检查表现如下。

（1）肝脏均匀性弥漫性增大，表面平滑，界限清晰。

（2）实质回声致密，明显增强。后侧可出现明显的声衰减。肝内实质无异常回声团块，肝内管状结构显示清晰。

（3）合并双肾增大，增大的肾脏形态规则，肾内结构正常。

（4）增大肾脏肾实质的回声仍低于肝脏，呈低回声区。

（二）先天性肝纤维化

本病是一种退行性病变，发生于儿童期，表现有肝大、门静脉高压和食管静脉曲张，但肝功能检查表现正常。肝纤维化和门静脉高压为本病临床的重要问题。此病伴有肾小管扩张，可并有婴儿型多囊肾。

（三）肝硬化

多种疾病可以导致儿童期的肝硬化，包括：炎症性疾病，如肝炎的坏死性肝硬化；胆汁性肝硬化，继发性胆道闭锁或胆管囊肿；血管梗阻遗传性肝病的多囊肝、先天性肝纤维化等；代谢疾病；血清性肝炎及囊性肝纤维化等均可导致肝硬化。肝硬化表现为实质损害、门静脉高压等一系列变化。

四、肝良性肿瘤

儿科的肝内良性肿瘤很少见，相对常见的有血管瘤、错构瘤及腺瘤等。

五、肝恶性肿瘤

在小儿肝脏肿瘤中，原发于肝脏的以恶性肿瘤为多见，占儿科恶性肿瘤的第3位，其中以肝母细胞瘤及肝癌为主。转移的肝脏肿瘤中最常见的是神经细胞瘤，此外转移肝脏肿瘤还有肾胚胎瘤、恶性淋巴瘤等。

六、肝裂伤

肝外伤后破裂出血形成血肿，在儿科相当常见，其发病率仅次于脾破裂。发病多为儿童，右上腹部钝器打击或碰撞后致病，有些患儿因出血而休克，但亦有相当多的患儿自觉症状不明显，超声检查可于肝内探及较大无回声区，形态不一，易与脓肿相混，若出血向肝外渗流，亦可见肝周围液性回声。

第四节 胆囊及胆道疾病

一、胚胎与解剖

胆囊和胆道系统是在胚龄第 4 周开始发生。出生后的新生儿期胆囊很小而位于肝组织的深部，但以后生长发育很快，在 2 岁时其大小即接近成人。对小儿胆囊及胆管系统超声检查宜采用 5～7.5MHz 频率的探头，较大儿童可用 3.5MHz。检查前，除婴幼儿外，应禁食 8～12 小时进行，故检查最好在上午空腹进行。儿童胆道的正常测值随年龄变化而大小有变化。

二、胆囊畸形

胆囊的位置畸形极少见。异位胆囊可以在肝脏以上或肝脏之后，在镰状韧带中或在腹壁内，甚至完全在肝实质中，即肝内胆囊。另一种明显异位是左胆囊，这种情况伴有内脏转位。

（一）超声检查表现

（1）依各种畸形的形态学改变表现不同的相应超声图像。胆囊缺如为胆囊窝处及肝内外无胆囊发现。胆囊大小的畸形可由测量判断。双胆囊则表现两个胆囊同时存在。

（2）胆囊的超声特征仍保存（典型的囊性结构）。

（3）畸形以外的组织均表现正常。

（二）鉴别诊断

双胆囊应与胆囊憩室区别。胆囊纵隔应除外胆囊的皱褶。大胆囊应除外各种情况的胆汁淤积；小胆囊应除外胆囊炎进食后收缩所致。

三、胆总管囊肿

胆总管囊肿发病多见于婴幼儿与儿童，占 2/3，其余多见于青少年发病，女性多于男性 4.5 倍，为一种先天性肝外胆管囊样扩张。

（一）超声检查表现

（1）右上腹部有一个呈巨大的透声区，并有数个囊状结构，此外多可探及胆囊。

（2）可以伴有或不伴有肝内胆管扩张。

（3）囊状物可以探寻到与肝管相连。胆管扩张需与其他管状结构加以区别。注意此部位的正常解剖，而且胆管不如门静脉壁回声强，它还不受门静脉动作所影响。

（二）鉴别诊断

胆总管囊肿应与胆囊、胰腺囊肿、肝囊肿和罕见的肠系膜囊肿鉴别。

四、胆管扩张

胆管扩张有 2 种：一种伴有门静脉周围纤维化的肝内胆管扩张，称为先天性肝纤维化胆管扩张，较常见，常在出生时即出现，预后不佳。患儿多于青少年时期继发肝硬化、门静脉高压。另一种较少见，表现为不伴有门静脉周围纤维化的节段性肝内胆管扩张。此病虽可发生于婴儿，但一般至成人才出现症状，患者没有黄疸，在扩张节段可以有肝内胆管钙化，而导致胆管梗阻。

其超声检查表现如下。

(1) 肝脏稍增大。

(2) 肝实质可见多数小的低回声区，为肝内管状交通性的空泡。

(3) 可合并有肾的畸形（海绵肾）。

五、胆道闭锁

胆道闭锁是新生儿最常见的严重疾病之一，只发生于生后数月以内，少见于较大儿童，出生后不久致病，多不符合先天性畸形的规律，故其不一定是先天性的缺损，而是一种进行性使管腔闭合的炎症过程。肝内胆管闭锁的病变，胆囊小，肝管缺欠。超声所见与病理改变相应，胆囊小或难于显示。胆管系统显示不清。但也有可能看到部分总肝管或总胆管者。此病可合并肝炎表现。

其超声检查表现如下。

(1) 肝脏形态正常，但回声可能均匀增强。

(2) 胆囊小，充盈不良或不显示。

(3) 肝外胆管不显示，肝内胆管在不伴有扩张时不明显。

六、胆石症

儿童的胆石症并不多见，儿童胆石症常合并其他缺陷，如血液病（地中海贫血、溶血性贫血），终端回肠异常（如节段性回肠炎）影响胆盐代谢的疾病以及胆囊纤维化等，均可致结石形成。胆结石的超声所见与成人相似。

七、胆道蛔虫症

胆道蛔虫症系肠蛔虫症的并发症，当胆道发生病变、胆道口括约肌松弛时，更利于蛔虫的窜入，甚至深达胆囊之中。

超声检查所见：与成人胆道蛔虫症相同。

第五节　胰腺疾病

一、解剖概要与检查方法

超声检查对胰腺是有独特效果的，儿童多数形体适中，而且肝左叶大，更为超声诊断提供了方便条件。儿童胰腺位置倾向水平，胰头与胰体常常很薄，胰尾常较明显，其大小随年龄、体型及遗传因素而不同，10岁以后，胰腺大体接近于成人。因小儿较大的肝脏可作良好的透声窗，对超声检查较成人方便，但对较大儿童为了避免胃肠食物与气体影响，可于查前禁食8小时。若患者腹胀则需饮水使胃充盈构成声窗。对胃肠气体过多影响检查的患儿，必要时需用驱气药物。小儿胰腺超声检查用5MHz探头，这种探头不仅分辨力好，而且长短也适于儿童剑下部位，能使探头与皮肤接触密切，有时用扇扫探头可取得更好效果。检查方法与成人相似。

二、先天性胰腺异常

胰腺实质的先天性畸形很罕见。环形胰腺是胰头的胰腺组织在Voter壶腹以上，完全或不完全地围绕于十二指肠第二部分。由胚胎上看是胰腺的腹侧芽与背侧芽融合的结果。由于在胚胎发育上与十二指肠的密切关系，胰腺畸形多合并有十二指肠的发育异常。异位胰腺可见于多处，其至十二指肠球部、肝、脾、胆、肺等，病灶小，超声诊断意义不大。

三、先天性胰管闭锁

胰管远端完全闭合伴有梗阻处近端的胰管囊状扩张，胰腺实质萎缩伴纤维化，这种变化应为超声所发现；胰腺回声致密、增强及胰腺内发现囊状结构。

四、胰腺炎

儿童期胰腺的原发炎症性疾病很不常见，多为上消化道疾病或胆道蛔虫病的并发症，或继发于流性腮腺炎及其他急性感染。多数原因不明，这可能是许多此病未能诊断而误以其他疾病处理之故，实际上并不少见，本病的诊断依据与临床意义与成人胰腺炎相似。急性胰腺超声检查所见与成人相同。

近年由于遗传性胰腺炎的发现，改变了过去认为少见于儿童的观点。本病为一种常染色体显性遗传的疾病，临床上主要为上腹部疼，X线平片可见胆囊与胰腺的钙化点。此病在较小儿童的超声诊断经验仍很缺乏。按慢性胰腺炎的病理表现为体内纤维组织增生，腺体变小并可有钙化。其超声检查表现如下。

（1）胰腺增大，病程长者有缩小。

（2）轮廓不规则，不清晰。

（3）内部回声增强，不均匀。

（4）有时可见钙化点，胰管扩张。

（5）合并有胰腺肿瘤与假性囊肿时，可见相应的声像图表现。

五、胰腺囊肿

先天性胰腺囊肿极少见，而且病因不明，可以有孤立的，也可以是多发的。多发的隐性胰腺囊肿合并肝、肾多囊性病变。超声对于小于 0.5cm 的囊肿可见诊断，故当胰腺结构中发现囊性的无回声区，即可确定并可与胰管扩张相区别。

六、胰外伤、胰腺假性囊肿

胰外伤、胰腺假性囊肿在儿童中占 50%～70%，为外伤引起，年龄为 6 个月至 15 岁，超声所见为上腹部胰腺部位圆形无回声区，形态规则，界限清楚，边界整齐，大小不同。胰腺体及胰头为多见，检查时注意仰卧位探测，经左肾做声窗仔细观察胰尾部。此病超声诊断应仔细检查附近脏器，其目的为：排除其他脏器的病变，确定囊肿的部位，勿遗漏附近器官，如肾、肝、脾的外伤。

七、胰腺肿瘤

胰腺癌在儿童极为罕见，但最早于 3 个月小孩即有发病。早期症状是腹部肿块，肝脏肿大，消瘦、黄疸和远离部位转移。肿物可发自于胰腺管。胰腺囊腺瘤各种年龄均很少见，尤其是在儿童胰腺囊腺癌为多发囊性新生物造成巨大腹部肿块，伴有邻近器管异位，肿瘤为圆形，界限清晰。多数儿童的肿物体积太小而难以查到。

第六节　肾脏疾病

一、解剖概要与检查方法

胎儿分娩后肾脏内部结构仍在继续发育，使结构与功能均逐渐成熟，因此新生儿的肾脏与成人肾有许多不同之处。新生儿肾脏表面凹凸不平，呈分叶状，随着肾皮质的发育，至1岁（甚至3～4岁）表面开始变平滑，渐成蚕豆形。婴儿肾脏解剖与成人有许多细节上的不同，如肾盂周围脂肪少于成人，肾脏的髓质锥体大而明显，这些在超声上也有相应的反映。探头频率婴幼儿用5.0MHz或7.5MHz，较大儿童用3.5～5MHz。

二、先天性肾异常

先天性肾异常有肾数目的异常、肾体积的异常、肾形态的异常、肾位置的异常、肾结构的异常等。

三、肾脏囊性疾病

此类疾病均具有实质性囊性变的表现，成为超声检查诊断率与符合率均很高的疾病，于早期即可发现。

（一）婴儿型多囊肾

虽然成人型多囊肾亦可有3％于小儿时即有症状，但绝大多数至成人时因病情发展而就医。婴儿型多囊肾为常染色体隐性遗传疾病，主要见于幼小儿童，虽然可大龄儿童甚至成人发现，但极少见。其超声检查表现如下。

（1）双侧肾脏增大，肾被膜表面平滑，或有隆起，界限不清，边缘模糊。

（2）双肾实质回声增强，高于肝实质的回声，或表现为肾周围有明显的无回声带（液性间隙）。

（3）肾窦回声与实质回声相似，使肾实质与中心集合系统区分困难。

（4）肝脏可出现肝纤维化表现，甚至有门静脉高压症。

（二）肾多发性囊肿

肾多发性囊肿的病理为肾实质由大小不等的囊肿所充填，使肾脏失去功能，囊之间辨认不出正常肾组织，本病常伴有输尿管异常。超声检查所见与成人超声检查相同。

四、肾积水

肾集合系统的扩张是儿童很常见的一个临床问题，致儿童肾积水的原因可有泌尿系统内的疾病，也有泌尿系统以外的疾病，在儿童更有许多奇怪的先天性疾病与肾积水有关。也有不少的肾脏疾病要与肾积水相鉴别。

肾积水可以由以下各段尿路的完全或不完全梗阻所致。发病的部位可以自输尿管、膀胱颈至尿道口，肾盂输尿管连接部梗阻是儿童肾盂、肾盏积液的最常见原因。输尿管膀胱连接处以上的梗阻，最多为外压性原因所致，在儿童可有盆腔淋巴瘤、盆腔脓肿、巢卵肿物和充满腹腔的巨大肿物，它是新生儿特别常见的。输尿管与膀胱连接处也可以发生梗阻，在这段或以上的梗阻多为单侧发病，表现一侧肾盂积水。膀胱颈部与尿道亦可发生梗阻，此时肾盂积水则表现为双侧。形成梗阻的原因可以是结石、肿瘤、炎症以及先天性异常等。梗阻性肾积水可发生于任何年龄，但解剖结构异常的肾盂积水常于儿童期即可发现。超声检查对肾盂积水的诊断不需依靠肾功能，因此尤其适用于新生儿及禁忌造影的患儿。

五、肾肿瘤

儿科肾肿瘤很少为良性，在儿童肿瘤中死亡率位于前列，而其中肾胚胎瘤最为常见。肾胚胎瘤又称肾母细胞瘤，发病较早，多在1岁前发现。此病合并有单侧肢体肥大，虹膜缺如，无睾丸，尿道下裂及错构瘤等畸形。瘤体发生于肾中部或一极，绝大多数为单侧发病，肿瘤形态规则，呈圆形或椭圆形。早期具有完整被膜，剖面呈实性。肿瘤可发展很大，形成对肾组织结构的压迫及肾周围组织的挤压，而瘤体本身也可出现坏死、出血、液化、钙化等情况。晚期肿瘤可突破肾被膜，广泛侵入肝、膈肌、肠、淋巴等周围组织，亦可血行转移至肺及全身各处。偶见肾外胚胎瘤可在肾旁出现。肾癌多见于较大儿童，临床最多的症状为无痛性肉眼血尿。先天性中胚叶肾瘤（胎儿肾结构），多见于出生后数月内，瘤体无被膜，呈浸润性发展至部分或全肾。

其超声检查表现如下。

（1）肾脏大小及形态因肿瘤大小而不同，大的肿瘤致使该肾的声像图断面经线增加，形态失去正常规则，可有肿物区的局部隆实，或整个肾脏膨大失常。

（2）肾的边缘轮廓也可因增大肿物发生改变，当肾被膜被侵害有破坏时，正常肾的轮廓线消失或缺损，边缘模糊不清，甚至周围失去界限。

（3）肾内结构可因瘤体出现破坏，如实质处的皮、髓质关系，实质与肾窦关系的改变，瘤体的压迫使肾窦回声位移，或因肾盏受压出现肾内液性区。

（4）肾内发现异常回声团块多位于肾窦实质区，但在大的瘤体，肾内较大部分为瘤体占据甚至难以定位。

（5）异常回声团可以是低回声、等回声、强回声，依瘤体病理的物理性状决定。回声也可以是均匀的或不均匀的。

（6）在瘤体出现坏死、出血等情况，相应地可于声像图中出现规则的低回声区或液性暗区，甚至有囊性结构的出现。

（7）大的肾肿瘤可对周围器官和血管有推挤移位与压扁变形等。

（8）晚期肾肿瘤对周围器官、血管、淋巴侵犯出现相应的声像图改变，如肿大的淋巴结、梗死的大血管、周围器官的破坏与粘连。

六、肾结石

泌尿系结石在儿科发病率较成人要低，而小儿肾结石发病率更低于膀胱或尿道的结石，但近年来有相对增长的趋势。肾结石患者中有些合并各种各样的尿路梗阻、肾畸形（马蹄铁形肾、海绵肾）、肾移位、膀胱输尿管反流等，以合并脑脊膜膨出及神经性膀胱最多见。与儿科结石有关的全身性代谢障碍因素种类很多，高钙尿症是形成尿石的重要因素。在小儿尚可出现尿石或钙质沉着症，多于5岁前发病，其他还有高尿酸尿、胱氨酸尿，甚至长期应用索密痛、四环素等药物所致结石等。由于儿童肾脏在超声图像显示上更为清晰，所以对肾结石的诊断也更为有利，超声检查所见与成人相同。

七、肾钙质沉积症

肾钙质沉积症亦称肾钙化，与高钙症及肾结石有关，但儿科常见单独发病。致病的原因可能有摄入钙量过多，以及维生素D的长期使用所致。此病常无临床症状，但可影响肾功能，因此早期诊断非常必要。基于其病理为弥漫性的肾实质钙质沉积，因此组织学特性上引起了必然的变化，所以可用超声检查出。其超声检查表现如下。

（1）肾脏大小，形态正常。

（2）肾实质回声弥漫性增强，改变了一般低于肝脏的水平。

（3）因实质回声增强，淡化了肾实质与肾窦回声界面关系，使中心集合系统回声不清晰。

（4）此病也可合并有肾结石症。

第七节　肾上腺疾病

小儿肾上腺在超声应用上有着相对优越的条件，幼小婴儿肾上腺相对较大，小儿体形适于超声检查。新生儿肾上腺体积相当于肾脏 1/3 大小，以后逐渐发展至 5 岁时，肾上腺达到成人大小。

肾上腺的检查方法对幼小儿童采用仰卧位的纵、横切，右侧肾上腺以肝为声窗较易取得，而左侧有时以左肾为声窗亦可取得较好效果。所用探头多为 5.0MHZ，较小儿童宜选用 7.5MHZ。

其超声检查表现如下。

（1）肾上腺增大变形：这种形态上的变化因病种与病程而不同。肾上腺增生时改变不明显，而肾上腺血肿、神经母细胞瘤则表现明显，肾上腺因病变增大，多呈圆形，边界清晰。

（2）肾上腺在图像上难以辨认，而病变的内部回声则因不同的病理改变而异。肾上腺出血的血肿，可以是致密的回声增强区，呈实性肿物表现，也可以是无回声的团块，甚至成囊性结构，依血内容为血凝块、血液等的液化程度而异。肾上腺神经母细胞瘤可表现不均匀实性回声，钙化处回声增强，也有呈低回声表现。嗜铬细胞瘤则表现为中等回声的实性病变。

（3）神经母细胞瘤及肾上腺血肿均可发生钙化，前者可使肿物内出现回声增强，但少有声影；后者多于出血后 7～12 天发生，出现致密的强回声光点或光团。

（4）上述肿瘤均可因有坏死、出血、液化而出现无回声液性区，甚至如囊、实混合性回声类型。

（5）此种肾外肿瘤均可导致肾脏的移位或扭转及挤压邻近脏器。

第八节　腹腔及腹膜后的其他疾病

一、囊性淋巴管瘤

囊性淋巴管瘤又称囊状水瘤，本病的形成是胚胎发育时期，静脉丛中的中胚层裂隙，融合形成大的原始淋巴囊与静脉沟通，囊腔扩大而成为囊性淋巴管瘤（为淋巴管瘤中的一型）。其构成是一个或多个大小不等的囊腔，腔内充有淋巴液，囊壁内为正常的内皮细胞，外为薄的胶原纤维和少量平滑肌纤维，因原始胚胎淋巴囊发生于颈部、腹膜后及髂内静脉，故囊性淋巴管瘤有 3/4 发生于颈部，20% 发生于腋下，其余发生于腹膜后、盆腔、胸壁等。其超声检查如下。

（1）肿物相应处，显示为多房或单房性囊性占位病变。

（2）囊性肿物壁清晰，边界清晰，囊内为液性无回声区。

（3）多房性囊肿结构可呈不规则排列多囊腔断面，或交错分布的管状结构；如合并有出血或感染时，腔内可有散在回声光点或光团，体位变化时有漂浮移动。

二、成神经细胞瘤

成神经细胞瘤或称神经细胞瘤，是儿科腹部第一位恶性肿瘤，此肿瘤源于分化与未分化的交感神经节细胞，故发病均具有胚胎性交感神经节细胞的部位，60％原发于腹膜后，来源于肾上腺髓质或交感神经节，亦可发生于颈、纵隔、盆腔等处。

其超声检查表现如下。

（1）发病于腹膜后肾旁间隙，大多数在肾上腺内发现实性占位病变，余则在椎旁交感神经链处。

（2）肿块边界多不清晰，少数在小的肿块周围可见被膜的轮廓线。

（3）病变内部回声以不均匀分布的强回声为主，少数小的肿瘤可表现为均匀的强回声。

（4）若伴有出血或坏死，可出现液性区，肿瘤显示不均质混合性结构，大的血肿有时表现如囊肿。

（5）钙化部分有相应的强回声坏死斑，伴有声影。

（6）增大肿物挤压周围脏器，可引起移位或变形。

三、畸胎瘤

畸胎瘤为儿科三大常见肿物之一（其余为成神经细胞瘤与肾母细胞瘤），发病率很高，好发部位为身体中线及其旁结构，如纵隔、腹膜后、骶尾部、卵巢及睾丸，其他部位甚少。其超声检查表现如下。

（1）病变处可探及完整的肿物。

（2）肿瘤有清楚的界限，边界因被膜而有明确的轮廓线。

（3）肿物为囊、实性混合性结构。

（4）囊腔内因充液成分不固定，可有无回声（浆、黏液），强回声（油脂）及液性分层的表现。

（5）含有的实性肿物因成分可有强回声伴有声影（如牙、骨、毛发）或中等回声团块（如软组织）。

第九节　盆腔疾病

盆腔疾病的超声检查在儿科临床中占有相当重要的地位，已取得良好的效果。盆腔内含有颇为复杂的组织结构，如内生殖器官、下泌尿路器官、肠管下端以及血管、神经、淋巴等多种组织和盆腔壁的肌肉，其他软组织等。此中各种发育上的异常，各组织的新生物和足以导致形态学改变的炎症性疾病均为超声检查的适应情况，因此超声的儿科盆腔检查应用很广。

一、膀胱疾病

婴幼儿及较小年龄儿童膀胱位置较高，常在耻骨上很易探查，便于经腹壁的超声探测。

（一）膀胱畸形

膀胱畸形是泌尿系先天性异常中较为常见的疾病。基于发生学上膀胱与脐的密切关系，尿囊管残留处可由膀胱延伸到脐孔，因此畸形处可沿整个尿囊管充盈扩张或扩展成囊。这种脐尿管异常是很容易被超声检查所发现的，但应注意勿与耻骨上囊肿、脐疝修补术后空隙相混，因为其声像图表现极为相似。

（二）膀胱结石

小儿尿路结石较成人的发病率低，而一般认为在儿童膀胱结石较肾脏结石发病率高，而男孩远多于女孩。膀胱结石的声像图特征与胆结石表现相似，易为超声检查所发现。

（三）膀胱肿瘤

儿童的膀胱原发肿瘤很少见，多为肉瘤。继发肿瘤则来自前列腺、卵巢、淋巴等邻近组织、器官。膀胱肿瘤的超声探查用经尿道探测，由于探头太粗对儿童不适用。经腹壁探测亦可取得较好的结果，探测方法与成人相同。

二、其他盆腔肿物

盆腔中除生殖系的肿物以外，尚有骶尾部畸胎瘤、前侧脊膜膨出、骶尾部脊髓瘤、横纹肌肉瘤、盆腔淋巴腺瘤、盆腔炎症性疾病等。

超声表现：实质性回声表现为边缘清晰、轮廓分明形态尚规则的软组织回声类型，内回声欠均匀。如伴有坏死、出血等情况，则有相应的声像图的改变。

三、脑脊膜膨出

脊椎管未完全闭合的脊椎裂，并因之而产生的脑脊膜膨出的超声诊断，于胎儿期的神经管畸形即可发现。出生以后，各种程度或类型的变化均为超声诊断的适用对象，虽然由颅脑至骶尾各处均可发生脑脊膜膨出，但最多发现为腰骶部。脊柱裂因发生的部位及缺损的程度可发生不同程度及内容的脑脊膜膨出。单纯脊椎管缺损而不伴有脑脊膜膨出，无脊髓异常，为隐性脊椎裂，如椎管缺损较大，而致脑膜或脊髓膜自椎管向外膨出至脊柱之外，即脊椎裂合并脑脊膜膨出。如脑脊膜膨出，不只为脑脊膜及脑脊液，而且合并有神经组织结构，则为脊椎裂伴有脊髓脑膜膨出。此时患儿不仅局部有膨出的柔软囊性肿物，而且常伴有下肢瘫痪及大小便障碍。

其超声检查表现如下。

（1）隐性脊柱裂在病变的椎管处，可发现脊椎结构的缺损、脊突的不显示，或偏移并伴有脊椎弓的断裂，椎管的后侧部出现缺损的未闭合处。

（2）脑脊膜膨出：超声所见除脊椎裂的表现以外，可见皮下囊性肿物，多为椭圆形，由硬脑膜构成的囊壁呈强回声的平滑完整的轮廓，囊壁与脊管或颅骨裂处相通，囊内为均匀的无回声区。

（3）脊髓、脊髓膜膨出：超声所见除脊椎裂脑脊膜膨出的表现以外，脊髓膜膨出的囊性病变中因混有神经组织，故在囊内无回声区中可见脊髓的低回声结构或马尾终丝的线状回声反射。

第二十章 甲状腺疾病的诊断

第一节 甲状腺组织和解剖

一、甲状腺解剖

（一）甲状腺形态

甲状腺由左、右两个侧叶与峡部组成，呈"H"形，位于喉和气管上段前方。多数人有锥体叶，在峡部或者在两侧叶间突向上方，可达舌骨，是甲状舌骨管的遗留组织。甲状腺侧叶呈下宽上尖锥形体，体积大约长 5cm、宽 2cm、厚 2cm。甲状腺峡部长约 1.6cm、宽 2.2cm、厚 2cm。成人甲状腺重量为 25～30g，婴儿为 1.5～2.0g，老年人甲状腺萎缩，平均为 10～15g。甲状腺形态变化很大，峡部缺如，两侧叶不连续，占 8%～14%，无锥状叶占 40%，少数人甲状腺下极可达胸骨上窝和胸骨柄后方。

（二）甲状腺包膜

甲状腺有内、外两层被膜。内层包被整个甲状腺腺体，形成若干纤维束深入腺体实质内，将甲状腺分成许多小叶，为甲状腺的固有被膜，是真包膜，称纤维囊（capsula fibrosa）。外层被膜是气管被膜的延续，不完整，在与气管接触的甲状腺部分无此被膜，故称甲状腺的假包膜，具有临床意义，有外科包膜之称。外层被膜易剥离，内外层之间的疏松结缔组织中，有甲状腺旁腺、甲状腺血管、喉返神经及淋巴结等。甲状腺动静脉进入真包膜后，发出很多管壁很薄的血管，形成血管丛，进入甲状腺内。

（三）甲状腺的血供

甲状腺有丰富的血液供应，包括甲状腺上、下动脉和甲状腺最下动脉，在甲状腺内相互吻合，构成丰富的甲状腺动脉供应网。

甲状腺上动脉大多数发自于颈外动脉起始部的前面，少数发自于分叉稍低的颈总动脉上。甲状腺上动脉沿喉上神经外支下行，达甲状腺侧叶上极分为前后两支，分别从前后两侧进入甲状腺内。

甲状腺下动脉大多发自于锁骨下动脉的甲状颈干，也有少数发自于头臂干和主动脉弓。发出后，在颈总动脉鞘后方向上接近甲状腺侧叶后缘，分成两支分布于甲状腺腺体内。

甲状腺最下动脉发生率在 10%～13%，发自于头臂干（80%）和主动脉弓（9%）。甲状腺静脉起自甲状腺表面，分别汇成上、中、下 3 对静脉，汇入颈内静脉。

（四）甲状腺淋巴回流及淋巴系统

颈部是全身淋巴最终注入静脉角的地区，因此淋巴结数目众多。颈部淋巴管形成淋巴网，相互交通。颈部淋巴结接纳头面部和咽喉部的淋巴液，甲状腺的淋巴液主要引流颈深淋巴结群。甲状腺内的网状淋巴管极为丰富，淋巴小管包绕甲状腺滤泡，并逐渐向包膜下集中，形成集合管，然后引出甲状腺。甲状腺两侧叶上极、前上部和峡部的淋巴，一般汇入峡部与甲状软骨间的颈前深淋巴结（喉前淋巴结）。该组淋巴结也收纳喉部淋巴。

甲状腺淋巴液引流与以下几组淋巴结有关。

1. 颏下淋巴结

颏下淋巴结位于颏下、下颌舌骨肌的浅面两侧二腹肌之间，为2～3枚，收纳颏下、口腔、舌、下唇的淋巴，通过颌下淋巴结汇入颈深上淋巴结。

2. 颌下淋巴结

颌下淋巴结位于二腹肌围成的颌下三角内，为4～5枚，收纳鼻、颊、口腔、舌及牙龈等处的淋巴，汇入颈深上、下淋巴结。

3. 颈浅淋巴结

颈浅淋巴结延颈外静脉排列，位于胸锁乳突肌浅面，主要收纳腮腺区和耳朵下区的淋巴，注入颈深上淋巴结。

4. 颈深淋巴结

颈深淋巴结沿颈内静脉排列，形成纵行淋巴结群。上起颅底咽喉淋巴结，下达颈根部锁骨上淋巴结，中间以颈内静脉分叉处分为颈深上、下2组淋巴结。甲状腺上部的癌转移多侵及颈深上淋巴结。甲状腺两侧叶中下部和峡部下缘常引流入颈深下淋巴结。因气管两侧淋巴结彼此汇合，故甲状腺下极癌可同时转移至两侧颈深下淋巴结。

二、甲状腺胚胎发育

（一）甲状腺的组织、器官发生

甲状腺起源于内胚层，是胚胎内分泌腺中出现最早的腺体。胚胎第4周初，在原始咽底正中处，相当于第1咽囊平面的奇结节尾侧，内胚层细胞增生，为甲状腺原基（thyroid primordium）。它向尾侧生长，在第1、2咽囊平面处分为2个芽突。约在第4周末，芽突继续向颈下方生长，其根部仅借细长的甲状舌管（thyroglossal duct）与原始咽底壁相连。这一细管在第6周开始萎缩退化，在舌根部留有一痕迹，称为盲孔（foramen caecum）。随着原基的进一步分化发育，左、右芽突的末端细胞增生，形成左、右2个细胞团，以后演变成为甲状腺的2个侧叶，其中间部成为峡部。有人认为，后鳃体也参与甲状腺的构成。到第7周时，甲状腺抵达其最后位置。

甲状腺原基的左、右2个芽突由盘曲的细胞索构成。胚胎第10周后，细胞索相继断裂，形成若干细胞团。之后，细胞之间出现间隙，间隙逐渐融合成一个大的空腔，于是细胞团变成了小滤泡。胚胎第12周后滤泡中开始出现胶体物质。第13～14周时，滤泡腔明显增大，腔内充满嗜酸性的胶样物质，滤泡上皮呈立方形，滤泡周围的结缔组织中有丰富的血管。细胞集碘能力在滤泡形成前即已开始，碘化过程则出现在滤泡细胞分化之后。Shepard根据其研究结果提出，人甲状腺的发育过程经过3个阶段：胶体形成前期（第8.5～12.5周）、胶体开始形成期（第12.5～13.5周）和滤泡增生期（第13.5周后）。约在100天左右，甲状腺滤泡细胞已能合成甲状腺素，所需要的碘始终由母体供给。后期甲状腺的增大主要是滤泡的增加所致。

（二）甲状腺素在胚胎发育期的作用

研究资料表明，胎儿甲状腺已有合成和分泌甲状腺素的能力，并对胎儿发育起着重要作用，主要是促进胎儿骨骼和中枢神经系统的发育。若胎儿先天性无甲状腺，则会出现骨化时间推迟、眼距宽、鼻梁塌陷、鼻孔朝前、头大，近似胎儿面容。胎儿甲状腺素分泌不足时，其中枢神经系统发育不良，智力低下；第8对脑神经及内耳发育不良，引起耳聋及语言障碍；皮层运动区发育迟缓，致使运动障碍。这就是克汀病的临床症状。造成克汀病的主要原因是在胚胎期胎儿严重缺碘，从而影响了甲状腺素的合成。形态学观察发现，克汀病患儿的脑皮质神经元的核变小，轴突的髓鞘化延迟，树突发育不良，脑部血管减少，小脑普肯耶细胞发育差，数量少。

TSH 通过促进 mRNA 的合成而促进甲状腺激素的生物合成。大鼠的去下丘脑实验研究表明，在胎儿期，下丘脑—垂体—甲状腺轴系尚未充分发挥作用，下丘脑还没有参与胎儿甲状腺的功能调节。要待胎儿出生后，下丘脑—垂体—甲状腺轴系方达到成熟状态。与肾上腺不同，不论有无垂体，无脑儿的肾上腺均小，而无垂体的无脑儿，其甲状腺萎缩。但有垂体这些研究显示，胎儿期的垂体——甲状腺轴系已经建立并开始了功能活动。

三、甲状腺的组织结构

甲状腺是人体内最大的内分泌器官，是唯一在细胞外储存其产物的内分泌腺。滤泡上皮细胞具有合成和双向分泌甲状腺素（thyroxin）的作用。甲状腺素参与全身各组织、器官的代谢活动，也是维持正常人体发育所必需的物质。甲状腺起源于内胚层，是胚胎内分泌腺中出现最早的腺体。

甲状腺表面有两层结缔组织包膜，外层为筋膜鞘，是气管前筋膜的一部分，内层为纤维弹性结缔组织，两层之间为疏松结缔组织。内层包膜随血管和神经伸入腺体实质，将实质分为许多界限不清、大小不等的小叶。每个小叶内含有 20～40 个滤泡，主要由滤泡上皮细胞围成。人的甲状腺约有 300 万个滤泡。滤泡之间为富含毛细血管的疏松结缔组织，滤泡之间和滤泡上皮细胞之间还有滤泡旁细胞。

（一）滤泡

滤泡（follicle）大小不等，呈圆形、椭圆形或不规则形。滤泡由单层立方的滤泡上皮细胞（follicular epithelial cell）围成，滤泡腔内充满透明的胶质（colloid）。滤泡上皮细胞因功能状态的不同而有形态变化。在功能活跃时，细胞增高呈低柱状，可达 $18\mu m$，腔内胶质减少；反之，细胞变矮呈扁平状，高仅 $2\mu m$，腔内胶质增多。胶质是滤泡上皮细胞的分泌物，称甲状腺球蛋白（thyroglobulin，TG），在切片上呈均质状，嗜酸性，是一种球状蛋白，含 8%～10% 的碳水化合物，为糖蛋白，另有少量碘蛋白和白蛋白。胶质的边缘常存在不着色的空泡，有人认为是滤泡上皮细胞吞饮胶质滴所致。滤泡上皮细胞的核为球形，位居中央或靠近基底部，染色质呈颗粒状有，1～2 个核仁。

透射电镜下，滤泡上皮细胞游离面有微绒毛，胞质内有较发达的粗面内质网和较多的线粒体。在扁平的细胞内只有少量细长的粗面内质网池，而在立方细胞内则发育良好，主要位于细胞基部的侧面。此外，溶酶体散在于胞质内，高尔基复合体位于核上区。细胞顶部胞质内有电子密度中等、体积较小的分泌颗粒（直径 150～$200\mu m$），还有从滤泡腔摄入的低电子密度的胶质小泡（直径约 $1\mu m$）。在顶部胞质近高尔基复合体处有微丝和微管，细胞顶部相邻面有连接复合体封闭滤泡腔，使具抗原性甲状腺球蛋白不致拽出，细胞侧面有桥粒，在紧密连接下方，桥粒绕细胞侧面排成环状，向细胞底部逐渐稀疏散在分布。滤泡上皮基底面有完整的基板，邻近的结缔组织内富含有孔毛细血管和毛细淋巴管。

甲状腺滤泡上皮细胞具有双向分泌活动，其一方面从细胞顶部向滤泡腔分泌甲状腺球蛋白，另一方面从细胞底部分泌甲状腺激素进入血液循环。滤泡上皮细胞从血中摄取氨基酸，在粗面内质网合成甲状腺球蛋白的前体，继而在高尔基复合体加糖并浓缩形成分泌颗粒，再以胞吐方式排放到滤泡腔内贮存。滤泡上皮细胞能从血中摄取碘，它在过氧化物酶的作用下活化，再进入滤泡腔与甲状腺球蛋白结合成碘化的甲状腺球蛋白。滤泡上皮细胞在垂体分泌的促甲状腺激素的作用下，以胞吞方式将滤泡腔内的碘化甲状腺球蛋白再吸收入胞质，成为胶质小泡。胶质小泡与溶酶体融合，小泡内的甲状腺球蛋白被水解酶分解形成大量四碘甲状腺原氨酸（T_4）和少量三碘甲状腺原氨酸（T_3）。T_3 和 T_4 经细胞基底部释放入毛细血管内。在滤泡上皮细胞附近可见肾上腺素能神经末梢，故细胞的分泌活动也受神经调节。

（二）滤泡旁细胞

甲状腺内有区别于滤泡细胞的一种亮细胞，称滤泡旁细胞（parafollicular cell），亦称为 C 细胞，位于滤泡之间和滤泡上皮细胞之间。细胞稍大，在 HE 染色切片中胞质着色略淡，银染法可见胞质内有嗜银颗粒。电镜下，位于滤泡上皮细胞之间的滤泡旁细胞尾部附着于基板，顶部被邻近的滤泡上皮细胞覆盖。滤泡旁细胞质内有直径 $200\mu m$ 的分泌颗粒，细胞以胞吐方式释放颗粒内的降钙素（calcitonin）。降钙素是一种多肽，能促进成骨细胞的活动，使骨盐沉着于类骨质，并抑制胃肠道和肾小管吸收 Ca^{2+}，而使血钙下降。

四、甲状腺的生理作用

甲状腺的主要生理作用是合成和贮存甲状腺激素，以调节机体的代谢。甲状腺由许多球状滤泡组成，周边排列一层甲状腺滤泡上皮细胞，甲状腺滤泡上皮细胞内的蛋白质具有吸附碘化物的能力。碘化物一旦扩散进入细胞内，即被蛋白质吸附或固定，进一步氧化成为 I_2，立即与酪氨酸结合，进而合成各种含碘酪氨酸。酪氨酸的碘化及 T_4 和 T_3 的合成，均在细胞顶端或细胞腔内的球蛋白分子上进行。含有 T_3 及 T_4 的球蛋白称为甲状腺球蛋白，是甲状腺激素的贮存形式。甲状腺球蛋白在滤泡腔中构成胶状质，在正常情况下血液循环中不出现。甲状腺滤泡腔中有能水解甲状腺球蛋白的酶系，甲状腺球蛋白水解后释放 T_4 及 T_3，经甲状腺滤泡细胞底部释入血液循环，其中绝大部分为 T_4。滤泡间有密集的毛细血管与滤泡细胞密切接触，在毛细血管间有淋巴管丛。

沿甲状腺动脉有交感神经纤维进入甲状腺，一部分纤维终止于血管壁，另一部分止于滤泡细胞。分别与颈外动脉、锁骨下动脉相连的甲状腺上、下 4 条动脉，以及通向颈内静脉、无名静脉的诸多甲状腺静脉使甲状腺的血流量高达 $100\sim150ml/min$。可以说，甲状腺是一个富于神经和血管的器官，并受到神经和内分泌调节，甲状腺借助甲状腺激素又可调节全身的细胞代谢，促进胎儿的形态分化以及神经骨骼系统的生长发育，影响 T_3 代谢与蛋白质、碳水化合物、脂肪等物质代谢，影响药物、维生素和激素的转化。甲状腺激素与一个或多个细胞内受体结合，继而与染色体上特异性调节部位结合，影响着基因的表达，可能在细胞分子水平调节氧化代谢，在细胞水平调节药物和阳离子流量。

甲状腺的主要生理作用是合成和储存甲状腺激素，以调节机体的代谢。甲状腺激素的功能如下。

（1）产热效应。

（2）调节生长发育及组织分化：①胎儿发育；②生长发育。

（3）物质代谢。

（4）影响各个系统功能。

第二节　甲状腺超声

一、适应证

（一）甲状腺弥漫性疾病

单纯性甲状腺肿、结节性甲状腺肿、毒性弥漫性甲状腺肿（Grave's病）、亚急性甲状腺炎、慢性甲状腺炎（桥本病）。

（二）甲状腺局限性疾病

甲状腺囊肿、甲状腺腺瘤、甲状腺癌、甲状腺转移癌。

（三）介入性超声应用

超声引导下穿刺活检、囊肿穿刺抽液酒精硬化治疗。

二、检查方法

（一）仪器条件

甲状腺是浅表器官，宜选用7.5～12MHz的高频线阵探头。

（二）体位

患者常规取仰卧位，在肩及颈后垫枕，使头后仰，充分暴露颈部。若甲状腺肿物较大，可调整为侧卧位。

（三）方法

首先将探头放置于颈前部气管旁，在甲状软骨和胸骨上窝之间从上到下进行横切扫查，初步确定甲状腺位置后，检查按先右后左的顺序进行。将探头转动90°，从外上向内下纵切观察甲状腺两侧叶及锥状叶情况，并测量长径及前后径，然后再横切观察左右侧叶及峡部，并测量左右径及峡部厚度。

（四）标准断面及测量

1. 左、右侧叶最长轴矢状断面

（1）上下径：从甲状腺腺体组织最高点测至最低点。

（2）前后径：选前后径最大的部位进行测量，通常位于侧叶的中下部。

2. 左右侧叶的最大横断面

左右径，选左右径最宽的部位进行测量。

3. 峡部最厚处横断面

峡部厚度，在气管前方峡部正中处进行测量。

（五）测值

1. 参考测值

（1）甲状腺平均重量：男26.71g，女25.34g；平均长度：右叶5.25cm，左叶4.99cm；平均宽度：右叶2.45cm，左叶2.35cm；平均厚度：<2.0cm。

（2）北京协和医院参考值：常规甲状腺大小，（4～6）cm×（2～2.5）cm×（1.5～2）cm，峡部厚度<0.5cm，以两侧叶平均前后径>2.0cm可疑甲状腺肿大，>2.5cm明确为甲状腺肿大。

（3）陈国锐著《甲状腺外科》：甲状腺长＞5cm，前后径＞1.5cm，横径＞2cm，峡部＞0.5cm，为甲状腺肿大。

2. 实测值

以甲状腺侧叶纵切矢状切面，测量前后径（厚度），0.9～1.4cm为正常值，＞1.4cm为甲状腺增大，厚度＜0.7cm为甲状腺缩小。Ⅰ度增大为1.5～2.0cm，Ⅱ度增大为2.1～2.9cm，Ⅲ度增大为≥3.0cm。

这是基于探头不能一次同时显示整个甲状腺的长径和横径，甲状腺的不规则形状难以测出准确体积，其他测量方法较繁琐，临床使用受限，而甲状腺厚度的测量方法，操作简单、重复性好。

三、检查内容

（1）测量甲状腺大小，判断增大程度。

（2）甲状腺组织回声：判断甲状腺实质的回声水平时，主要以胸锁乳突肌为参照物，正常腺体回声高于肌肉回声，呈均匀细点状；其次甲状腺回声与正常颌下腺和腮腺相似。判断甲状腺结节的回声时，应与正常部分甲状腺回声进行比较，从而确定为低、等或强回声。

（3）甲状腺内血流：检查时，嘱患者尽可能不吞咽，浅呼吸，并避免用探头挤压甲状腺。声像图上，正常腺体内的血流较少，呈点状分布，上下极可见较大的动静脉，正常动脉收缩期峰值流速（V_{max}/PSV）为20～40cm/s，舒张末期流速为10～15cm/s，阻力指数（RI）为0.5～0.7。

甲状腺内血流信号程度分为4级：0级甲状腺腺体内无血流信号；1级血流稀疏；2级甲状腺内血流稍丰富；3级血流极其丰富，几乎掩盖甲状腺组织的二维回声。正常甲状腺血流信号多为1级。

（4）甲状腺腺体内是否有占位性病变（结节）对占位性病变的个数、大小、边界、有无晕征、钙化类型、内部及后壁回声等情况都应进行观察和描述。此外，还要用CDFI或CDE来观察结节内部及周边的血流状况，包括血流是否丰富、血管的走行及分布等，并记录动脉的多普勒频谱，测量收缩期峰值流速（PSV）、舒张末期流速（DV）、平均流速（MV）、搏动指数（PI）、阻力指数（RI）等一些重要参数。

（5）甲状腺周围的引流淋巴结和双侧颈部淋巴结判断是否异常，以及异常淋巴结与甲状腺病变的关系，即颈部异常淋巴结是否由甲状腺病变引起。

四、注意事项

（一）扫查时注意

（1）由于探头较短，甲状腺长轴矢状断面和横切面难以在一幅图像上完整显示，需用双幅图像进行上下和左右拼接。

（2）若有锥状叶存在，还需对锥状叶仔细检查，并加做锥状叶长轴矢状断面及最大横断面。

（3）有些非甲状腺病变，如甲状旁腺腺瘤、咽下憩室（Zenker憩室）等可呈现类似甲状腺肿物的回声，需加以鉴别。

（4）要全面扫查甲状腺和甲状腺周围组织。

①不要漏掉甲状腺内小结节和小病灶。

②一定要扫查甲状腺周围淋巴结，在发现甲状腺内病灶后，要增加双侧颈部淋巴结的检查。

③鉴别淋巴结病变性质，是良性、恶性，还是反应性改变。

④需要提示异常淋巴结与甲状腺病变的关系。

（二）描述

回声描述：弥漫性（diffuse）、局灶性（located）、结节性（nodule/mass）；结节：实质性、囊性、混合性，以实质性/液性为主；数量：单发、多发；伴发钙化：斑状、环状、点状、细点状、沙粒状；血流：稀少、正常、增加、丰富。

（三）报告结论

1. 报告结论的注意点

超声结论尽可能与临床诊断和病理结果一致，使临床医师能理解。避免描述性结论，如甲状腺弥漫性病变、甲状腺弱/高/等回声病变、甲状腺混合性病变等。也避免下非专业性结论，如占位、肿块、新生物等。甲状腺局灶性病变临床通常称之为甲状腺结节。避免不规范、无据可查的诊断，如"囊腺瘤"。慎下功能性结论（甲亢、甲低），需结合临床和血清甲状腺功能测定。

2. 超声可以给出符合临床和病理的诊断

如桥本甲状腺炎、亚急性甲状腺炎、甲状腺腺瘤、结节性甲状腺肿、甲状腺囊肿和甲状腺癌等。因这些病变的声像图改变具有特征性，有经验的医师能准确判断。

3. 近似诊断

良性病变，多发结节/混合性结节；实质性结节不除外恶性变；弥漫性改变符合慢性甲状腺炎等。

4. 结合颈部淋巴结

如甲状腺炎的反应性淋巴结，出具"异常淋巴结"的报告，容易使临床医师怀疑恶性病变而手术，故而不需描述和出结果，以免引起歧义；对鉴别诊断有价值的异常淋巴结，要提示异常淋巴结与甲状腺病变有关，或提示转移。

5. 甲状腺术后（恶性）复查

慎下"甲状腺癌复发""甲状腺癌转移""甲状腺术后淋巴结转移"等结论，可提示"异常淋巴结与甲状腺有关"。

五、临床意义

超声检出甲状腺病变的能力几乎达100%，但诊断的准确性较低。据文献报道，对甲状腺癌的诊断准确性只有20%～40%，各种影像学的诊断能力也不超过40%，术前细胞学检测的准确性低于80%。甲状腺癌的术前正确诊断较困难，是造成甲状腺癌复发和再手术的重要原因。超声医师利用超声优势，大量积累、认真甄别，可以大大提高诊断的准确性。

（1）利用超声对甲状腺检测的优势，准确检出甲状腺疾病。准确检测甲状腺疾病的性质、部位、面积；准确判断甲状腺疾病的病理性质，如良恶性、炎性变和甲状腺功能情况。

（2）甲状腺疾病与周围组织的关系，引流淋巴结是否异常、何种异常，鉴别出甲状腺癌。

（3）超声检出甲状腺肿瘤，根据肿瘤的部位和范围及引流淋巴结，指导临床采取正确的治疗方法，即手术和非手术治疗，采取何种手术方式；并可术中引导、定位，治疗后随访、监测。

（4）对不典型病例和疑难病例术前在超声引导下做甲状腺病灶的穿刺活检，以明确病理诊断。

（5）规范超声检测范围、规范超声报告内容的描述，恰当的超声结论可使超声诊断的准确性与病理结果符合率达到90％以上。

（6）超声检查的结论要符合临床和病理诊断，避免临床医师误判，使患者在术前得到恰当的治疗，改善患者的预后。

第三节　甲状腺先天性疾病

一、甲状舌管囊肿

（一）病因及病理

早期甲状腺原基从咽底向尾侧生长，借细长的甲状舌管与原始咽底壁相连。在正常情况下，胚胎第6周此管萎缩退化。如果由于某种原因此管退化不全，则可在颈部正中甲状腺下降途径的任何部位出现甲状舌管囊肿（thyroglossal cyst）。出生前后还可能发生囊肿穿孔，开口于皮肤或舌盲孔处，成为甲状舌管瘘（thyroglossal fistula）。

甲状舌管囊肿发生率约为7％，单纯囊肿占65％，瘘管占20％，囊肿合并瘘管占15％。甲状舌管囊肿是胚胎早期发育过程中，甲状舌管退化不全、不消失遗留下的先天性囊肿，囊肿内有上皮分泌物聚集，囊肿可通过盲孔与口腔相通，可继发感染并形成窦道。

（二）临床表现

本病以男性居多，常发生于青少年。大多数患者表现为颈前肿物，以舌骨上下最多。囊肿生长缓慢，一般无不适，合并感染者可有局部疼痛，形成窦道时有黏液和脓性分泌物流出。体检时，颈前中线附近有肿块，直径1～5cm，质软，类圆形，表面光滑，边界清楚，有波动感，与周围无粘连，可随伸舌运动而上下移动。

（三）超声检查

1. 单纯囊肿

颈前中上浅层囊肿，形态规则，张力较低，一般囊液欠清，呈浑浊细点状。囊壁薄，边界清楚。囊肿周围组织无异常。

2. 囊肿伴感染

伴感染的囊肿，囊液浑浊，回声如实体状，其内可有漂浮强点，囊壁厚。囊肿周围软组织增厚，囊肿与周围组织界限不清。

3. 囊肿伴窦道

囊肿感染伴窦道形成，囊液浑浊，可见一低回声窦道与皮肤窦口相通。

4. 颈前区淋巴结肿大

囊肿合并感染时颈前淋巴结肿大，增大淋巴结呈圆形，髓质消失，均匀低回声，淋巴结和周围组织血流增加。

（四）鉴别诊断

（1）患者多见儿童，颈前肿块首先应考虑甲状舌管囊肿，因大多不是单纯囊肿，囊液较浑浊，易与实质性肿块混淆。

（2）颏下慢性淋巴结炎：淋巴结位于皮下表浅部分，一般 5mm 左右，很少大于 1cm。淋巴结为均匀低弱回声，炎症期内部有血流信号，是鉴别重点。

（3）颈前淋巴结结核：淋巴结结核内部回声不均匀，形态不规则。淋巴结结核破溃时可形成窦道，但位置表浅，病灶大于 1cm，不规则，波及周围组织。

（4）异位甲状腺：异位甲状腺腺瘤或者结节性甲状腺肿的结节，是实体肿块，发现内部血流信号是鉴别要点。

（五）临床意义

超声检查简单实用，而且准确，可用于鉴别颈前部结节病变的部位、性质、大小、深度及与邻近组织的关系。特别是可将颈前部非单纯性囊肿与同为低弱回声的异常淋巴结相鉴别，以及判断该囊肿与甲状腺有无关系，其内部回声情况提示有无伴发感染、窦道等。

二、异位甲状腺

（一）病因及病理

在甲状腺的早期发育中，要经过向尾侧下降的过程。如果在下降过程中滞留，则形成异位甲状腺（ectopic thyroid gland），常见于舌盲孔处的黏膜下、舌肌内、舌骨附近和胸部。如果只有部分甲状腺组织在迁移过程中停止于异常部位，就会形成异位甲状腺组织，可出现在喉、气管、心包等处，称异位甲状腺和异位甲状腺组织（aberrant thyroid and thyroid tissue）。

异位甲状腺指生长在正常甲状腺位置以外的甲状腺，分副甲状腺、迷走甲状腺和远处甲状腺。副甲状腺指正常位置上有甲状腺，额外甲状腺位于其他部位；迷走甲状腺是正常位置无甲状腺，而甲状腺位于颈部其他位置；远处甲状腺出现在颈部以外的部位，报道有纵隔甲状腺、腹腔甲状腺、膀胱甲状腺和卵巢甲状腺等。正常位置甲状腺的所有疾病，异位甲状腺都可以发生，异位甲状腺的病变率并无变化。

（二）临床表现

异位甲状腺临床表现视甲状腺异位的位置和甲状腺的功能状况而不同，多发生在 30 岁左右的女性。例如，发生在舌根的甲状腺增大，可伴吞咽困难，咽部异物感。气管旁异位者可发生气道突然阻塞而致命。异位甲状腺发生弥漫性病变，极少甲亢，多见甲减，约 70% 表现甲减、慢性便秘、生长迟缓、嗜睡纳差等。

（三）超声表现

1. 副甲状腺

颈部有正常甲状腺，在甲状腺位置外发现甲状腺样结构，在颈部者易于发现，单发者易误诊为肿块、异常淋巴结。有报道胃内、膀胱内异位甲状腺。

2. 迷走甲状腺

在颈前甲状腺位置无甲状腺，在气管旁、食管旁、颈血管鞘周围发现类似甲状腺结构，或者类似病变的甲状腺结构要考虑异位甲状腺的可能。

3. 远处甲状腺

发生远处的甲状腺类似肿物，只有手术病检才能确诊。

（四）鉴别诊断

（1）了解异位甲状腺的类型，掌握甲状腺疾病的超声表现，当发现异常声像图才会为临床提示异位甲状腺可能，最后依赖病理诊断。

（2）发现颈前部无甲状腺，扫查颈部范围增大到胸骨上窝、气管和食管旁、两侧颈部血管鞘周围查找异位甲状腺。

（3）异位甲状腺要与所在部位的异常组织和肿块鉴别，鉴别较难，只能作提示性报告。要与血管瘤、甲状舌管囊肿、纤维瘤、淋巴管瘤、舌扁桃体肥大、混合瘤、脂肪瘤等鉴别。X线胸片有助于发现胸内甲状腺。

（五）临床意义

当可疑异位甲状腺需检测甲状腺功能，T_3、T_4 和 TSH 测值判断甲状腺功能状态。TSH 敏感，甲减时升高。

三、甲状腺发育不全或缺如

（一）病因及病理

甲状腺发育不全或缺如（thyroid gland hypoplasia or absence）多数情况下可存在残余的甲状腺组织，并有少量已分化的滤泡；或仍处于胚胎发育阶段的上皮细胞索。此畸形亦认为是遗传因素引起的，出生后即为克汀病。

（二）临床表现

（1）克汀病者主要表现为身体矮小、智力低下。

（2）偶见甲状腺一侧叶缺如，而另一侧叶大小和形态如常，常多见左侧叶和峡部缺如。因不影响甲状腺素的分泌，甲状腺功能正常，临床无症状，只是在体检时偶然发现。

（三）超声检查

（1）明确甲状腺部位有无甲状腺组织。

（2）发现一侧缺如。

（四）鉴别诊断

甲状腺组织可能伴发各种甲状腺疾病，要注意鉴别。

四、甲状腺形态异常

甲状腺形态异常（thyroid paramorphia）可有多种表现，如腺体一侧叶很小或缺如、无峡部，锥体叶很大、很长或连接于侧叶上。

五、家族性甲状腺肿性功能低下症

家族性甲状腺肿性功能低下症（familial goitroushypothyroidism）由基因缺陷引起。患儿激素合成障碍，甲状腺激素分泌少，故甲状腺功能低下。甲状腺激素缺乏可反馈性地引起甲状腺滤泡增生，甲状腺肿大。这种基因缺陷有家族性，主要表现在以下几个方面。

（1）碘化物吸收聚集障碍，由于缺乏过氧化酶，致使有机碘合成障碍。

（2）碘化酪氨酸的耦联障碍，致使血浆蛋白结合碘及 T_4 降低。

（3）由于相应水解酶活性低下或缺如，致使甲状腺球蛋白水解障碍。

（4）由于脱碘酶缺乏，致使碘化氨基酸的脱碘障碍。

第四节 甲状腺功能亢进

甲状腺功能亢进（甲亢）是常见的内分泌疾病，发病率为 0.5%～1%，甲亢多见于 20～40 岁女性。甲亢由多种原因引起甲状腺激素分泌增多，进入血液循环产生一系列全身症状。

目前根据发生甲亢原因分类，包括：①毒性弥漫性甲状腺肿（Grave's 病）；②毒性结节性甲状腺肿（Plummer 病）；③碘甲亢；④甲状腺炎性甲亢；⑤甲亢与癌。

其中，毒性弥漫性甲状腺肿和毒性结节性甲状腺肿较多见。

一、毒性弥漫性甲状腺肿

（一）病因及病理

1. 病因

毒性弥漫性甲状腺肿（diffuse toxicgoiter）又称甲状腺原发性增生（primary hyperplasia）、原发性甲状腺功能亢进症（primary hyperthyroidism，Grave's 病，Basedow）和突眼性甲状腺肿（exophthalmic goiter）。

毒性弥漫性甲状腺肿（Grave's 病）的发病原因一些方面已较清楚。

（1）与遗传有关：约 15% 有明显家族史。

（2）精神创伤：各种原因导致精神过度兴奋或过度抑郁，致甲状腺激素和肾上腺激素分泌急剧升高。

（3）免疫系统异常：甲亢患者血中的 T 淋巴细胞增高到 93.3%（正常是 63.6%），T 细胞对甲状腺内的抗原发生致敏反应。

以上被认为是导致 Grave's 病的主要和直接原因。

2. 病理

（1）肉眼所见：双侧甲状腺呈轻到中度对称性弥漫性肿大，表面平滑，切面致密，质地与胰腺组织相近，缺乏类胶质，视血管及类胶质含量多少而呈棕红或灰红色。病程长者则甲状腺呈赭黄色，易碎。

（2）镜下所见：本病特点为甲状腺组织明显弥漫性增生。滤泡变小，上皮立方或高柱状，核肥大，位于基底部，胞浆透明或含有微空泡（含脂肪或糖原）。滤泡上皮增生，并向腔内突起形成乳头。滤泡腔变小，类胶质量少而稀薄，染色较浅，甚至无类胶质。类胶质外围部呈空泡状，即所谓的吸收空泡，为该病的特点之一。可有不等量的嗜酸性细胞存在，表明本病可发展为桥本甲状腺炎。间质充血常见灶性淋巴细胞（多为 T 细胞）浸润，间或有浆细胞浸润，有具备生发中心的淋巴滤泡形成，这些改变在青年人较常见。病程长者可有纤维组织增生。增生的滤泡可见于甲状腺外，有时甚至长入颈部的横纹肌内，此时应注意不要误诊为癌。

（二）临床表现

1. 甲状腺肿大

绝大多数患者甲状腺肿大，未经治疗的腺体表面光滑、质地柔软，经治疗后甲状腺质地变得硬实。由于甲状腺动脉扩张血流增加，70%～80% 患者有震颤和收缩期吹风样杂音。

2. 神经精神系统改变

患者情绪不稳定，易激动、注意力不集中，全身肌肉震颤。

3. 突眼

甲亢突眼称内分泌性突眼,是甲亢的临床表现之一。

4. 心血管系统

甲状腺激素大量分泌,交感神经兴奋,心率加快至 90~160 次/分,心律不齐、期前收缩、心房纤颤,甚至发生心力衰竭。

5. 消化系统

患者常感饥饿,食欲亢进,体重减轻。

6. 内分泌改变

血糖升高,月经周期改变、月经量少或过早闭经,男性患者乳房女性化。

7. 神经肌肉病变

在男性患者可出现周期性瘫痪,表现为双下肢软弱无力。并发甲亢性肌病时,骨骼肌软弱无力,肌群萎缩,特别是手、肩部。

8. 皮肤改变

怕热多汗、手心湿润、毛发易脱。

9. 实验室检查

①总甲状腺素(TT_4)大于正常参考值,总三碘甲状腺原氨酸(TT_3)大于正常参考值的高值,游离 T_4(FT_4)、游离 T_3(FT_3)升高。

②血清促甲状腺激素(TSH)下降。

(三) 超声检查

二维超声检测:双侧甲状腺呈轻度至中度弥漫性对称性增大,呈均匀弱回声;增大的甲状腺内可伴大小不等的结节,结节直径为 0.5~2cm;甲状腺包膜连续、光滑,分界清楚。

彩色多普勒超声检测:肿大甲状腺血流信号增加,多数极其丰富(即火海征),小血管扩张,血流粗大增多;甲亢时动脉的脉压差增大,甲状腺内出现闪烁性血流信号;峰值流速增高,为 30~90cm/s,一般在 40~70cm/s,峰值流速加速时间缩短,斜率增加。

1. 毒性结节性甲状腺肿

毒性结节性甲状腺肿继发于结节性甲状腺肿,或继发于甲状腺腺瘤(高功能腺瘤或毒性甲状腺腺瘤),占甲亢 10%~30%。超声显示多个结节,多为继发于结节性甲状腺肿;单个结节多认为是继发于甲状腺腺瘤。高功能结节血流丰富,流速增高。

2. 甲状腺炎性甲亢

甲状腺炎性甲亢可发生于亚急性甲状腺炎和慢性淋巴细胞性甲状腺炎,在病变的急性期,甲状腺滤泡破坏,释放过多的甲状腺激素进入血液循环,产生甲亢。超声有亚甲炎和慢性淋巴细胞性甲状腺炎的表现,血流信号增加,流速增高。

3. 甲亢与癌

甲状腺癌的甲亢发生率为 3.3%~19%,甲亢发生甲状腺癌的发生率为 2.5%~9.6%。男女比例为 1:(4~14),好发年龄为 22~40 岁。临床根据症状和甲状腺功能测定甲亢诊断不难,但术前却难以做出甲状腺癌的诊断。

原因包括:①甲亢掩盖甲状腺癌的表现;②甲状腺癌处于亚临床阶段;③癌灶过小(<1.0cm),核医学难以发现;④医师易忽略甲状腺癌的存在。

超声检查:超声发现甲状腺结节呈弱回声,具有恶性结节征象,即形态不规则,无包膜,或伴有沙粒状钙化,但血流丰富,流速增高;注意甲状腺周围和颈部有无淋巴结转移。

（四）鉴别诊断

（1）超声表现特点是甲状腺血流信号增加，但血流信号增加只提示血流丰富，甲低时血流信号亦可增加，但无闪烁，流速低，小于 30cm/s，收缩期加速度时间延长，斜率减少。

（2）根据甲状腺声像图表现，判断甲亢病因，基础病理如亚甲炎、淋巴细胞性甲状腺炎、甲状腺腺瘤性或结节性甲状腺肿性甲亢等，发现高功能腺瘤或结节。

（3）检出甲亢的恶性结节或者甲状腺癌伴甲亢。甲亢的超声检查根据血流信号可以提示甲亢可能，但确诊甲亢需结合实验室甲状腺功能的测定。

（五）临床价值

超声检查甲状腺较其他影像学简便，测值准确，能发现甲状腺内不能扪及的小结节和小病灶，可以发现甲亢合并的基础疾病，并能监测甲状腺肿大程度、治疗后甲状腺恢复情况等。

二、非毒性甲状腺肿

非毒性甲状腺肿（nontoxic goiter）又称为无功能性甲状腺肿（dyshormonogenelic goiter）、结节性甲状腺肿。

（一）病因及病理

非毒性甲状腺肿是甲状腺体积增大但不发生甲亢，包括自身免疫及炎症引起的甲状腺肿、地方性甲状腺肿和散发性甲状腺肿。地方性甲状腺肿是环境中缺碘，碘摄入不足，甲状腺激素合成下降，机体调节维持甲状腺激素分泌。血中甲状腺激素减少，脑垂体分泌 TSH 增加，TSH 刺激甲状腺增生体积增大。散发性甲状腺肿是非缺碘地区的非毒性甲状腺肿，男女发病比例为 1∶4。发病机制不明，可能为多种因素参与，多与 TSH 刺激有关。TSH 等多种刺激因子使甲状腺滤泡复制增生，随着刺激强度增加、时间延长，具有高生长潜力细胞不断复制生长，形成成簇滤泡细胞，逐渐形成甲状腺结节。在甲状腺肿发展的过程中，新生的毛细血管不能供给营养，一些组织发生出血性坏死，坏死组织被肉芽组织取代，最后纤维化、瘢痕形成和钙化。

由于病因不同，甲状腺增生的程度可轻可重、可急可慢，病理上亦有很大差异。根据其发展过程和形态学改变，可分为 3 个阶段：①早期弥漫性滤泡上皮增生阶段（非毒性弥漫性增生性甲状腺肿）；②中期滤泡内大量类胶质储积阶段（非毒性弥漫性胶样甲状腺肿）；③晚期结节阶段（非毒性结节性甲状腺肿）。

1. 非毒性弥漫性增生性甲状腺肿

非毒性弥漫性增生性甲状腺肿（nontoxic diffusehyperplasic goiter），是非毒性甲状腺肿的早期阶段，表现为滤泡上皮不同程度的弥漫性增生，甲状腺轻度弥漫性增大，多无结节形成，为缺乏甲状腺激素引起的代偿性增生。婴幼儿先天性甲状腺肿可表现为增生特别明显，甚至形态上似肿瘤。但即使明显增生，仍不足以代偿其功能而出现甲状腺功能过低。

2. 非毒性弥漫性胶样甲状腺肿

非毒性弥漫性胶样甲状腺肿（nontoxic diffusecolloid goiter），又称为单纯性甲状腺肿（simplegoiter）。这一期的改变在地方性甲状腺肿时易见到，年轻妇女和孕妇亦多见。由于缺碘，甲状腺激素分泌减少，滤泡上皮呈代偿性增生。一些滤泡上皮不能维持增生状态而复退（involution），滤泡内大量类胶质堆积。本病为自限性疾病，可以自然消退，但若持续缺碘，则可进一步发展成结节性甲状腺肿。

（1）肉眼所见：甲状腺弥漫性肿大，表面光滑无结节，切面棕黄色，且由于含多量类胶质

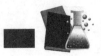

而有光泽。

（2）镜下所见：滤泡一致性增大，腔内有多量类胶质储积，滤泡的直径可达 $250\mu m$ 以上，上皮细胞变为矮立方形或扁平形，有时可见滤泡上皮增生。

3. 非毒性结节性（腺瘤性）甲状腺肿

非毒性结节性（腺瘤性）甲状腺肿（nontoxicnodular adenomatous goiter）是甲状腺活检中最常见的病变，女性远比男性多见，约为 6：1。本病亦可发生癌变，有报道发生率为 4.8%～11%。结节状肿大的甲状腺偶可位于胸骨后。

（1）肉眼所见：甲状腺常呈双侧不对称性肿大，重 60～1 000g，亦有报道达 2 000g 者。甲状腺因有结节存在而变形，表面凹凸不平，结节大小不等，可小于 1mm 或大于数厘米，境界清楚或不清楚，多无真正的包膜。虽可有单个结节的甲状腺肿，但典型病例为多个结节不对称地分布在甲状腺内。结节切面棕黄色或棕红色，有光泽，可见微小囊腔，亦常发生囊性变而形成较大的囊腔。新、旧出血和钙化为常见的继发性改变。由于甲状腺癌，尤其是甲状腺乳头状癌也可发生囊性变，故对于结节性甲状腺肿囊性变的病例应仔细检查。

（2）镜下所见：甲状腺组织被增生的纤维组织分割成大小不等的结节状结构，结节内的滤泡上皮排列成梁索状或形成滤泡。滤泡大小有明显的差异，一些滤泡储积了大量类胶质。被以扁平上皮的巨滤泡，有时形成充满类胶质的囊腔，这是本病的特点，此时又称为胶样甲状腺肿。另一些为不含类胶质或仅含少量类胶质的小滤泡，即所谓的胎儿性滤泡。部分滤泡上皮增生向腔内隆起，形成巨乳头状结构，其内有继发性滤泡，这种结构最常见于囊性变处。滤泡上皮亦可呈灶性乳头状生长并伴有中度的细胞多形性。由于甲状腺激素的持续刺激，部分病例甚至可出现包膜和（或）血管侵犯以及核分裂象。此外，结节性甲状腺肿内常可含有腺瘤样结构。

（二）临床表现

肿大的甲状腺表面光滑、质软，随吞咽活动，无震颤和杂音。随着病程的发展，逐渐出现结节性肿大，不对称、多结节，质地不等、位置不一，一般无疼痛。若甲状腺结节质硬，活动欠佳，应警惕恶变。巨大结节可以压迫推挤周围组织出现相应压迫症状。严重缺碘的地方性甲状腺肿出现甲减症状，如易疲劳、精神症状不佳。地方性甲状腺肿的新生儿可发生克汀病（智力低下，发育迟缓）。

实验室检查：地方性甲状腺肿 TSH 升高，T_4 下降，Tg 下降，甲减时 T_3、T_4 下降。散发性甲状腺肿一般 TSH、T_3、T_4 正常。

（三）超声检查

1. 早期弥漫性滤泡上皮增生阶段（非毒性弥漫性增生性甲状腺肿）

甲状腺弥漫性增大，一般为轻度至中度增大，甲状腺基本形态存在，甲状腺回声呈均匀一致的弱回声表现，内部可有大小不等的结节，多在 1cm 左右，但大部分甲状腺仍然呈弱回声。腺体内血流信号较丰富，但动脉峰值流速小于 30cm/s，阻力指数 0.5～0.6。

2. 中期滤泡内大量类胶质储积阶段（非毒性弥漫性胶样甲状腺肿）

此期甲状腺仍呈中度增大，弥漫性弱回声，可伴少数结节，结节可以发生囊性改变。甲状腺血流参数可以在正常范围内，甲状腺内血流信号可正常或者偏少。

3. 晚期结节阶段（非毒性结节性甲状腺肿）

此期改变多种多样，以结节表现为突出特征，以超声表现分为以下 3 个类型。

（1）少数结节型：此型甲状腺测值可以在正常范围内，大部分甲状腺组织可以表现为正常回声结构，在甲状腺组织内见单个或者多个结节，结节大小不等，一般在 1cm 左右，不超过2cm，结节内可出现囊性改变。结节内一般无血流信号，因结节生长缓慢，有新生血管供应，也可出现血流信号。

（2）多发结节型：甲状腺中度增大，甲状腺内有多个大小不等结节，结节多在 2cm 以上，甚至达 5cm，甲状腺组织被结节挤压但仍有部分正常甲状腺组织。

（3）混合结节型：甲状腺中度增大，甲状腺组织正常结构消失，代之以多发结节，结节多为实质性，大小不等，小者 1cm，大者可达 5～8cm。结节可以出现囊性变、出血、钙化等。结节间挤压的血管可以出现高速、高阻力型血流。

（四）鉴别诊断

1. 亚急性甲状腺炎

在早、中期甲状腺弥漫性肿大呈弱回声改变时需与亚急性甲状腺炎鉴别，亚急性甲状腺炎为甲状腺不规则增大，内部弥漫性云雾状改变，不均匀弱回声，结合颈部甲状腺疼痛和压痛不难鉴别。

2. 桥本氏甲状腺炎

甲状腺弥漫性均匀性增大要与桥本氏甲状腺炎鉴别，桥本病的特点为甲状腺内有网络状纤维细条高回声。

3. 甲状腺腺瘤

甲状腺腺瘤是甲状腺的真性肿瘤，多单发，有包膜，形态规则，甲状腺组织正常。但当结节性甲状腺肿为单发时难以鉴别，当结节性甲状腺肿又合并腺瘤时则鉴别困难。

4. 甲状腺癌

多为甲状腺内单发结节，弱回声、不规则、无包膜、边界不清，病灶内有沙粒状钙化，一般具有血流信号。概括结节性甲状腺肿的超声表现如下。

（1）无论甲状腺体积程度如何，均以多发结节为特征。结节可以为 1cm，也可达 5cm 以上；结节多见囊性变，一般囊液清亮，当出血和伴上皮脱落组织，囊液可以浑浊、呈细点状，囊壁厚薄不均匀，可以类似乳头状突起，突入囊内。

（2）结节可出现钙化灶，一般钙化为孤立钙化斑点，可以为环状、点状、米粒状，大于2mm，散在分布。恶性病变的钙化为沙粒状钙化，较多分布在病变组织内，为针尖大小。

（3）结节一般血流信号稀少，当出现血流信号丰富的结节时，要考虑是否为高功能结节，建议检测甲状腺功能，排除结节性甲状腺肿合并甲亢。

（五）临床价值

超声可判别甲状腺增大程度，是以弥漫性病变还是结节性病变为主，病变范围，结节大小和多少，结节的物理性质是实质性、囊性或混合性，根据结节特征可以提示结节为良性病变，排除恶性病变的可能。鉴别结节性甲状腺肿与腺瘤在于选择合适的治疗方案，前者术后易于复发，而后者手术效果较好。

第五节　甲状腺炎性病变

一、急性化脓性甲状腺炎

(一) 病因及病理

急性化脓性甲状腺炎（acute suppurative thyroiditis，AST）较罕见，占甲状腺手术的0.1%。甲状腺有丰富的血管和淋巴管，不易发生细菌感染，但身体免疫力低下、甲状腺结构异常或并发其他疾病可导致甲状腺细菌性炎症。

(二) 临床表现

多数患者突发颈前区疼痛，局部皮肤发红、肿胀触痛，伴发热、咽痛。后期脓肿形成，局部有波动感。实验室检查周围白细胞增高、血沉加快、C反应蛋白增高。

(三) 超声检查

AST 90%发生在甲状腺左叶，7%发生在右叶，3%双侧发生。病变叶甲状腺肿大，形态失常，内部回声杂乱，似混合性结节，无包膜，边界不清。形成脓肿时内部可有不规则液化小暗区，周边见血流信号，但血流信号稀少，远少于其他病变的充血性改变。病变影响甲状腺周围间隙，间隙肿胀增厚，甲状腺与周围关系模糊。随着炎症恢复，甲状腺逐渐恢复为正常形态，内部回声趋于正常，甲状腺与周围间隙关系渐清楚，痊愈后甲状腺内和周围可完全恢复正常。急性化脓性甲状腺炎很少见到颈部淋巴结肿大。

(四) 鉴别诊断

1. 甲状腺腺瘤和结节性甲状腺肿

主要鉴别点是结节囊性变时的浑浊囊液，囊液内漂浮物和不规则增厚的囊壁，容易误诊为甲状腺化脓性病变。

2. 亚急性甲状腺炎

亚急性甲状腺炎的局灶性病变，同时伴局部肿胀和触痛时容易与化脓性炎症混淆，但甲状腺间隙正常，甲状腺周围淋巴结呈轻度反应性改变。

3. 甲状腺癌

甲状腺内局灶性病变，因无包膜，边界不清，难与恶性结节鉴别。但甲状腺癌发生隐匿，几乎无甲状腺局部症状，当出现临床可扪及的甲状腺结节时，甲状腺引流淋巴结已有转移，转移淋巴结具有明确的甲状腺癌的特点。

4. 甲状腺周围间隙炎

颈前间隙感染时可能累及同侧的甲状腺，局部出现炎性反应使甲状腺增大，还可能伴局部回声异常，但主要病变在间隙内，若治疗及时，甲状腺较快恢复正常。

二、亚急性甲状腺炎

亚急性甲状腺炎（subacute thyroiditis，SAT）又称亚急性肉芽肿性甲状腺炎（subacute granulomatous thyroiditis）或非化脓性甲状腺炎（nonsuppurative thyroiditis），简称亚甲炎。

(一) 病因及病理

SAT继发于上呼吸道感染，由病毒引起。因在部分病例中检出TSH受体的抗体和甲状腺致敏的 T 淋巴细胞，故认为与自身免疫异常有关。

（1）病理肉眼所见：因疾病的阶段和受累甲状腺的范围而异。术中可见甲状腺与周围组织粘连，较少侵及甲状腺附近器官。甲状腺中等度增大，常为不对称性。病变可局限于甲状腺的一部分，亦可累及单侧或双侧甲状腺。受累部分质韧实，结节状，白色或黄白色，边缘不规则，与附近正常甲状腺组织的分界清楚或不清楚。

（2）镜下所见：病变呈灶性分布，范围大小不一。各处病变处于不同发展阶段，常见新旧病变交错存在。早期病变炎症活跃，受累的滤泡内类胶质减少或消失，部分滤泡破坏，代之以中性粒细胞，可形成微小脓肿。一些滤泡较正常大，上皮增生。

另可见单核细胞及异物巨细胞，胞浆内可有被吞噬的类胶质。病变进一步发展，则有结核样肉芽肿形成，上皮样细胞呈放射状排列，但无干酪样坏死，此处类胶质丧失。恢复期炎症消退，间质明显纤维化，少数淋巴细胞和浆细胞浸润，不见多核巨细胞和单核细胞，滤泡破坏最严重处有广泛的纤维瘢痕形成。还可见一些特别小的甲状腺滤泡，这些滤泡有完整的上皮被覆，但较扁平，呈立方形或低柱状，其内无类胶质。这些小滤泡有学者认为是再生的滤泡，有学者认为是残留的萎缩滤泡。免疫组化方面，本病的后期呈 CA19-9 强阳性，而在急性阶段其肉芽肿的中心显示 CEA 阳性为其特点。

（二）临床表现

亚甲炎（80%）多发生在 35～50 岁的妇女，主要症状为颈部疼痛、甲状腺触痛、全身炎性反应，早期可出现甲亢。持续时间半年左右，分为 3 期。

1. 急性期

全身急性炎症反应，咽痛、颈部触痛、甲状腺肿大。此期甲状腺滤泡受病毒破坏，释放入血的甲状腺激素增加，出现甲亢表现，如多汗、怕热、精神紧张和心悸等，血清 T_3、T_4 升高。约在 2 个月内过渡到第二期。

2. 甲状腺功能低下期

随着甲状腺炎症的消退和滤泡内胶质的消耗，急性期症状好转，SAT 患者可发生暂时甲减（约 5% 患者出现永久性甲减）。约 34% 患者 TSH 异常增高，自身免疫和抗甲状腺抗体是导致永久性甲减的原因。

3. 恢复期

亚甲炎是自限性疾病，甲状腺内炎症可逐渐消退。症状消失，血清甲状腺激素恢复正常水平。

（三）超声检查

（1）甲状腺肿大。亚甲炎的甲状腺一般为中度增大，不对称，双侧累及，病变程度和范围不一。

（2）亚甲炎病变范围为 30%～80%，病灶呈云雾状弱回声，浓淡不均，无边界，在病变的边缘或病变区见部分正常回声的甲状腺组织。

（3）甲状腺内无实质性结节、无囊性变、无钙化。

（4）病灶内血流信号杂乱稀少，血流参数为低速低阻型，在早期有甲亢症状的患者，甲状腺内血流也不增加，不出现"火海征"，甲状腺动脉不扩张。在甲状腺功能低下期甲状腺血流稀少，血流参数无明显改变。在 1 年以后，甲状腺病变完全恢复，不能识别。

（5）亚甲炎的甲状腺周围有多个增大淋巴结，为 4～8mm，极少大于 1cm，淋巴结皮质增厚，髓质消失多为弱回声，血流信号稍增加约 1 级，为反应增生性改变。

（四）鉴别诊断

1. 甲状腺癌

亚急性甲状腺炎为低弱回声病灶，无边界、无包膜，极易与甲状腺癌混淆，临床也确有部分病例因不能排除甲状腺癌而手术切除。有经验的超声医师可根据 SAT 的声像图特点而明确诊断，难以鉴别时细针穿刺细胞学检查可以提供诊断，避免误诊。

2. 急性化脓性甲状腺炎（AST）

在亚甲炎急性期甲状腺肿大、压痛，全身炎性反应，甲状腺内的局灶性病变都应与 AST 鉴别。声像图上亚甲炎为弥漫性病变，而 AST 为局灶性病变，仅发生在单侧，病变区以外的甲状腺组织为正常的甲状腺回声。而亚甲炎累及双侧，难以分清病灶与正常甲状腺组织的界限。

3. 桥本甲状腺炎

在中晚期甲减时声像图两者不易鉴别，甲状腺萎缩，回声杂乱呈弱回声小结节样改变，血流稀少。此期鉴别的临床意义不大。

（五）临床价值

超声检查在亚甲炎的各个时期都有较明确的声像图改变，有特征性表现，对临床疑诊病变能做出快速诊断。亚甲炎尤其要与甲状腺癌鉴别，声像图容易混淆，难以鉴别时细针穿刺细胞学检查可以提供诊断，避免误诊。

CT 检查具有一定的特征性，甲状腺肿大偏于一侧，边界不清的低密度灶，无明确结节和囊肿，增强扫描，无强化肿块。

三、慢性淋巴细胞性甲状腺炎

慢性淋巴细胞性甲状腺炎即桥本甲状腺炎（Hashimoto's thyroids，HT），又称淋巴瘤样甲状腺肿（struma lymphomatosa）、自身免疫性甲状腺炎（autoimmune thyroids），为较常见的一种甲状腺炎。

（一）病因及病理

HT 发病原因不明确，目前认为与遗传、自身免疫和环境因素共同作用有关。

（1）病理肉眼所见：双侧甲状腺弥漫性对称性肿大，其重量一般为正常的 2～5 倍。少数病例甲状腺的肿大可为不对称性。包膜完整、增厚，与周围组织少有粘连，表面光滑或细结节状，外形无明显改变。部分病例可为多结节状。切面均匀一致，颜色较正常苍白，呈灰白色或灰黄色，湿润，质韧如橡皮，似淋巴瘤，亦可呈分叶状结构。可有灰棕色小灶，类胶质减少或消失，无出血、钙化、变性或坏死。部分病例因广泛纤维化而质硬，灰白色，此时与周围组织粘连较常见。

（2）镜下所见：小叶结构保存，或由于小叶间结缔组织增多而显得更清楚。间质内淋巴细胞浸润和滤泡上皮的嗜酸性变为特点。淋巴细胞的浸润以甲状腺滤泡间较多，小叶间较少。浸润的密度各处不一，有时可多至与淋巴瘤不易鉴别。常形成具有生发中心的淋巴滤泡。典型的桥本甲状腺炎标本中纤维结缔组织不多，小叶间隔呈轻到中度增厚。约 10% 的病例纤维化明显而广泛，此时应与侵袭性纤维性甲状腺炎相鉴别。

因病变中淋巴组织浸润与纤维组织增生的比例不同，可分成 3 种类型。

①淋巴细胞为主，纤维组织增生不明显，称为淋巴样型。特点为广泛性淋巴组织代替甲状

腺实质，仅有少数滤泡残留。

②纤维组织增生为主，称为纤维型。由致密纤维组织广泛取代甲状腺实质，纤维组织常发生玻璃样变，此型约占本病的 12.5%，可能是本病晚期的表现。

③淋巴组织和纤维组织均增生，其量差不多，称纤维—淋巴样型。

(二) 临床表现

HT 多见于女性，男女发病比例为 1:(6~10)，发病年龄在 30~60 岁。病程缓慢隐匿，平均 2~4 年，早期有轻度甲亢，2 年后表现为甲状腺功能减低。全身症状与甲状腺功能有关，早期甲状腺激素释放增加可表现出甲亢的一系列症状，晚期甲减时甲状腺萎缩、黏液水肿、皮肤粗厚、乏力倦怠等。甲状腺双侧对称肿大，随吞咽上下活动，与周围组织无粘连。触诊甲状腺质地坚韧，表面沙粒状或有大小不等细小结节。

实验室检查：血清 T_3、T_4 水平一般正常。血清 TSH 水平反映患者的代谢状态，甲状腺功能正常者 TSH 正常，甲减时 TSH 升高，当 TSH 升高达正常 2 倍时，高度提示 HT 和甲减。

(三) 超声检查

较为典型的 HT 为双侧甲状腺对称性中度增大，整个甲状腺呈比较一致的弱回声改变，甲状腺包膜完整光滑，与周围界限清楚。

甲状腺弱回声改变，内见线条状较高回声，反映该病的淋巴组织增多和纤维组织增生的共同改变：①在以淋巴细胞为主的阶段，甲状腺增大明显，呈均匀一致的弱回声，而纤维条不多；②在以纤维组织增生为主的阶段，甲状腺内表现为纤维条状回声较多，回声稍高于淋巴细胞期；③时间较长的 HT 甲状腺缩小，常伴甲状腺功能减低，甲状腺呈弱回声结节状，血流仍丰富。

彩色多普勒检测：在 HT 的各个阶段血流信号增加均较明显，在甲状腺功能亢进阶段，血流丰富，可有甲亢的"火海征"和高流速血流表现。在甲状腺功能减阶段血流信号丰富，但流速低，血流加速度延迟。甲减时 TSH 升高，促使甲状腺组织增生，组织的耗氧量增加，血管扩张，CDFI 检测出血流信号丰富，但为低速低阻血流。

HT 常伴甲状腺周围淋巴结增大，与淋巴细胞增生有关。其表现为甲状腺周围气管旁有多个弱回声结节，直径在 4~8mm 之间，很少超过 1cm，髓质消失，血流信号较丰富。HT 的淋巴结改变为反应增生性，仅在甲状腺周围，不达侧颈部，临床意义不大。

(四) 鉴别诊断

1. 亚急性甲状腺炎

HT 要与面积较大的（>70%）亚甲炎鉴别，亚甲炎的弱回声不均匀，仍然有部分正常甲状腺组织。而 HT 是一致病变，无残留正常甲状腺组织。

2. 纤维硬化性甲状腺炎

本型甲状腺缩小，回声增高，血流明显减少。HT 晚期甲状腺萎缩测值小，但呈弱回声、结节状，血流仍偏多。

3. 毒性甲状腺肿

在早期甲状腺功能亢进期，血流丰富，有高速血流较难分辨，但肿大的甲状腺呈均匀弱回声伴纤维条是 HT 的特点。

4. HT合并结节性甲状腺肿

基础的弥漫性病变内有多数结节，在HT晚期回声增高伴结节时，易忽略HT的诊断。

5. 甲亢

HT早期血流丰富有甲亢表现，但峰值流速小于40cm/s，加速度时间延长。晚期血流信号虽然较丰富，但流速和阻力较低。

（五）临床价值

许多文献报道，HT可伴发非霍奇金恶性淋巴瘤，源于甲状腺组织内有大量淋巴细胞浸润。甲状腺乳头状癌与HT有关，有报道HT伴发甲状腺乳头状癌发生率为7%～24%。

HT的声像图具有特征性，能反映甲状腺在不同时期的病理和声像图的关系。其他影像学检查无特征性，细胞穿刺和组织学检查具有决定作用。

四、静息性甲状腺炎

（一）病因及病理

静息性甲状腺炎（silent thyroiditis，ST）是甲状腺炎的特殊类型，又称为无痛性甲状腺炎（painless thyroiditis，PT）。ST具有亚甲炎和淋巴细胞性甲状腺炎的共同特点，与分娩和产后有关，又称为产后甲状腺炎，男女发病比例为1：（3～5），5%～20%以甲亢症状就诊，是病毒感染和自身免疫反应综合作用所致的一种特殊类型的甲状腺炎。

（二）临床表现

ST典型临床病程分为4期，即甲状腺功能亢进期、甲状腺功能正常期、甲减期和恢复期。

1. 甲状腺功能亢进期

①无病毒感染史，无碘接触史；②有轻度至中度甲亢症状，但有80%患者可无临床症状；③一半患者甲状腺肿大，少数伴结节；④甲状腺无触痛，是ST的显著特点；⑤无黏液水肿表现。

2. 甲状腺功能正常期

ST患者在2～5个月内症状消失，血清T_3、T_4下降。

3. 甲减期

T_3、T_4进行性下降，但不超过1年，极少发展成永久性甲低。

4. 恢复期

无痛性甲状腺肿大，甲状腺功能异常，1年左右消失。

（三）超声检查

甲状腺弥漫性改变，轻度至中度增大，有斑灶状弱回声，或可伴有结节。甲状腺回声不正常，与亚甲炎或桥本甲状腺炎不同，属于不易解释的甲状腺改变。

彩色多普勒检测：甲状腺内血流在正常范围内。

（四）鉴别诊断

1. 临床鉴别

ST极易误诊，早期要与Grave's病鉴别，Grave's病妊娠期缓解，产后加重，血清中检出TRAb，但ST不出现。Grave's病[131]I吸收率增高，但HT降低。

2. 声像图鉴别

甲状腺肿大不能以HT、亚甲炎等解释者要考虑此病。

（五）临床价值

临床有甲状腺功能异常，而超声有轻度类似于甲状腺炎改变者，结合病史提示甲状腺炎可能。超声主要是排除甲状腺的恶性结节，常见的甲状腺炎及典型的甲状腺功能异常等。

五、慢性纤维性甲状腺炎

慢性纤维性甲状腺炎（chronic fibrous thyroiditis）是较罕见的甲状腺炎，以甲状腺组织被大量致密纤维组织代替为特征，又称 Ridel 甲状腺炎（Ridel thyroiditis，RT）、侵袭性纤维甲状腺炎、慢性木样甲状腺炎、慢性硬化性甲状腺炎。

（一）病因及病理

RT 的病因不清，认为与自身免疫反应有关，其证据是 67% 的 RT 患者可检测到抗甲状腺抗体，甲状腺组织内有淋巴细胞和浆细胞浸润，部分患者肾上腺皮质激素治疗有效。侵犯甲状腺周围组织器官，包括颈部肌肉、气管、食管、喉返神经、颈动脉鞘、颈内静脉。

（1）肉眼所见：甲状腺正常或中等大，不对称，其侵犯的范围和程度不一。病变可累及整个甲状腺，33%～50% 的病例为单侧性，也可局限于一叶的部分区域。病变部分与正常甲状腺组织界限不清，因有明显的纤维化而致质地极硬，灰白或黄白色，切之有软骨样感，不呈小叶状结构，多数仅有少量含胶质的甲状腺组织。病变常超越甲状腺包膜，侵犯甲状腺周围组织器官，包括颈部肌肉、气管、颈血管鞘，造成广泛而紧密粘连。

（2）镜下所见：受累部分甲状腺组织破坏、小叶结构消失，代以广泛的大量纤维组织增生，纤维组织致密，常有玻璃样变，可伴少到中等量炎症细胞，如淋巴细胞、浆细胞（主要产生 IgA）浸润，以血管周围较多，有时也可见嗜酸性粒细胞的聚集。纤维化区域中，中等大小静脉管壁炎是其重要的诊断特点。纤维组织中滤泡消失，或仅见散在一些萎缩的甲状腺滤泡，滤泡上皮萎缩，不伴嗜酸细胞变。不见弥漫性淋巴细胞浸润，无淋巴滤泡形成，亦不见巨细胞和结核样肉芽肿形成。切片中常见纤维化和炎症浸润累及包膜和附近肌肉、脂肪、神经组织等。偶有甲状腺上皮的鳞状化生，须注意与鳞状细胞癌鉴别。本病应与纤维型淋巴瘤样甲状腺肿鉴别。后者不浸润至甲状腺外，包膜完整，在一定程度上仍保留甲状腺小叶结构，甲状腺组织破坏较轻。有弥漫性淋巴细胞浸润，淋巴滤泡形成，腺上皮呈嗜酸细胞变。

（二）临床表现

慢性纤维性甲状腺炎（RT）较罕见，发病率为 0.006%，为桥本甲状腺炎的 1/50，女性患者达 85%。本病起病缓慢，多为偶然发现，甲状腺正常或稍大、无痛，似木、石样坚实，多为双侧。RT 的临床表现与局部压迫有关，常伴有呼吸困难。肿大甲状腺异常坚硬，像铁领一样扣住患者的颈部软组织，并将气管压迫呈裂隙状，临床常被认为是癌。组织完全纤维化而可出现甲减，甲状旁腺纤维化可导致甲状旁腺功能低下。

（三）超声检查

（1）好发于老年女性，颈前部甲状腺区肿大，坚硬不移动。甲状腺增大不明显，形态不规则，可有结节样改变。

（2）声像图与病理有关。

①甲状腺形态不规则，甚至消失，甲状腺区见结节状强回声，后方衰减明显。但与周围组织关系清楚，颈部血管鞘不受影响。

②甲状腺组织致密纤维化应该是回声增高，有报道为偏弱回声。甲状腺组织与邻近组织结

构的界限消失，为其特点。

（3）多普勒检测应多为血流信号稀少或者消失，流速和阻力指数无特殊。

（4）本病不累及淋巴结，无颈部淋巴结异常。

（四）鉴别诊断

唯一正确的诊断方法是手术活检。触诊甲状腺坚硬，超声表现不典型，与结节性甲状腺肿难以鉴别，伴结节时要与甲状腺癌鉴别，应扫查甲状腺和颈部淋巴结以鉴别。

（五）临床意义

（1）超声检查可提示慢性甲状腺炎可能，结合甲状腺周围纤维化可拟诊RT。

（2）超声可排除甲状腺的恶性肿瘤性病变。

（3）检测血清甲状腺功能，多有甲减。

第六节　甲状腺肿瘤及瘤样病变

病变甲状腺肿瘤大多数是原发性，由上皮细胞发生。其中绝大部分（95%）来自滤泡上皮，少数来自滤泡旁细胞，依组织发生部位和肿瘤的良、恶性，将甲状腺肿瘤分类如下。

一、甲状腺腺瘤

（一）病因及病理

甲状腺腺瘤是较常见的甲状腺良性肿瘤。为滤泡上皮发生的有包膜、具滤泡细胞分化的肿瘤。病因未明，目前认为是单克隆性，刺激因素与甲状腺癌同，可能与性别、遗传因素、射线和TSH刺激有关。

目前全世界所采用的甲状腺腺瘤的病理诊断标准包括以下几个方面。

①有完整的纤维包膜，包膜薄。

②包膜内外甲状腺组织结构不同。

③包膜内组织的结构相对一致性。

④包膜内瘤组织压迫包膜外甲状腺组织，形成半月形。

⑤常为孤立性结节。严格地掌握这些标准，基本上可以防止把结节性甲状腺肿误诊为腺瘤。

（二）临床表现

甲状腺腺瘤是甲状腺常见的良性肿瘤，发生年龄在20～40岁。多为颈前包块，生长缓慢，无自觉症状。肿瘤多数单发，类圆形。表面光滑，质地坚韧，边界清楚，随吞咽活动，与皮肤无粘连。直径数毫米至数厘米，切面多为实性，灰白或棕黄色，可出血、纤维化、钙化，有完整包膜。肿瘤内出血肿块可迅速增大，伴局部疼痛，一般在10天左右疼痛消失。增大的肿块偶可压迫气管、食管和喉返神经。一般无淋巴结肿大。除伴发甲亢外，甲状腺功能正常。核医学检查多为温结节或凉结节，高功能腺瘤为热结节。

（三）超声检查

1. 甲状腺组织结构

甲状腺组织结构正常，体积一般不增大，形态无异常，甲状腺内血流信号在正常范围内。

2. 甲状腺内单个结节

结节数毫米至数厘米，内部回声均匀偏弱，形态规则，包膜完整，与正常甲状腺组织分界清楚，周边可见低回声晕。

3. 腺瘤变性

腺瘤因供血不足，瘤体内部常液化囊性变，囊性变多见于 2cm 以上腺瘤。腺瘤囊性变暗区可以清亮或浑浊，囊液中有时可见点状强回声，视囊内出血的时间、上皮脱落和变性程度而表现各异。囊性变的壁可不规则，似有乳头状隆起突入囊内，瘤体内可见钙化，多为数毫米大小的钙化斑，可呈斑点状、环状。

4. 彩色多普勒检测

腺瘤结节内一般可检出血流信号，见血管自结节周边进入，为多条血管供血，内部血流较乱，峰值流速在 10～30cm/s，阻力指数 0.5～0.7。

5. 高功能性腺瘤

高功能性腺瘤指腺瘤分泌过多的甲状腺激素，并引起甲亢的临床症状。腺瘤血流较为丰富，峰值流速较高，在 40cm/s 以上。

6. 淋巴结

腺瘤不引起颈部淋巴结异常，只有在腺瘤很大，影响颈部淋巴回流时，淋巴结可呈反应性改变，淋巴结增大直径大于 1cm，皮质增厚，髓质减少，但皮、髓质分界尚清楚，可检出少许血流。当并发恶变时颈部淋巴结转移，淋巴结增大，髓质消失，血流信号增多，应注意鉴别。

（四）鉴别诊断

1. 结节性甲状腺肿

结节性甲状腺肿和甲状腺腺瘤临床表现相似，鉴别较难。

①结节性甲状腺肿远较甲状腺腺瘤多见，腺瘤少见于单纯性甲状腺肿流行区。

②甲状腺腺瘤经数年仍保持单发，结节性甲状腺肿多演变为多发结节。

③组织学方面腺瘤有完整包膜，周围组织正常，分界明显，而结节性甲状腺肿的单发结节包膜不完整。

2. 甲状腺恶性结节

儿童出现甲状腺单个结节 50% 为恶性，年轻男性的单个结节要警惕恶性可能。单个结节伴淋巴结增大不能除外甲状腺恶性病变。核素扫描恶性结节几乎为凉结节，腺瘤多为热结节，但因囊性变也可表现凉结节。

3. 混合存在的结节

甲状腺内多种病变共同存在，超声鉴别诊断较困难。

①结节性甲状腺肿的多发结节内合并有腺瘤，单个少数结节可以识别，但有时很困难。

②腺瘤合并恶性结节需要仔细区别，恶性病灶无包膜边界不清，多伴沙粒状钙化。结节性甲状腺肿同时合并腺瘤和恶性结节就更困难，大多提示主要病变而遗漏伴发病变。

4. 慢性甲状腺炎

甲状腺腺瘤可以发生在慢性甲状腺炎的基础上，即甲状腺组织弥漫性病变内有较典型的腺瘤样结节。

5. 异常淋巴结

常规检测颈部淋巴结，鉴别异常淋巴结是否与甲状腺有关。

（五）临床意义

（1）超声检查对甲状腺结节性病变独具优势，能精确检出腺体内结节的大小、多少、部位，结节的物理特性及并发表现。

（2）根据结节特点可识别结节性甲状腺肿和腺瘤。结节的变性，如液化囊肿、出血，伴钙化等。腺瘤术后一般不复发，而结节性甲状腺肿多复发。

（3）超声检测腺瘤结节，同时扫查甲状腺周围淋巴结，可以鉴别结节的良恶性。

（六）甲状腺腺瘤在组织病理学上的分类

甲状腺腺瘤在组织病理学上分为滤泡状腺瘤和其他几种类型腺瘤，但在临床上无特殊鉴别意义，声像图无鉴别价值。

1. 滤泡性腺瘤

滤泡性腺瘤（follicular adennoma）是较常见的甲状腺良性肿瘤。为滤泡上皮发生的、有包膜、具滤泡细胞分化的肿瘤。

（1）肉眼所见：腺瘤直径一般为 1～5cm，也可小至数毫米或大至 10cm。呈圆形或卵圆形，有完整包膜，切面稍隆起，一般较正常甲状腺色淡，呈淡黄褐色或灰褐色，质较软，但其形态因含胶质多少、细胞丰富程度，有无出血、囊性变、纤维化等而异。含类胶质丰富者呈褐色，半透明；细胞丰富者呈肉样灰褐色，韧实。较大腺瘤有出血、囊性变和纤维化倾向，故腺瘤中央常有星芒状灰白色纤维瘢痕，也可合并钙化、骨化，有时囊腔可占据整个腺瘤。这些退行性变可能与血液循环障碍有关。

（2）镜下所见：滤泡性腺瘤除上述特点外，因瘤细胞的结构差异，传统上将其分为以下几类。

①胚胎性腺瘤（embryonal adenoma）：由互相吻合的细胞梁索构成，很少形成滤泡或类胶质。梁索间为富于血管的疏松结缔组织，并常有水肿。本瘤又称为梁索状/实心性腺瘤（trabecular/ solid adenoma），瘤细胞小而圆，大小较一致，胞浆染色深红，核居中央，少有核分裂象，颇似胎龄几周的胚胎甲状腺。

②胎儿性腺瘤（fetal adenoma）：最常见的滤泡性腺瘤。由含有少量类胶质的小滤泡构成，小滤泡排列常较疏松，间质有明显的水肿，颇似婴儿的甲状腺组织，此型又称为小滤泡性腺瘤（microfollicularadenoma）。

③单纯性腺瘤（simple adenoma）：较少见，由分化好的、似正常甲状腺滤泡大小的滤泡构成。又称正常滤泡性腺瘤（normo-follicular adenoma）。

④胶样腺瘤（colloid adenoma）：滤泡增大，含有多量胶质，上皮扁平，又称大滤泡腺瘤。以上不同构型可同时存在，实际临床意义不大。

2. 特殊类型腺瘤

①嗜酸细胞腺瘤（oxyphilic adenoma）：较少见，肿瘤大部分（约75%）或全部由嗜酸细胞构成。

②不典型性腺瘤（atypical adenoma）：少见，约占滤泡性腺瘤的2%。肿瘤较大，平均6cm。

③透明细胞腺瘤（clear cell adenoma）：十分少见，腺瘤大部分由透明细胞构成，排列成梁状或小结构，电镜下见囊泡状肿胀，细胞内甲状腺球蛋白沉积使细胞呈透明变。

④印戒细胞腺瘤（signet ring cell adenoma）：较少见，腺瘤由胞浆淡染泡状而核偏位的细

胞构成。

⑤腺脂肪瘤（adenolipoma）和腺软骨瘤（adenochondroma）：在滤泡腺瘤中，肿瘤性滤泡由成熟脂肪组织分隔，称腺脂肪瘤。

二、甲状腺癌

甲状腺结节的发生率可高达30%～50%（尸检和超声检查），其中恶性结节的发生率仅为1%～5%。甲状腺癌占内分泌系统恶性肿瘤的90%，女性比男性多，为（2～3）：1。甲状腺癌的病情进展缓慢，生存时间长，绝大多数预后较好，仅少部分因局部肿瘤侵犯或远处转移而死于甲状腺癌。

甲状腺癌的致病因素：对甲状腺癌致病因素了解逐渐增加，但发生原因仍不明，包括碘的缺乏、颈部曾经放射性照射、TSH刺激等。雌激素也是因素之一，女性多于男性，10岁前甲状腺癌发生率无性别差异，10岁后女性明显增加，青年人肿瘤较成年人大，有人研究甲状腺癌组织中有雌激素受体。

甲状腺癌有家族倾向说明有遗传因素。其他疾病与甲状腺癌有关：①结节性甲状腺肿中有4%～17%合并甲状腺癌，但没有结节性甲状腺肿转变为甲状腺癌的证据。②甲状腺增生：甲状腺长期增生最终发展成甲状腺癌，与TSH长期刺激有关。③甲状腺腺瘤：多数认为腺瘤与癌的关系不明确，部分甲状腺滤泡状癌患者有腺瘤历史。④桥本甲状腺炎：报道较多，发生率为4.3%～24%。认为HT有长期TSH刺激，甲状腺癌与HT有共同的自身免疫异常背景。⑤一般认为，甲亢不发生甲状腺癌，甲状腺癌可见于各种原因的甲亢，包括Grave's病、毒性结节性甲状腺肿、自主性高功能腺瘤等。

甲状腺癌的临床表现：颈部无痛性肿块，逐渐增大，因生长缓慢，无不适，易误诊为良性。生长较大时可出现气管、食管和神经的压迫症状，如呼吸、吞咽困难，声嘶等，但目前因为医疗条件改善，很少见这种极端情况。甲状腺癌一般不出现甲状腺功能异常。①颈部检查甲状腺肿大，甲状腺质地坚硬，包膜不平整，肿块固定。②甲状腺硬结，同侧颈部淋巴结肿大，可发生肺、骨等远处转移。③有甲状腺肿块，同时伴声音嘶哑，反应声带麻痹喉返神经侵犯。④影像学检查甲状腺结节，内有沙粒体，结节内血流增加。⑤甲状腺^{131}I扫描提示冷结节。

根据甲状腺癌病理类型不同，有乳头状癌（papillary adenocarcinoma）、滤泡状癌（follicular adenocarcinoma）、髓样癌（medullary carcinoma）和未分化癌（undifferentiated carcinoma）、甲状腺恶性淋巴瘤、甲状腺鳞癌和甲状腺转移癌较少见。

（一）甲状腺乳头状癌

1. 病因及病理

甲状腺乳头状癌（papillary carcinoma）是最常见的甲状腺恶性肿瘤，占甲状腺癌的60%～70%。女性发生率约为男性的2～4倍。任何年龄均可发生，初诊时平均约为40岁。乳头状癌占儿童恶性甲状腺肿瘤90%以上，其中5%～10%有颈部暴露的放射史。

（1）肉眼所见：常为孤立性、无包膜的肿块，可位于甲状腺任何部位，直径多为1至数厘米。小者甚至肉眼不能辨认，称微癌，而大者直径可达10cm以上。肿块境界不清，可呈放射状或分叶状，少数有包膜（约10%）。切面灰白或棕黄色，粗糙或呈绒毛状外观，中央部常有纤维化，形成不规则致密瘢痕。因肿瘤生长缓慢，故往往发生钙化而有沙粒感。据统计，癌组织内囊腔形成可达10%，腔内含稀薄的棕色液，并常见乳头状突起。部分病例有多数肿瘤灶，可能是腺内淋巴管扩散的结果，也可能是多中心性发生，偶尔见广泛累及甲状腺腺叶和邻近组织形成大肿块的病例。

根据肿瘤的大小、范围，可分为：①肿瘤的直径 1cm 以下的乳头状微癌（papillary micro carcinoma）；②甲状腺内型乳头状癌（intrathyroid papillary carcinoma），肿瘤局限于甲状腺，但尚未突破甲状腺包膜，此型占多数；③甲状腺外型乳头状癌（extrathyroid papillary carcinoma），肿瘤浸润甲状腺包膜，超出甲状腺，累及腺外软组织与器官，如喉、气管、食管。

（2）镜下所见：乳头状癌以形成乳头状突起和细胞核的特殊形态为其特点。癌细胞被覆纤维血管轴形成乳头突起，突向滤泡腔或囊腔。乳头可细长或短钝，长者可有复杂的分支。乳头的横切面呈多边形、圆形或卵圆形。纤维血管轴可发生水肿而显得乳头粗大肿胀，也可发生透明变性，发育不好的乳头无纤维血管轴，一些乳头排列紧密呈小球状，也有呈滤泡状结构者。仅少数乳头状为单纯乳头状结构，多伴发成分（多少不一），甚至有全部为滤泡状结构者。此外，乳头状癌可有梁状/实心性结构，被覆乳头的癌细胞单层或多层，立方形或低柱状，核较正常滤泡上皮大，圆形、卵圆形或不规则形，核分裂少，胞浆淡染或嗜酸性、均质性。

乳头状癌不论其结构如何（乳头状、实心性梁状），其核均具下列特点。

①毛玻璃样细胞核，即核染色淡，核仁不明显或核仁小，这些毛玻璃样核常重叠排列，在石蜡包埋切片较明显，而冰冻切片或细胞学涂片则不明显，机制未明。

②核内有嗜酸性假包涵体，乃胞浆向核陷入所致。与毛玻璃样核相反，核内假性包涵体在冰冻切片和细胞涂片较石蜡切片明显。

③核沟，沿核的长轴呈沟状，多见于卵圆形或梭形核，为过多核膜内折的表现，核分裂散在或缺如。

上述核的特点对诊断很重要。多于半数的病例显示广泛的纤维化。

少数乳头状癌有鳞状细胞癌灶，认为是乳头状癌向鳞状细胞癌转化。更为常见者为乳头状癌伴鳞状化生，有统计 20% 病例可见。这些化生灶的细胞为良性，无角化或细胞间桥，其出现对预后无影响。约半数病例可见沙粒体，为圆形、分层状、嗜碱性钙化球，直径 5～100μm，常位于乳头突起尖端部中央间质处，也可在肿瘤细胞巢之间或纤维间质中，以及肿瘤邻近的甲状腺组织或转移瘤中。可能是癌细胞变性、坏死经钙盐沉着形成的。沙粒体的存在有诊断意义。沙粒体若见于"正常"甲状腺组织中或颈部淋巴结中，则提示附近甲状腺很可能有乳头状癌存在。乳头状癌常有明显的纤维化和透明变性，但并不形成完整的包膜，少数病例呈结节性筋膜炎样纤维组织增生反应。淋巴管浸润常见，而静脉浸润较少，常见甲状腺内的多数岛屿状浸润是通过淋巴管形成的腺内小转移灶。约 1/4 病例间质有较多的淋巴细胞、浆细胞浸润，浸润于乳头间质或邻近甲状腺间质中，并可形成淋巴滤泡。

免疫组化显示甲状腺球蛋白呈阳性反应，但较滤泡性肿瘤为弱，高分子量和低分子量角蛋白（Keratin）阳性。前者有诊断意义。因正常和增生的滤泡及滤泡性肿瘤只有低分子量角蛋白阳性，部分病例上皮膜抗原（EMA）、CEA、Vimentin 阳性，有角蛋白和 Vimentin 可在同一肿瘤表达者。雌激素受体蛋白也常呈阳性。S-100 在乳头状癌的表达较良性乳头状增生、滤泡性腺瘤和其他型甲状腺癌为多。分化好的乳头状癌常表达 intercellular adhesion molecule-1（ICAM-1），而滤泡状癌和滤泡性腺瘤则为阴性。也有报道甲状腺乳头状癌中有 Cyclin E 的表达，可能成为甲状腺乳头状癌新的预后标准。

2. 临床表现

（1）甲状腺乳头状癌是甲状腺恶性病变中最常见的病理类型，占成人甲状腺癌的 70%，儿童甲状腺癌的 80%。甲状腺乳头状癌有多中心病灶 20% 以上，儿童多见。甲状腺乳头状癌较其他类型甲状腺癌发病年龄低。严格病理区分，有 2/3 病例是混合性肿瘤，同时伴滤泡状肿瘤，但以乳头状癌为主。

（2）发病年龄 30～50 岁，女性是男性的 3 倍，甲状腺乳头状癌恶性程度较低，可带瘤生存 10 多年。

（3）颈部无痛性肿块，逐渐增大，因生长缓慢，无不适，易误诊为良性。生长较大时可出现气管、食管和神经的压迫症状，如呼吸、吞咽困难、声嘶等，但目前因为医疗条件改善，很难发生这种极端情况。甲状腺乳头状癌一般不出现甲状腺功能异常。

（4）颈部检查：甲状腺非对称性肿物，质地较硬，边缘模糊，包膜不平整。肿块局限于甲状腺内可随吞咽活动，肿块与周围粘连则较固定。

（5）转移特点。

①50％～70％甲状腺乳头状癌患者就诊时已有淋巴结转移，约 50％患者是以颈部淋巴结转移包块就诊。

②发生淋巴结转移与年龄有关，年龄越小越易发生转移；与乳头状癌类型有关，如弥漫性硬化型乳头状癌转移早；与癌灶大小有关，大于 2cm 者有 50％以上发生淋巴结转移。

③甲状腺乳头状癌发生转移，多局限于甲状腺引流淋巴结区域，部分通过淋巴管转移至中上份颈部、上纵隔，以颈静脉旁和气管旁淋巴结多见。少部分通过血行转移，主要在肺，肺部转移灶可分泌甲状腺激素，成人可带瘤 10～30 年，成为甲状腺切除后内源性甲状腺激素的唯一来源。远处转移发生在骨和其他处。

（6）预后：甲状腺乳头状癌预后良好，5 年生存率达 95％。预后与年龄关系大，儿童预后不良；大于 45 岁预后较差；组织学上低分化和未分化者预后差；颈部淋巴结转移对预后影响不大。

3．超声检查

（1）甲状腺增大程度：依病程和癌灶侵犯范围而定，甲状腺一般增大，多为轻度至中度增大，部分患者可重度增大。

（2）癌结节特点：甲状腺内单个实质性弱回声病灶或结节，形态不规则，无包膜，边界不清。病灶一般侵犯单侧甲状腺，严重者可累及峡部，部分累及双侧叶大部。

（3）沙粒状钙化：乳头状癌的沙粒钙化为针尖大小或 1～2mm 大小强回声点，散在、杂乱不均匀分布在弱回声背景的病灶内，可密集成团，也可稀疏成散点。

（4）彩色多普勒检测：肿瘤病灶内可见稀疏血流信号，杂乱无章，血管扭曲，粗细不等。血流参数不具特殊性，峰值流速 10～30cm/s，阻力指数（RI）0.5～0.7。

（5）超声弹性成像：根据组织纤维化程度表现组织的柔韧性的超声评分检查方法，一般恶性结节组织较硬，即弹性较差，硬度评分偏高，其准确性可达 96％。但弹性成像对大范围病灶的诊断受限制。

（6）淋巴结转移：甲状腺癌半数以上患者伴淋巴结转移。甲状腺乳头状癌转移淋巴结有其特征性。

①淋巴结 0.5～3cm 不等，1cm 以下呈卵圆形，2cm 左右淋巴结可以稍不规则，但仍保持类圆形形态。

②淋巴结呈弱回声，髓质消失。此种淋巴结弱回声偏高，类似甲状腺的等回声。

③淋巴结内有沙粒状钙化，与甲状腺癌灶沙粒钙化类似。

④淋巴结较大，病程较长的病例，可见液化、囊性变淋巴结。囊变程度不一，个别完全囊

变者呈薄壁囊肿样改变。

⑤血流信号：甲状腺癌转移淋巴结几乎都能检出血流信号，部分淋巴结血流极丰富，致淋巴结二维结构被血流信号掩盖。血流峰值流速 10～20cm/s，阻力指数 0.4～0.6。

4. 鉴别诊断

(1) 亚急性甲状腺炎：亚甲炎的声像图呈云雾状弱回声，无边界无包膜，很像甲状腺癌的病灶。但亚甲炎有病毒感染史，甲状腺区疼痛是其特点。甲状腺癌灶内多伴有沙粒状钙化，而亚甲炎无钙化。

(2) 桥本甲状腺炎：HT 是甲状腺慢性弥漫性病变，呈一致弱回声，两侧甲状腺对称。

(3) 囊性结节：甲状腺癌为实质性病灶，很少有囊性病变，如果甲状腺结节以囊性为主，恶性可能不大。

(4) 良性结节与恶性结节鉴别：单个结节性甲状腺肿结节，表现无包膜，边界不清者不易与恶性结节区别。但良性结节回声偏高而恶性结节回声偏低；良性结节易于液化囊变，而恶性结节绝大多数不囊变；良性结节伴钙化为粗钙化，形态各异，可呈斑点状、环状、半月形等，恶性结节内钙化为沙粒状。

(5) 颈部淋巴结：淋巴结受甲状腺癌侵犯具有特征性，可以作为鉴别甲状腺病变良性抑或恶性的有力佐证。

5. 临床意义

(1) 超声检查已成为甲状腺病变必不可少的诊断手段，较 CT 和 MRI 有明显优势，不仅方便而且准确可靠。但甲状腺疾病及良恶性鉴别取决于超声医师的经验，有经验的医师判断准确性可以达到 90% 以上。

(2) 超声检查可给临床提供治疗指导，如病灶大小范围，转移淋巴结区域、位置，术后监测疗效等。

(3) 对难于定性的甲状腺病变，细针穿刺细胞学检测的诊断准确率可达 80%。超声和细针穿刺结合的诊断准确性达 95% 以上。

(二) 甲状腺乳头状癌的特殊类型

1. 弥漫硬化型甲状腺乳头状癌

(1) 病因及病理：弥漫硬化型甲状腺乳头状癌 (diffuse sclerosing variant，DSV) 为 Vickery 于 1985 年首先描述，以后陆续有报道。常见于青少年，比一般乳头状癌侵袭性强，常发生颈淋巴结转移和肺转移。预后较一般乳头状癌差。

其形态特点如下：①肿瘤弥漫性累及一侧或双侧甲状腺；②无数不规则而粗短的微乳头形成，位于淋巴管小裂隙腔内，亦可有实心性细胞巢；③多量鳞状化生灶；④大量沙粒体；⑤明显的淋巴细胞浸润；⑥明显的纤维化。本型可被误认为弥漫性淋巴细胞性甲状腺炎或亚急性肉芽肿性甲状腺炎的早期。

(2) 临床表现：弥漫硬化型甲状腺乳头状癌多发生在 10～30 岁青少年，女性多于男性，约 4∶1，无自觉症状，多为体检时发现，甲状腺弥漫性增大，质硬，表面无结节。大约 80% 就诊时已有淋巴结转移，或者以颈部淋巴结转移性包块就诊。

(3) 超声检查：DSV 的超声表现与一般的甲状腺癌不同，以弥漫性改变为特点，极易与良性弥漫性病变混淆，图像似亚急性甲状腺炎和桥本甲状腺炎。

其声像图表现如下：①甲状腺单侧或者双侧中度增大，弥漫性改变，甲状腺多呈弱回声，弥漫性病变占据甲状腺叶的大部分或者全部；②在病变叶内分布沙粒状钙化，钙化点 1～

2mm，散在分布，或聚集成团；③病变区血流稀少杂乱；④颈部淋巴结转移：70%～90%的病例伴同侧颈部淋巴结转移，50%～70%伴对侧颈部淋巴结转移。转移淋巴结声像图表现与乳头状甲状腺癌淋巴结转移相同。

（4）鉴别诊断。

①甲状腺癌：一般的甲状腺乳头状癌呈结节状改变，伴沙粒状钙化，与正常甲状腺有确切的分界，而 DSV 侵蚀甲状腺整叶，几乎无残存正常甲状腺结构。

②亚急性甲状腺炎：亚甲炎是甲状腺内弥漫性病变，不均匀，可单侧叶，多为双侧叶，极易混淆，但亚甲炎病灶内无沙粒状钙化。

③桥本甲状腺炎：桥甲炎是双侧弥漫性、对称性改变，整个甲状腺呈弱回声，而不伴沙粒体。桥甲炎急性期可伴甲亢表现，甲状腺内血流极其丰富，而 DSV 血流稀疏。

（5）临床意义：DSV 好发于年轻人，侵蚀强、转移早、预后差，而临床和声像图极易误诊，掌握声像图特点，可在患者就诊第一时间确诊，对患者预后关系重大。对甲状腺可疑病变应常规做甲状腺穿刺活检。

2. 甲状腺微小乳头状癌

（1）病因及病理：甲状腺微小乳头状癌（papillary microcarcinoma，PMC）直径小于 1cm，肿瘤常靠近甲状腺表面，境界不清，无包膜，浸润于甲状腺实质内。常有不同程度纤维化，以致肉眼观有时呈放射状小瘢痕，故又称隐性硬化性癌（occult sclerosing carcinoma）、非包裹性硬化性癌（non-encapsulated sclerosing carcinoma）。世界各地从尸检或因其他原因切除甲状腺标本中乳头状癌的发现率在 3%～35.6%，可能与检查的方法有关。有些病例伴颈淋巴结转移，但远处转移少见。

（2）临床表现：PMC 是直径小于 1cm 的甲状腺乳头状癌，因临床不能触及，又称为隐匿性甲状腺癌。由于超声检查的普及，容易发现 1cm 以下的甲状腺癌。PMC 多见于中年人，男女差别不明显。有单个存在，也可多灶性，伴发于其他疾病，如结节性甲状腺肿、腺瘤、桥本甲状腺炎和 Grave's 病中。据报道，PCM 仅 20% 可触及结节，首次就诊时有 68% 已有颈部淋巴结转移。

（3）超声检查。

①甲状腺内单个结节，多靠近甲状腺表面，呈弱回声，无包膜、边界不清。结节内常见细小钙化点，血流稀少。

②合并其他病变中的 PCM，要注意弱回声灶，必要时穿刺活检。

③注意扫查甲状腺周围淋巴结，检出转移淋巴结。

（4）鉴别诊断。

①腺瘤：腺瘤为单个结节，具有良性病变征象。

②结节性甲状腺肿：单个结节性甲状腺肿类似 PCM，但结节性甲状腺肿回声偏高而 PMC 回声偏低；结节性甲状腺肿无包膜但边界尚清楚，而 PCM 边界不清，呈毛刺状；结节性甲状腺肿的钙化灶较大但钙化少见，而 PCM 为细小钙化。

（5）临床意义：超声能检出甲状腺微小病变，分辨率极高，PCM 具有一定的特点，超声检查优于其他检查方法，结合细针穿刺，其诊断准确性达 90% 以上。

（三）甲状腺滤泡状癌

1. 病因及病理

甲状腺滤泡状癌（follicular carcinoma）指有滤泡分化而无乳头状癌特点的甲状腺恶性肿

瘤，是甲状腺癌中较常见的一型，常发生于中年和老年人，平均发病年龄比乳头状癌大10岁。

（1）肉眼所见：常为孤立性结节，少数为多个结节，圆形、卵圆形或分叶状。直径1～5cm，多为2～4cm，一般较乳头状癌体积大些，切面质硬，灰白、灰红或红褐色，鱼肉样，境界清楚，可以有包膜。有包膜而浸润不明显者则与滤泡性腺瘤相似。滤泡状癌若有完整包膜，称包裹性滤泡状癌（encapsulated follicular carcinoma），但镜下有包膜和（或）血管浸润，属于微小浸润型滤泡状癌。肿瘤中央常见星芒状疤，出血、坏死、钙化及囊性变可见。部分病例肿块较大，常见肿瘤浸润邻近的甲状腺组织或超出甲状腺至周围组织，有时肉眼可见侵入静脉。

（2）镜下所见：由各种不同分化程度的滤泡构成，滤泡间有不等量纤维组织间质。癌细胞呈不同程度改变，圆形或矮立方形。核较正常滤泡上皮的大，但较乳头状癌小，致密深染，染色质丰富而粗细不均，核大小、形状较一致，核分裂象不多见。癌组织浸润包膜全层，这是病理诊断的一个重要依据。血管浸润较常见，而淋巴管浸润较少。由于在甲状腺内的扩散和转移可形成多数卫星结节，结缔组织间质中的淋巴细胞浸润较少，鳞状化也很少见。

滤泡状癌的形态学差异较大，根据滤泡的分化程度，滤泡状癌可分成高分化和低分化两个亚型。

①高分化滤泡状癌：由分化较好的滤泡构成，含有较丰富的类胶质，有时与滤泡性腺瘤或结节性甲状腺肿十分相似，尤以有包膜者为著。所不同者为癌组织浸润包膜或血管。癌滤泡一般较正常的小，含类胶质较少，且有较多背靠背、共壁现象，细胞有一定异型性，核较大、深染，但核分裂象较少见。

②低分化滤泡状癌：癌细胞排列成实体性梁索状，较少形成滤泡，可呈筛状或小滤泡等不典型性结构，核分裂象较高分化型略多，但细胞间变不明显。有人称为实体性腺癌或梁状癌（trabecular carcinoma），约占甲状腺癌的15％。此型滤泡状癌多见于40岁以上妇女，常形成单个较大的结节。

近年来，从预后方面考虑，滤泡状癌的分型主要根据肿瘤对包膜和血管浸润程度进一步分为微小浸润型和广泛浸润型。这两型的预后明显不同。

2．滤泡状癌的分型

（1）微小浸润型（minimally invasive follicular carcinoma）：肉眼为圆形，常较小，直径1cm以下，与滤泡性腺瘤相似，包膜可能比腺瘤厚和不规则，又称包裹性（encapsulated）滤泡状癌。镜下见瘤细胞较腺瘤丰富，最重要的是可见血管和（或）包膜浸润，多侵犯静脉。肿瘤浸润包膜后，常引起纤维组织反应性增生，故包膜较厚和不规则。确定是否肿瘤真正穿过包膜对鉴别诊断很重要，若全面的环状检查包膜对发现微小浸润将有较大帮助。

（2）广泛浸润型（widely invasive follicular carcinoma）

此型常无包膜，广泛侵犯血管和（或）周边甲状腺组织，甚至肉眼可见浸润的血管。组织学上分化比较差，实心性、梁状、巢状结构，核深染，核分裂多，并可见坏死。此型远处转移率高。

免疫组织化学检查，显示甲状腺球蛋白阳性，降钙素阴性，甲状腺球蛋白阳性的强弱与分化程度有关，分化差者较弱。此外，低分子量角蛋白、上皮膜抗原（EMA）、基底膜物质如层黏蛋白（laminin）型胶原均可阳性。在广泛浸润型滤泡状癌尤以实体性梁索状灶处，基底膜物质部分或全部丧失。

（3）特殊类型。

①嗜酸细胞癌（oxyphilic or hurthle cell carcinoma）：滤泡状癌若75％以上为嗜酸细胞者属此型。癌细胞较大，多角形或柱状，胞浆内含无数嗜酸性颗粒，核大、深染、多形性。核仁突出，核分裂较多，可见单个奇异型细胞，瘤细胞多排列成实性梁索状。有时滤泡腔内浓缩的类胶质呈层状同心圆排列，其形态与乳头状癌中的沙粒体无法区分。与嗜酸细胞腺瘤不同，主要看是否有包膜和（或）血管浸润。肉眼所见同一般滤泡状癌相同，肿瘤呈实性，棕色，富于血管，多数包裹较好。继发性改变如坏死、出血、中央瘢痕常见。电镜下癌细胞胞浆内有大量线粒体，线粒体大小、形态异常。免疫组化染色显示甲状腺球蛋白阳性，但较一般滤泡状癌为弱，CEA、S-100蛋白亦可阳性。

②透明细胞癌（clear cell carcinoma）：滤泡状癌若75％以上为透明细胞者属此型。透明细胞大，多角形，胞浆丰富，水样透明，细胞境界清楚，核深染。细胞构成梁索状，其间由纤维组织分隔。电镜下见线粒体或粗面内质网肿胀呈空泡状。免疫组化显示胞浆呈甲状腺球蛋白阳性，但较一般滤泡状癌弱。透明细胞与嗜酸细胞关系密切，不少透明细胞发生自嗜酸细胞，是线粒体肿胀所致。透明细胞癌的诊断标准及其生物学行为与一般滤泡状癌相同。在活检时要注意与肾透明细胞癌转移至甲状腺鉴别，主要靠免疫组化染色鉴别。

（4）鉴别诊断。

①不典型滤泡性腺瘤：最主要的是仔细检查寻找包膜和（或）血管浸润。

滤泡状癌包膜比腺瘤厚，浸润常伴有局部反应性纤维组织增生；在包膜外或纤维组织内的滤泡上皮增生活跃，形态与包膜内的滤泡相同或分化更差呈浸润性生长表现，切不要把萎缩的滤泡误为浸润性的滤泡；胚胎发育时甲状腺下降，一部分甲状腺组织可位于包膜外甚至肌肉组织内，这些滤泡不具癌的形态特点，不要误认为是癌浸润。

确定血管浸润对诊断为恶性比包膜浸润更重要，要注意下列几点：制片过程由于组织收缩所造成的裂隙，不要误认为血管；包膜下压扁的滤泡，上皮变扁平，腔内有些红细胞及上皮细胞时，不应误认为血管浸润；甲状腺内的转移灶周围有层状结缔组织包绕勿误认为静脉；制片过程中人为地把瘤细胞带至血管，不要误认为血管浸润。因此，需要见到扁平的内皮细胞或壁上有平滑肌，必要时免疫组化以证实血管平滑肌及内皮细胞。瘤细胞与血管壁黏附，有内皮细胞被覆或伴有血栓形成，则可以确定其为血管浸润。

此外，应结合滤泡的形态，如滤泡分化较差，滤泡小而排列紧密，出现背靠背、共壁现象，类胶质少或无，甚至癌细胞排列成实心性梁巢状者恶性的可能性较大。

②滤泡型乳头状癌：这是一类主要或完全由滤泡组成的乳头状癌。其诊断主要依靠乳头状癌典型核特征的出现，支持该诊断的特征还有浸润性生长方式、纤维性小梁形成、沙粒体、具有扇贝状边缘的强嗜酸性类胶质、出现顿挫型乳头。其生物学行为与普通型乳头状癌相似。

③转移性肾细胞癌和甲状旁腺癌：免疫组化证明透明细胞型滤泡状癌含甲状腺球蛋白，而肾细胞癌则不是，因其富于脂质，油红染色阳性，且富于糖原，PAS染色阳性。

3. 临床表现

本病发病年龄40～60岁，男女比例为1：3，占甲状腺癌的10％～20％。滤泡性腺瘤可能转变为滤泡性腺癌。甲状腺肿物生长缓慢，质中、边界不清、包膜不光滑。较小时甲状腺活动无影响，较大时与周围组织粘连固定。可以伴局部压迫症状。局部淋巴结转移较乳头状癌少见，易发生血行转移，如肺、骨和脊柱等，这些转移灶可分泌甲状腺激素，也有利于内照射治疗。预后较甲状腺乳头状癌差，肿瘤大于2cm和老年患者预后较差。一般在诊治后30％～

50％患者能生存10～15年。

4．超声检查

甲状腺内单个结节呈均匀弱回声，形态类圆形稍不规则，无明显包膜，边界清楚。甲状腺病灶内无确切钙化灶，可检出血流信号，但较为稀少。血流参数：VPS 10～30cm/s，RI 0.45～0.7。颈部较少发现转移，在较大和超出包膜的癌灶可有淋巴结转移。

5．鉴别诊断

（1）甲状腺乳头状癌：甲状腺乳头状癌结节回声不均匀，形态不规则，无包膜，边界不清，有沙粒状钙化。

（2）结节性甲状腺肿：结节回声高于腺癌，前者有明显分界，结节性甲状腺肿多为多个不同时期不同表现的结节，而腺癌为单个弱回声结节。

（3）腺瘤：甲状腺腺瘤与滤泡状腺癌有时难以区分，腺瘤的良性成分多些，而腺癌更趋于恶性表现，在穿刺细胞学诊断和组织学诊断也较难。

6．临床意义

甲状腺滤泡状腺癌发病年龄较大，转移较晚和易发生远处转移，超声易于检出病灶，有时鉴别较困难，结合远处骨和脊柱的病变要考虑甲状腺滤泡状癌的可能性。

（四）甲状腺髓样癌

1．病因及病理

甲状腺髓样癌（medullar carcinoma）来自滤泡旁细胞（C细胞），故亦称为滤泡旁细胞癌（parafollicular cell carcinoma）、C细胞癌。由于间质常有淀粉样物质沉着，故又称具淀粉样间质的髓样癌（medullary carcinoma with amyloid stroma）。髓样癌是由Hazard首先建议命名的。滤泡旁细胞来自神经嵴属于APUD细胞，因此本癌是一种APUD瘤（APUD oma）。

本病恶性程度较高，可通过血行发生远处转移。甲状腺髓样癌分为以下4型：①散发型，占70％～80％，非遗传性。发生在单侧，无内分泌病变。高发年龄40～60岁，男女之比约为2∶3。②家族型，有家族遗传倾向，不伴其他内分泌系统受累。发病年龄40～50岁，恶性程度最低。③MEN2A，即多发性内分泌腺瘤（multiple endocrine neoplasia syndromes，MEN），也称Sipple综合征，包括双侧甲状腺髓样癌或C细胞增生、嗜铬细胞瘤和甲状旁腺功能亢进。本病为常染色体显性遗传，男女发病相似，高发年龄30～40岁。④MEN2B，包括双侧甲状腺髓样癌、嗜铬细胞瘤（双侧发生，且为恶性）、黏液状神经瘤，很少累及甲状旁腺。本病为常染色体遗传，男女发病相似，高发年龄为30～40岁。

（1）肉眼所见：肿瘤较常位于甲状腺中部或上2/3的侧部，与该部位C细胞非常密集有关。典型的髓样癌为灰白色或灰红色肿块，实体性，质硬，少数呈鱼肉状。肿瘤圆形或略呈分叶状。瘤结节多为一个，偶可多个（家族性的较多），境界清楚，直径多为2～3cm，也可大至10cm，或小于1cm，即所谓髓样微癌。切面灰白或带棕色，有时因钙化而呈沙粒感，但肿瘤内少见如乳头状癌那样的瘢痕灶。

（2）镜下所见：本瘤的镜下特点为实性结构，无乳头或滤泡形成，间质有不等量的淀粉样物沉着，瘤细胞大小较一致，细胞形态可为圆形、多边形、梭形、浆细胞样，胞浆丰富，淡嗜酸性颗粒，核偏位。癌细胞常以一种类型为主，其他类型为辅。

2．临床表现

患者主要以甲状腺无痛性结节、局部淋巴结肿大为首发症状，有时淋巴结肿大成为首发症状。甲状腺髓样癌临床表现为多样性，产生不同症状，如腹痛、腹泻及面部潮红。癌细胞分泌大量降钙素,当血清降钙素>0.6ng/ml,应考虑甲状腺髓样癌或C细胞增生。可同时伴发嗜铬细胞瘤、甲状旁腺瘤或增生,以及神经节瘤或黏液神经瘤。体检时甲状腺肿物坚实,边界不清,表面不光滑。散发者多为一侧甲状腺肿物,而家族性和MEN2的患者可为双侧甲状腺肿物,在早期肿物活动,晚期肿物固定。晚期可出现不同程度压迫症状,如声嘶、发音困难、吞咽困难和呼吸困难等。本病恶性程度高,早期即侵犯淋巴结,并很快向甲状腺外和颈部转移,可通过血道远处转移到肺、肝、骨和肾上腺等。预后较甲状腺乳头状癌和滤泡状癌差。

3. 超声检查

甲状腺髓样癌极少见,多为单侧单个结节,结节直径一般在1～3cm,形态规则,边界清楚,多呈弱回声,内部均匀,很少出现钙化灶。可检出血流信号,但血流信号稀少,血流参数无特殊,峰值流速在10～30cm/s之间,阻力指数(RI)在0.5～0.7之间。

注意:检测颈部淋巴结。甲状腺髓样癌转移较早,转移淋巴结皮质增厚,髓质消失,可见少许血流信号。

4. 鉴别诊断

甲状腺内弱回声单个结节,类似腺瘤,但不像腺瘤的圆形,髓样癌偏椭圆,欠规则。单个结节性甲状腺肿回声偏高,多伴囊性变,而甲状腺髓样癌一般不呈囊变。

5. 临床意义

超声能检出甲状腺内病灶,提示实质性病变,并可检测出颈部异常淋巴结,对临床帮助较大,超声引导定位穿刺活检可确定诊断。

(五) 甲状腺未分化癌

1. 病因及病理

甲状腺未分化癌(undifferentiated carcinoma),又称间变性癌(anaplastic carcinoma)或肉瘤样癌,为高度恶性肿瘤,占甲状腺癌的2%～3%,多发生于50岁以上年纪较大的患者,女性较男性多见。

(1) 肉眼所见:手术标本常为巨大肿块,质硬实,灰红色或暗红色肉样,无包膜,坏死灶常见,呈广泛的浸润性生长,浸润至周围软组织、喉、气管、食管、大血管等,在颈部形成巨大而固定的肿块。

(2) 镜下所见:部分或全部由未分化细胞构成,癌细胞大于滤泡细胞,异型性明显,核分裂较多,常有病理性核分裂象。常见大片坏死和中性粒细胞浸润。具有诊断意义的特征是坏死灶周边的细胞可呈放射状排列,肿瘤细胞易侵犯静脉壁,取代正常平滑肌。

癌细胞形态基本上显示为梭形细胞、巨细胞、圆形细胞或卵圆形细胞。梭形细胞排列成束或呈车辐状,大量梭形细胞的区域瘤细胞组织似纤维肉瘤或恶性纤维组织细胞瘤。瘤细胞巨大而畸形,有1～5个核,核深染、异型、胞浆丰富。瘤巨细胞为主的区域,瘤组织与多形性平滑肌或横纹肌肉瘤相似。有时可见多核性破骨细胞样的细胞,其核可多达100个,但不显示恶性特征,此型癌组织似骨巨细胞瘤。约20%有鳞状细胞病灶,但无角化灶形成。少数病例癌细胞被覆腔隙样结构,呈血管肉瘤样。少数病例有软骨和骨质形成,似成骨肉瘤。

根据细胞形态及构型可分为:①巨细胞型(glant cell pattern);②梭形细胞型(spindle cell pattern);③鳞状型(squamoid pattern)。

多数未分化癌发生自原先存在的分化好的癌,乳头状癌较滤泡状癌为多,若详细检查可发现分化好的部分。有统计35%存在分化好的癌灶。

免疫组织化学:50%～100%的病例角蛋白(keratin)阳性,尤以鳞状型灶或形态上保留上皮细胞形态处，不论高分子量或低分子量角蛋白均呈阳性反应，但梭形细胞和巨细胞灶处角蛋白可能会呈阴性，或低分子量角蛋白阳性，高分子量角蛋白阴性。Vimentin 常在梭形细胞处阳性。不少病例角蛋白和 Vimentin 同时表达。EMA、CEA 亦可阳性，尤其是鳞状型。甲状腺球蛋白多数阴性，少数阳性。因此免疫组化在未分化癌诊断上的意义不十分恒定，若甲状腺球蛋白阴性，角蛋白阴性（尤以高分子量角蛋白）不能排除未分化癌。低分子量角蛋白对诊断帮助较大，可与肉瘤鉴别。

（3）鉴别诊断。

①肉瘤：大多数甲状腺的肉瘤样肿瘤是未分化癌而非肉瘤，肉瘤是少见的。寻找分化较好的肿瘤灶是重要的。免疫组化染色尤以低分子量角蛋白对鉴别有帮助。

②乳头状癌的实心性灶：仍有乳头状癌细胞核特点，核分裂少，异型性不明显。

③分化差的（岛状）癌：由大小一致的小细胞构成，异型性不明显，还可有小滤泡分化。免疫组化显示甲状腺球蛋白阳性。此型肿瘤过去列在小细胞致密型未分化癌中，现将其分列出来。

④髓样癌：如有梭形细胞巨细胞存在又无淀粉样物时需与未分化癌鉴别。髓样癌一般异型性，坏死灶不明显，免疫组化对鉴别有很大帮助。

⑤恶性淋巴瘤：细胞较小，大小一致，免疫组化染色白细胞共同抗原（LCA）阳性。

2. 临床表现

绝大部分患者表现为颈部进行性肿块，可有颈部射线照射史。

临床特点：突然发现颈部肿块，肿块硬实、表面凹凸不平、边界不清、活动度差，增大迅速；甲状腺增大伴压迫症状，如声嘶、呼吸及吞咽困难；有颈部和远处转移征象。

转移特点：甲状腺未分化癌恶性程度高，病情发展快，侵犯周围组织间隙及器官。据统计，首诊时 90％有颈部淋巴结转移，侵犯气管为 25％，50％发生肺转移。预后差，患者大多在 1 年内死亡，原因是肿瘤侵犯和压迫气管及远处转移。

3. 超声检查

本病少见，甲状腺内单个、弱回声、较大的实质性结节，往往大于 3cm，形态不规则，无包膜边界不清，内部不均匀，少数有沙粒状钙化。结节内可检出少许血流信号。甲状腺周围和颈部检出多个异常淋巴结。

4. 鉴别诊断

（1）甲状腺良性病变：甲状腺内较大结节和甲状腺腺瘤，有各自特点，但缺乏恶性征象，无淋巴结转移。

（2）其他甲状腺癌：甲状腺乳头状癌占 80％左右，有密集沙粒钙化，发展缓慢，颈部转移淋巴结也伴有沙粒状钙化。未分化癌发展迅速，转移早，与其他类型甲状腺癌不同。

5. 临床意义

颈部或者其他部位转移癌，超声扫查颈部发现甲状腺病灶，结合甲状腺的声像图改变，易于做出甲状腺恶性灶的诊断。

（六）少见的甲状腺恶性肿瘤

1. 甲状腺恶性淋巴瘤

（1）病因及病理：甲状腺恶性淋巴瘤（malignant lymphoma）以继发性淋巴瘤常见，死于全身性淋巴瘤的患者中 20％累及甲状腺。原发性者较少。过去诊断为甲状腺小细胞未分化癌者，大部分是本瘤的误诊，据近年统计，甲状腺恶性淋巴瘤发病率较高，占甲状腺原发性肿瘤的 1%～3.5%。

①肉眼所见：肿瘤一般直径为数厘米，可累及单侧或双侧。部分病例累及甲状腺，并常浸润甲状腺附近组织，形成巨大肿块。切面灰白色或淡灰红色，可有灶性坏死、出血或囊性变。

②镜下所见：主要为非霍奇金淋巴瘤。弥漫型远较滤泡型多。绝大多数为 B 细胞性淋巴瘤。其中 70%～80% 为弥漫型大 B 细胞性（包括免疫母细胞性）淋巴瘤，属高度恶性。低度恶性的淋巴瘤如小淋巴细胞性、浆细胞样淋巴细胞性淋巴瘤占 10～12%。大多数甲状腺低度恶性淋巴瘤属于 MALT 淋巴瘤。少数为中间型（omlermediate）淋巴细胞性淋巴瘤、印戒细胞性淋巴瘤。瘤组织有浸润甲状腺滤泡倾向，瘤细胞可充满滤泡腔，这点对诊断很重要。瘤细胞的形态与发生于其他部位的恶性淋巴瘤相同。亦可浸润至血管、淋巴管壁，甲状腺包膜及附近肌肉、脂肪组织。肿瘤以外的甲状腺组织常有慢性淋巴细胞性甲状腺炎。

③免疫组化染色：显示白细胞共同抗原（LCA）阳性，角蛋白、EMA 阴性。绝大多数肿瘤细胞对 B 细胞抗体反应阳性，属于 B 细胞性淋巴瘤。

（2）临床表现：多是高龄患者，甲状腺区出现无痛性肿块，缓慢增大，质地坚硬，少有压迫症状。多有桥本甲状腺炎的基础。

（3）超声检查。

①甲状腺重度不对称肿大，多为一侧增大明显。

②增大甲状腺呈弱回声改变，内部多不均匀，有纤维束高回声，无钙化灶，多累及整个一叶甲状腺或达峡部，另一侧甲状腺可无病灶。甲状腺病灶内往往血流信号较丰富。

③甲状腺周围淋巴结增多增大，皮质增厚，血流丰富。

④甲状腺淋巴瘤可合并桥本甲状腺炎、结节性甲状腺肿等病变，给诊断带来困难。

（4）鉴别诊断。

①慢性淋巴细胞性甲状腺炎：a. 甲状腺包膜虽增厚，但不至于被增生淋巴细胞浸润破坏；而淋巴瘤则可破坏包膜，并可浸润至甲状腺周围组织。b. 增生的细胞为多样性，主要是成熟的淋巴细胞，并含有不等量浆细胞，有时还见残留的生发中心；而淋巴瘤增生的淋巴细胞为单一性，多为大淋巴细胞，小淋巴细胞仅为少数，瘤细胞具有异型性。c. 若有较多的甲状腺滤泡存在，上皮细胞发生嗜酸性变，甚至有小叶结构存在，则以慢性淋巴细胞性甲状腺炎（桥本甲状腺炎）的可能性较大。d. 若淋巴细胞破坏滤泡上皮，并充满滤泡内，则淋巴瘤的可能性较大。

②小细胞型髓样癌、分化差的癌：免疫组化检查帮助最大。形态上，甲状腺淋巴瘤发生率低，占甲状腺肿瘤的 5% 以下，主要为非霍奇金淋巴瘤，多在 60 岁以上老年人，男女比例为（2～3）：1。多为弥漫性生长，30%～70% 患者合并桥本甲状腺炎。

2. 间叶性肿瘤

甲状腺间叶性肿瘤少见。良性的过去报道有脂肪瘤、血管瘤、淋巴管瘤、平滑肌瘤、神经鞘瘤等。恶性的亦多属个案报道，包括血管肉瘤、平滑肌肉瘤、纤维肉瘤、脂肪肉瘤、软骨肉瘤、骨肉瘤和恶性神经鞘瘤，以血管肉瘤最常见。过去文献报道的甲状腺肉瘤多为未分化癌。

血管肉瘤（angiosarcoma），以组织学上见衬以恶性内皮细胞的、互相吻合的腔隙为特点，腔内可有红细胞。发生于年纪较大的人。常转移至肺、骨、淋巴结。其形态与发生于软组织的血管肉瘤相同。过去报道的病例不少是未分化癌的一型，因为可在肿瘤内找到乳头状结构或未分化癌。鉴别诊断以免疫组化帮助最大，血管肉瘤对 Vimentin、第Ⅷ因子相关抗原、CD34、CD31、Ulexeuropaeus-1 lectin 等可呈阳性反应。

3. 甲状腺鳞癌

罕见，占甲状腺恶性肿瘤1%左右，多源于甲状腺滤泡上皮鳞状化生后恶变。4. 甲状腺转移癌

原发全身各个部位的恶性肿瘤可转移到甲状腺，如乳腺癌、食道癌、肺癌等。

（七）甲状腺癌的鉴别诊断

1. 单发结节

单发、形态规则，有包膜，多为腺瘤。

2. 多发结节

甲状腺内多个、大小不等结节，形态、回声不一，实质性和囊性并存多为结节性甲状腺肿。

3. 囊性病变

甲状腺内病变以囊性为主，绝大多数为良性病变。甲状腺囊性变可能为壁薄的单纯性囊肿，也可能是实质性病变伴囊性变，如腺瘤囊性变、结节性甲状腺肿囊性变。需警惕大块实质性病变内极少部分液化，多提示恶性可能。

4. 恶性合并良性病变

甲状腺内有多个结节，可能腺瘤合并甲状腺癌、结节性甲状腺肿合并甲状腺癌或三者并存，诊断异常难。先甄别癌结节可能，如低弱回声、簇状钙化点，再仔细检测甲状腺周围淋巴结。

5. 甲状腺内巨大结节

厚度大于4cm，直径达7～10cm实质性肿块，内部回声杂乱，多个大小不等结节、钙化灶，质地坚实，有可能为恶性程度较低的甲状腺乳头状癌，查找颈部异常淋巴结以资鉴别，尤其是高龄患者。

6. 甲状腺弥漫性病变

甲状腺内弥漫性病变多数为炎性改变，一般不考虑为恶性。亚急性甲状腺炎是甲状腺内局灶性低回声、浸润性表现，类似甲状腺癌，但亚甲炎呈多灶性、双侧病变，结合颈部疼痛和甲状腺压痛以及实验室检查可以确定诊断。桥本甲状腺炎中后期甲状腺缩小，并发结节，要排除合并甲状腺癌，注意检测甲状腺周围淋巴结。

7. 彩色多普勒超声的价值

血流信号应综合判断，不能以血流参数和血流丰富程度鉴别良恶性。良性结节内血流可以较多，恶性结节内血流可以偏少。结节对周围血管的挤压致血管相对性狭窄，流速增高，阻力增加，良恶性结节都可能产生。

第七节　甲状腺疾病与颈部淋巴结

甲状腺引流淋巴结分为：①颈前淋巴结群，甲状腺周围淋巴结包括气管和甲状腺周围淋巴结群、颏下淋巴结；②颈侧淋巴结群，主要是颈深淋巴结群。

甲状腺有极丰富的淋巴网分布，经淋巴管引流到附近淋巴结。淋巴结病变大体可以分为反应增生性、结核性、恶性淋巴结（包括甲状腺癌、甲状腺淋巴瘤和甲状腺转移癌）。

一、与甲状腺炎性病变有关的淋巴结

甲状腺炎性疾病包括亚急性甲状腺炎、桥本甲状腺炎和化脓性甲状腺炎，导致甲状腺周围气管旁淋巴结呈反应性改变，此种改变有如下特点。

①淋巴结位于甲状腺附近，多位于甲状腺后方、侧叶外后，紧贴甲状腺周围。

②淋巴结呈类圆形，约5mm，很少有达10mm。

③淋巴结髓质消失，皮质占据整个淋巴结，呈均匀性低弱回声。

④淋巴结内血流稍丰富，尤其采用能量多普勒易检出血流信号，血流流速较低，多见于亚甲炎和桥本甲状腺炎的早期（急性化脓性甲状腺炎和甲状腺间隙炎的异常淋巴结较少见，原因不明）。

二、与结核有关的淋巴结

结核性淋巴结多有坏死、液化、肉芽肿形成，淋巴结多融合，淋巴结形态不规则，回声低而不均匀，内部无血流信号。淋巴结周围组织有增厚粘连，有肉芽肿和冷脓肿形成。

三、与甲状腺癌有关的淋巴结

甲状腺癌早期通过丰富的淋巴管网转移至淋巴结内，恶性程度高者转移较早，转移由近及远，先在同侧甲状腺周围，甲状腺癌位于甲状腺前份转移至颈部浅层淋巴结，癌位于后份转移至深层淋巴结，尤以颈静脉周围多见。癌细胞在淋巴管内拥堵，致淋巴管内淋巴液逆流，易转移至颈部淋巴结。少部分甲状腺癌转移至肺和远处组织或器官。临床资料显示，甲状腺癌灶1cm时就有淋巴结转移，大于2cm时有40％发生淋巴结转移，癌灶占据一侧甲状腺时100％发生转移，并有40％转移至对侧淋巴结。甲状腺癌患者就诊时有50％～70％已经有颈部淋巴结转移，有50％的患者因颈部淋巴结转移为首发症状而就诊。发现且明确诊断颈部淋巴结转移具有特殊价值。

甲状腺癌细胞具有甲状腺细胞的组织学形态和功能，颈部淋巴结受癌细胞侵袭后有下列改变。

①淋巴结增大，正常结构消失，皮质和髓质结构破坏。

②淋巴结回声普遍增强，类似甲状腺本身回声，与其他转移淋巴结的弱回声有明显不同，此声像图改变是甲状腺癌淋巴结转移的重要特点。原因是甲状腺癌灶内微小钙化形成高反射。

③甲状腺癌转移淋巴结易于液化囊性变，可以是部分液化，也可完全囊变，但淋巴结的实质部分仍然是高回声、有微小钙化点。

④淋巴结内微小钙化甲状腺癌的淋巴结转移与癌组织本身一样易发生沙粒体钙化，为1～2mm，散在分布或者聚集成簇。

⑤甲状腺癌转移淋巴结血流较丰富，类似于反应性淋巴结，血流程度可达2～3级。一般而言，甲状腺癌侵袭淋巴结血流丰富，但也有部分（20％～30％）病例血流稀少。总体来讲，其他疾病转移淋巴结血流明显少于甲状腺癌的转移淋巴结。甲状腺炎性病变时，甲状腺周围有多发增大的淋巴结，是炎性反应性淋巴结，皮质增厚，淋巴结最大径很少超过1cm，呈弱回声，血流较丰富，绝无钙化点和囊性变。

第二十一章　睾丸和附睾疾病的诊断

第一节　阴囊的解剖、组织结构和功能

男性生殖器分内、外生殖器两部分。内生殖器有睾丸、输精管道及附属腺：睾丸是男性的生殖腺，是产生精子的器官，也是男性性腺，具有分泌性激素、刺激男性性征发育的功能；输精管道包括附睾、输精管和射精管等，附睾有暂时储存精子并使之进一步发育成熟的作用，精子通过上述管道后，再经尿道排出体外；附属腺有精囊腺、前列腺和尿道球腺，这些腺体的分泌物参与精液的组成，对精子具有营养和增强其活力的作用。外生殖器有阴阜、阴茎和阴囊。

一、睾丸和附睾的解剖

睾丸（testis）是男性生殖系的主要器官，附睾（epididymis）是输精管道（deferns）的起始部，为极度迂曲的管道器官，附于睾丸的后上方，两者共居阴囊内。

（一）睾丸和附睾的形态

睾丸为一对略扁的卵圆形器官，表面光滑，橙白色，成人睾丸平均重约 10g，右侧略大。新生儿睾丸相对较大，出生后至性成熟之前发育缓慢，青春期后迅速增大，老年时则逐渐萎缩，性功能也随之减退。睾丸分内外两面、前后两缘和上下两端。内侧面平坦，与阴囊隔相接触；外侧面隆起，与阴囊外侧壁相贴。前缘游离而隆起，后缘又称睾丸系膜缘，后缘较平直，与附睾和精索下部接触，有血管、淋巴管和神经由此缘上部进出。上端后部被附睾头遮盖，下端则游离。

附睾为一对细长的扁平器官，主要由附睾管组成。两侧附睾长约 5cm；附睾上端膨大成附睾头，附于睾丸上端的后部，其内有来自睾丸的睾丸输出小管；下端圆细，又称附睾尾，贴附于睾丸下端后部的鞘膜脏层。附睾尾转向后内上方，移行于输精管，附睾头尾间的狭长部分称附睾体，贴附于睾丸后缘鞘膜脏层上。附睾外侧面与睾丸之间的纵行浆膜腔隙称附睾窦。

（二）睾丸和附睾的位置及附件

1. 睾丸

睾丸和附睾均位于精索的下端，包于阴囊内。一般左侧睾丸稍低于右侧。睾丸在阴囊内的正常位置为纵径由上前外方斜向下后两方，内侧面朝向内前方，外侧面朝向外后方；睾丸后缘向后上内方，上端向上前外方，下端向下后内方。

2. 附睾

附睾位于睾丸的后上方和后方，贴近睾丸后缘的外侧部，两者借睾丸输出小管相连。附睾的内侧有输精管。

3. 附件

睾丸上端或附睾头附近常有反圆形小突起，有细长的蒂，若该结构在睾丸的上端称睾丸附件，为副中肾管（苗勒管）上端退化的残留物。位于附睾头附近则称附睾附件，是中肾小管退化的残留物。此外在附睾头的上方和精索下端前面的结缔组织内有时出现一些游离小体，为一些孤立或集群的迂曲囊状小管组成，称旁睾或睾旁体。旁睾为扁平白色小体，长约 0.5～0.6cm，也是中肾小管退化的残留物，相当于女性的卵巢旁体。旁睾多见于男童，成人少见。在附睾头和尾部，有时还可见退化性的迂曲小管，一端是盲端，另一端与睾丸网或附睾管相连；位于附睾头并与睾丸网相连者称上迷小管，为不完全的输出小管，较为罕见；位于附睾尾部并与附睾管相通者称下迷小管。此两迷管均为胚胎期中肾（原肾小管）退化的残留物。另外在附睾头附近，有时可见精液囊肿，为一囊状体，内容物可见精子。

（三）睾丸和附睾的内部结构

睾丸有两层膜，即浅层的睾丸白膜和深层的血管膜。睾丸白膜呈苍白色，厚而坚韧，由富有弹性的致密结缔组织组成。在睾丸后缘上部，白膜伸入丸实质内，形成睾丸纵隔。其余部位的白膜与睾丸小隔相连，故白膜不易与睾丸实质分离。血管膜位于白膜的深面，由睾丸动脉主支及与之伴行的静脉组成，该膜对调节睾丸的温度起重要的作用，也是睾丸实质血液供应的主要来源。在睾丸正中矢状断面上，近睾丸后缘的上部，有睾丸纵隔，纵隔呈上宽下窄的卵圆形，内有睾丸网和血管。自睾丸纵隔发出许多放射状走行的纤维隔，称睾丸小隔。睾丸小隔伸入睾丸实质，并连于白膜。睾丸实质被睾丸小隔分成 100～200 个锥体形的睾丸小叶，小叶的底部为白膜，尖部接睾丸纵隔。每个睾丸小叶含 2～4 个精曲小管，精曲小管呈白色，管径纤细并极度迂曲，每条精曲小管长 70～80cm，小管上皮有产生精子的功能。小管之间的结缔组织内含有分泌男性激素的细胞，称间质细胞。每个睾丸小叶的精曲小管逐渐朝睾丸纵隔方向汇集，并相互融合成精直小管。各睾丸小叶的精直小管进入睾丸纵隔后，相互吻合成睾丸网，并由睾丸网发出 8～15 条睾丸输出小管，经睾丸后缘上部进入附睾头。

附睾表面也覆盖白膜，在白膜深面也有一层富含有血管的血管膜。从附睾的正中矢状断面看，附睾头内可见许多结缔组织小隔，称附睾小隔，该小隔由丰富的血管和弹性纤维结缔组织构成，并与附睾白膜和血管膜相连。附睾小隔将附睾头分为 8～15 个附睾小叶，小叶呈圆锥形，底部指向附睾头的游离缘，尖端指向睾丸纵隔。睾丸输出小管进入附睾后先为直行，随后轻度迂曲，越接近小叶底部，迂曲越显著。由睾丸输出小管在附睾小叶内构成的这种结构又称附睾圆锥。在附睾圆锥底部，迂曲的小管由上向下依次汇集成一管道，称附睾管。此管为不规则迂曲的小管，向下逐渐变得粗大，迂回盘曲在附睾体和附睾尾。由附睾尾的末端反转向上，逐渐移行于输精管。在睾丸和附睾实质的表面包有 3 层膜，即血管膜、白膜和固有鞘膜。睾丸固有鞘膜覆盖睾丸和附睾白膜的表面，由腹膜鞘突的远侧部形成。腹膜鞘突在胚胎期间随着睾丸下降而入阴囊。睾丸降入阴囊后，腹膜鞘突的近侧部逐渐闭锁形成鞘韧带，而远侧部则形成单独的囊状间隙，并包裹睾丸和附睾。睾丸固有鞘膜分为脏层和壁层，脏层直接覆盖在睾丸附睾白膜的外面，并于睾丸后缘及附睾和精索下端的后面折转向前，移行于睾丸固有鞘膜的壁层。脏壁层之间形成鞘膜腔。鞘膜腔的上、下两端与睾丸的两端一致。鞘膜腔内含有少量的浆液，有助于睾丸在阴囊内活动。睾丸固有鞘膜的脏层又称睾丸外膜，除睾丸后缘外，覆盖了整个睾丸。固有鞘膜脏层在睾丸外侧面近后缘处与附睾体之间向内突入成附睾窦。

（四）睾丸的组织结构

睾丸类似复管状腺体，主要由曲细精管、直细精管、睾丸网和睾丸间质组成。曲细精管有产生精子的作用；直细精管是精子排出的第 1 段导管；睾丸网通过睾丸输出小管与附睾相接。睾丸间质内的间质细胞具有分泌雄激素的功能。

1. 曲细精管

曲细精管长约 70cm，直径为 $150\sim300\mu m$，由复合上皮构成，包括一系列不同发育阶段生精细胞（spermatogenic cell），以及具有支持和营养生精细胞的支持细胞。

（1）上皮依次分为 4 层结构：①第一层较厚的基板；②第二层含糖蛋白、透明质酸和少量的纤维；③肌样细胞层，细胞呈梭形或成扁平状，内含肌动蛋白细丝、糖原、5-核苷酸酶等。此细胞具有收缩功能，受激素调带，并参与血—睾屏障的组成；④成纤维细胞层。

（2）支持细胞：又称 Sertoli 细胞，是曲细精管壁上体积最大且长的细胞，分散在各期生精细胞之间，底部位于基膜之上，顶部伸向管腔。胞质含有大量的线粒体、溶酶体、自噬体和类脂滴。可促进精子细胞与支柱细胞紧密相接，同时可协助精子细胞及精子向管腔移动。相邻的支持细胞或支持细胞与生精细胞间，尤其在基部有发达的紧密连接和小型缝隙连接，这些连接是构成血—睾屏障的重要组成部分。

（3）曲细精管的上皮周期：精子的发生是从曲细精管的基膜逐渐向管腔发展的，在这个过程中生精细胞需要经过不同的发育阶段，因此生精细胞的排列层次和细胞组合有不同的表现，有一定的规律和固定的次序。如在曲细精管的某一区段，各期的生精细胞都处于相应的发育阶段，而且精子细胞必然与基部的精母细胞和精原细胞依次连续，称细胞组合。某区段的细胞组合与相邻区段的细胞组合并不相同，但表现出发育阶段的连续性。经过数次发育阶段的细胞组合后，会出现一次重复，显示出周期性特点，即为曲细精管的上皮周期。在人类从精原细胞演变成精子的持续时间需要 64～75 天，一般认为相当于 4 个周期。

（4）睾丸间质细胞：又称 Leydig 细胞，是由间充质细胞演变而来的。该细胞多成群分布在曲细精管间的间质内，或沿小血管周围排列。细胞胞体较大，呈多边形。核大而圆，或有双核，核内常染色质丰富，核仁明显。胞质嗜酸性，常含脂褐素，含量随年龄的增加而增加，超微结构具有分泌胆固醇的特征。Leydig 细胞主要合成男性激素，从血中摄取胆固醇、经线粒体转化为 5-孕烯醇酮，再经脱氢酶或烃化酶作用后，进入滑面内质网合成孕酮，最后形成男性激素。此 Leydig 细胞受黄体生成素（LH）调节，LH 作用其包膜上的 LH 受体，加强了腺苷酸环化酶的活性，cAMP 增加，促使男性激素的合成。

2. 直细精管

直细精管（tubular seminiferirector）是睾丸小叶内的曲细精管末端变直的部分，远端则与睾丸网连接。直细精管较短而细，管壁内生精细胞逐渐减少并最终消失，而由变性的支持细胞构成管壁，管壁上皮此时呈柱状，细胞界限清晰。胞质内有一定的空泡，核致密，着色深。直细精管移至睾丸网处时上皮变为立方或扁平状。管壁外有肌样细胞和结缔组织，但缺少平滑肌。

3. 睾丸网

睾丸网是睾丸纵隔内的网状细管，与直细精管呈直角相接，其管腔大而不规则，管壁由单层立方或扁平上皮所构成。有些细胞顶部中央有一鞭毛，胞质内有基粒。管壁外固有膜与睾丸结缔组织相连接，其中只有少量平滑肌组织。体液的吸收可加速精子的运动。同时纤毛的摆动和平滑肌的收缩，能促使精子进入附睾管。

（五）附睾的组织结构

1. 输出小管

睾丸输出小管（efferent ductules of testis）管壁由上皮、基膜、固有层和薄层的环形肌组成。管腔上皮对体液的吸收作用可加速精子的运动。同时，纤毛的摆动和平滑肌的收缩能促使精子进入附睾管。

2. 附睾管

附睾管（ductus epididymidis）较长，按解剖位置可分为头部、体部和尾部3段。一般哺乳动物附睾头上皮较高，活性最强，可吸收大量曲细精管输入的液体，使管腔内形成负压，以便睾丸网内液体缓慢流向附睾，精子即可随液体排入附睾。附睾体部有进一步促进精子成熟和增加活力的作用，尾部管腔扩大有储存精子的作用。精子在附睾内停留14～21天，此期精子的胞质残余体脱落并被主细胞或基底细胞吞噬。自附睾排出的精子形态成熟，具有活力。

（六）睾丸和附睾的血管、淋巴管及神经

1. 睾丸动脉

睾丸动脉为一对细小的血管。在肾动脉的稍下方起自腹主动脉，也有起自左、右两侧肾动脉者，斜向下直至睾丸。两侧睾丸动脉的走行不尽相同，右侧睾丸动脉发出后越过下腔静脉的前面，经十二指肠的下部、右结肠动脉、回结肠动脉和回肠末端的后面下行；左睾丸动脉自发出后在降结肠和乙状结肠的后面下行。左、右睾丸动脉均经腹膜后壁，腰大肌和生殖股神经的前方，依次与输尿管和髂外血管的腹侧交叉，然后经腹股沟管内环与输精管共同进入腹股沟管，随精索进入阴囊。至睾丸后缘上端一分为二，沿睾丸的内侧面和外侧面下降，穿过白膜分布于睾丸实质内。

精索内静脉位于其前方，而输精管则位于其背侧。睾丸动脉沿途还发出以下分支。

①输尿管支：睾丸动脉与输尿管交叉处发出输尿管支，并与其他输尿管动脉相交通。

②提睾肌支：睾丸动脉经过腹股沟管时发出至提睾肌的分支，并与精索外动脉吻合。

睾丸动脉穿出腹股沟管外环后进入阴囊，并被蔓状静脉丛包绕。在阴囊内睾丸动脉分出附睾上、下动脉，此时动脉走行迂曲，称睾丸动脉迂曲段，至睾丸的上方突然变直，称睾丸动脉直段。直段达睾丸后缘上份，分为2条初级分支，穿过睾丸白膜至睾丸血管膜。每一分支分出数条较细的分支，称中央动脉，经睾丸门进入睾丸纵隔并分布于睾丸网和纵隔结缔组织内。

两大初级分支发出中央动脉后，分别进入睾丸的内外面，在血管膜内分成睾丸动脉分支，从睾丸后缘上部，呈放射状向睾丸的前、后缘和下极方向分布，并沿途发出分支进入睾丸小隔。在小隔内，这些分支向睾丸网方向走行，为向心动脉。向心动脉达睾丸表面至睾丸网之间的中点处，分为向心小动脉和离心小动脉，在睾丸小隔内这两种动脉分别朝睾丸网和睾丸表面走行。此外，向心动脉主干还发出分支可直接进入睾丸小叶实质。但向心动脉主干的终末支只达睾丸网附近而很少进入睾丸网。向心小动脉和离心小动脉再分支进入睾丸小叶，行走于精曲小管间的结缔组织内，称管间微动脉。管间微动脉的分支走行于精曲小管间的间质柱内，形成管间毛细血管前微动脉或管间毛细血管网，两者统称管间血管。管间血管与精曲小管并行，相邻的管间血管借之间的毛细血管相互交通，形成管间毛细血管网。

血管网由2层毛细血管构成：内层管径较粗者位于精曲小管上皮下，外层管径较细者位于精曲小管周围的结缔组织内。外层毛细血管汇成毛细血管后微静脉，走行于精曲小管间的间质柱内，称管间静脉，与管间毛细血管前微动脉并行。在小管间的间质柱内，某些管周毛细血管起始部之间形成毛细血管网，该结构也是睾丸间质细胞群所在之处，引起间质细胞分泌的睾酮可经管周毛细血管直接运送到精曲小管的上皮细胞，影响其生精过程。

附睾的血液来自睾丸动脉的附睾上、下动脉（供应附睾头和体）和输精管的末梢支（供应附睾尾）。这些动脉发出分支经附睾内的管道系统间发达的结缔组织隔达管道系统，形成围绕

管道的管周毛细血管网。附睾头的血管较密，在睾丸输出小管之间也存在管间血管。

2. 睾丸和附睾的静脉

睾丸和附睾的静脉均起自实质内的管周毛细血管网，然后逐级汇合，最后往睾丸和附睾头的上方形成蔓状静脉丛，该静脉丛向上逐渐汇合，至腹股沟管皮下环处汇成3～4条静脉，在腹股沟内环处并成两条睾丸静脉。在腹膜后与睾丸动脉并行上行，经腰大肌和输尿管的腹侧，合并成一条单一的睾丸静脉，又称精索内静脉，右侧睾丸静脉经回肠末端和十二指肠下部的背侧，肠系膜根、回结肠血管和右结肠血管的后方，最后注入上腔静脉。左侧则经降结肠下部的后方，左结肠血管和胰下缘的背侧，最后汇入左肾静脉。左、右睾丸静脉有静脉瓣，可防止静脉血倒流至阴囊内的睾丸蔓状静脉丛。

睾丸静脉易发生静脉曲张，称精索静脉曲张，多见于左侧，原因有有以下几个方面。

①左睾丸静脉几乎垂直上升，并以直角注入左肾静脉，造成先天的回流阻力。

②左侧睾丸静脉途经降结肠的下部，而这部分结肠常充满粪便而压迫左侧睾丸静脉，阻止睾丸静脉的回流。

③左侧肾上腺静脉汇入肾静脉处正好与左侧睾丸静脉汇入处相对应，而前者所携带的肾上腺素可弥散至左侧睾丸静脉入口处，造成血管的收缩，也增加左侧睾丸静脉的回流阻力。

④左侧肾静脉经过肠系膜上动脉和腹主动脉之间汇入下腔静脉，两动脉呈钳状夹着左肾静脉，当人体站立时由于小肠祥向下牵引肠系膜上动脉，左肾静脉受压，左肾静脉回流阻力增加，从而影响到左睾丸静脉的回流。

3. 睾丸和附睾的淋巴回流

在睾丸实质内和睾丸白膜下有深浅2个毛细淋巴管网，分别位于睾丸实质内和白膜下。深网在睾丸小叶的曲细精管周围的结缔组织内，曲细精管周围的毛细淋巴管较为密集，而直细精管周围相对稀疏。小叶内的毛细淋巴管注入睾丸小隔和睾丸纵隔内的淋巴管，或直接汇入白膜层的淋巴管。睾丸小隔和睾丸纵隔的淋巴管也汇入白膜淋巴管。附睾淋巴管也存在深浅2个毛细淋巴管网，深网主要在附睾小叶间的结缔组织内，而小叶内的附睾管周围和睾丸输出小管之间，毛细淋巴管稀疏。深层淋巴管网和附睾白膜内浅网的淋巴管相交通。睾丸和附睾的集合淋巴管有4～8条，在精索内沿睾丸血管上行，经腹股沟管至腹膜后间隙，越过输尿管的腹侧至腰淋巴结。左侧睾丸和附睾的集合淋巴管主要注入左腰淋巴结的主动脉外侧淋巴结；右侧睾丸和附睾的集合淋巴管汇入左腰淋巴结的腔静脉前、后淋巴结和腔静脉外侧淋巴结。左右睾丸的一部分集合淋巴管可汇入中间腰淋巴结和主动脉前淋巴结，也可汇入左右髂总淋巴结。睾丸的淋巴管在小骨盆内与膀胱底和前列腺的淋巴结相连，两侧的睾丸淋巴管也可与输精管壶腹淋巴结相交通。

4. 睾丸和附睾的神经支配

主要来自肾丛。交感神经纤维发自脊髓的第10胸节，伴随睾丸动脉形成睾丸交感神经丛，分布于睾丸和附睾。

二、输精管、射精管和精索解剖

（一）输精管和射精管的大体解剖

1. 输精管（deferens）

与附睾直接相连，自附睾尾发出急转向上，随精索达腹股沟管内环后进入盆腔，到膀胱底部后与精囊腺排泄管合并成射精管。输精管全长32cm左右，管壁较厚，大部分管腔细小，内径约 0.3cm。根据输精管走行于不同的部分，可将输精管分为睾丸部、精索部、腹股沟部和盆部 4 个部分。

（1）输精管睾丸部：为输精管的起始部，迂曲并位于附睾的内侧。沿睾丸后缘上行，至附睾头处加入精索，即移行于精索部。

（2）输精管精索部：稍迂曲，介于附睾头与腹股沟外环之间，该部沿精索血管的后内侧上行。由于管壁较厚，隔阴囊皮肤可触及，因此输精管结扎术多在此处施行。

（3）输精管腹股沟部：自腹股沟外环向外上方走行，经腹股沟管及腹股沟内环进入腹腔，转向下内侧移行于输精管盆部。

（4）输精管盆部：该部自内环向内跨过腹壁下动脉根部，转向下内方。表面有腹膜覆盖，并形成腹膜皱褶，称输精管襞。至骨盆上口附近，输精管从上方斜跨髂外血管进入盆腔。沿骨盆侧壁向后下方，先后与脐动脉索、闭孔血管和神经，以及膀胱血管交叉，然后从内侧与输尿管交叉，向内前方，经膀胱与直肠之间，至膀胱底部、精囊腺的上端并沿精囊腺的内侧向下内方走行，两侧输精管逐渐接近，最后至前列腺的后上部。输精管末段呈梭形膨大，称输精管壶腹（ampulla of deferent duct）。壶腹部表面呈结节状，内腔凹凸不平，管壁上有隔状皱襞，壁间形成多数迂曲的陷窝，称壶腹憩室或壶腹膨部。皱襞中央有一贯通全腔的主管。壶腹下端逐渐变细，于前列腺底部的后上方与精囊腺排泄管汇合成射精管。

2. 射精管（ejaculatory duct）

射精管（ejaculatory duct）在前列腺底的后上方，由输精管壶腹的末端与精囊腺排泄管汇合而成，由后外向前下，斜穿前列腺实质，开口于尿道前列腺部的精阜上和前列腺小囊的两侧。

输精管的血液主要来自输精管动脉，并与睾丸动脉的附睾下动脉以及邻近的动脉相交通。有时膀胱下动脉的分支也供应输精管，输精管静脉主要注入膀胱静脉丛，经膀胱静脉丛汇入髂内静脉，或经精索内静脉注入肾静脉和下腔静脉。输精管的淋巴管极为丰富，远侧端与精索淋巴管吻合，近侧端与精囊腺的淋巴管吻合，远近侧淋巴管最后分别汇入腰淋巴结和髂内淋巴结。输精管的神经来自下腹神经丛的输精管交感丛，并与膀胱神经丛和直肠神经丛相联络。

（二）输精管和射精管的组织结构

管壁由黏膜、肌膜和纤维膜组成。管壁黏膜表面有数条纵行皱襞，至壶腹部皱襞逐渐变成许多细长的突起，而且反复分支形成网状。上皮为假复层柱状上皮，表面细胞多缺乏长微绒毛，胞质内分泌颗粒稀少，含有脂滴和糖原。上皮细胞仍有一定的吸收功能。壶腹陷窝上皮多呈立方形，似腺样结构具有分泌功能，胞质内常有黄色素颗粒。射精管开口处衬有移行上皮。管壁肌层很厚，分内纵、中环和外纵 3 层，内层和中层较外层薄。壶腹部肌层多不整齐，射精管至前列腺处其肌层逐渐消失。壶腹和射精管肌层的收缩有助于射精时精液的排出。纤维膜系疏松结缔组织，富含血管、神经和分散的平滑肌。

（三）精索解剖

精索（spermatic cord）为一对柔软的圆索条状结构，主要由出入睾丸的血管、淋巴管、神经和输精管组成。精索起自腹股沟内环，向内下方斜贯腹股沟管，经腹股沟管外环进入阴囊，最后止于睾丸的后缘。精索在通过腹股沟管时下方有髂腹股沟神经和生殖股神经的生殖支，上方有髂腹下神经通过。精索的内容物包括以下几部分。

（1）输精管：为精索的主要结构，位于精索的最后部，在精索后方可触及一较硬索条样物。

（2）动脉：有睾丸动脉、提睾肌动脉及输精管动脉等，多位于精索的中央。

（3）静脉：有输精管静脉和蔓状静脉丛，居精索的最前部。

（4）淋巴管：睾丸和附睾的淋巴管汇成4～8条，在精索内随其血管伴行。

（5）神经：有生殖股神经的生殖支和输精管神经丛（包括睾丸交感丛）。

（6）鞘韧带：为鞘突遗迹，其内含有平滑肌纤维、大量的弹性纤维和疏松结缔组织。

此外，精索的外面还包被精索被膜，该被膜在腹股沟外环以下由内到外有睾丸精索鞘膜（精索内筋膜）、提睾肌和提睾肌筋膜，而在腹股沟管内还包括腹部阔肌、阔肌腱膜和筋膜。

三、睾丸、附睾的功能

（一）睾丸的功能

睾丸是男性生殖系统的主要实质性器官，具有产生精子和分泌雄激素的功能。睾丸功能受下丘脑—垂体—性腺轴的调控，其变化与年龄有关。

健康成年男性睾丸体积为15～25ml，长4.5～5.1cm，左右两侧睾丸的重量及体积常稍有不同。初生儿睾丸相对较大，青春期前发育迟缓，近性成熟期迅速发育，老年后逐渐变小。成年男子睾丸容积若小于12ml，可能提示其功能不良。

睾丸实质被3层包膜包绕，由表及里分别为鞘膜、白膜和血管膜。白膜是致密的纤维膜，内含有大量的胶原纤维和成纤维细胞，这些细胞可以将同侧睾丸包膜引起的收缩传递至睾丸，使睾丸内压增加，促使睾丸精子向附睾排送，还可影响睾丸的血供。

在包膜内，睾丸被睾丸小隔分隔成200～300个睾丸小叶，每个小叶内有曲细精管和间质。曲细精管是呈U形结构的上皮管道，人类睾丸中总共有600～1 200个曲细精管，其两端分别与直细精管相连，直细精管并入睾丸纵隔后相互吻合形成网状结构，睾丸网汇合形成输出小管，在人类有6～15条输出小管到达附睾，与附睾相通。睾丸局部解剖结构如阀门一样，促进液体和精子向附睾内流动。人类睾丸的间质占睾丸体积的20%～30%，包含在这一疏松结缔组织内的结构，除一般结缔组织成分外，还含有一种能够合成和分泌雄激素的Leydig细胞（又称睾丸间质细胞），它是激发和调控男性生殖生理的特有细胞。

人类睾丸实质的血供平均为9ml/（100g·min），左侧血供（1.6～12.4）ml/（100g·min），右侧（3.2～38.5）ml/（100g·min）。睾丸和附睾的血供来源于精索内动脉、输精管动脉和提睾肌动脉。精索内动脉穿过腹股沟管内环后，伴精索内其他成分进入阴囊，在睾丸上方再发出分支，穿过白膜和血管膜进入睾丸实质后又分为管间毛细血管和管周毛细血管系统。由于间质细胞群大多集中在管周毛细血管附近，所以十分有利于其睾酮的合成、分泌和运送。管周及管间的毛细血管网再汇集成管间静脉网，最后在睾丸和附睾头上方形成蔓状静脉丛，而后汇合成睾丸静脉，分别注入左肾静脉（左侧）和下腔静脉（右侧）。蔓状丛内动、静脉之间仅为一薄层血管壁所间隔，这一解剖学特点有助于小分子物质的交换。由于蔓状静脉丛接近阴囊皮下，所以返回静脉的血温，接近于阴囊表面的温度，而被静脉丛包绕的精索内动脉，其行程长而弯曲，血流速度较为缓慢，因此与静脉丛极易进行热交换，致使并入睾丸的血温，比直肠内温度低2～4℃。睾丸温度与体温的温差是精子发生所必需的生精微环境。隐睾和精索静脉曲张者不育与此温度差丧失有关。

睾丸的血供通过以下几个方面进行调节。

第一，睾丸动脉血流的自身调控与肌原性因素有关，其血液的分布与代谢也有关。一些局部效应因子如黄体刺激素在通过睾丸毛细血管时速度较快，而间质产生的睾酮主要经睾丸静脉回流而不是淋巴管，终末动脉扩张收缩性能的不同，也使其具有选择性的通透性。这些结果说明睾丸内微血管系统具有特殊作用。

第二，精索内淋巴管源于间质淋巴管网，有些淋巴管还经过附睾，与附睾的功能有关。精索内淋巴管最终注入腰淋巴结。目前还不清楚人类是否存在睾丸－附睾淋巴管系统。睾丸的神经支配来源于肾神经丛和肠系膜神经丛，伴随睾丸动脉下行支配睾丸，大多数纤维与血管壁关联，并分布于间质内。睾丸的肾上腺素能神经主要支配供应 Leydig 细胞的小血管。伴随睾丸动脉走行的传入纤维，进入脊髓第 10～12 胸节，与睾丸痛觉有关。

第三，曲细精管是男性生殖细胞分裂增生和分化发育的部位，管道高度迂曲，管径 150～250μm，壁厚 60～80μm，每条曲细精管长 30～80cm，成人两睾丸的曲细精管总长度可达 500m 左右。曲细精管管壁由 4～8 层生精上皮细胞构成，中心部为不规则的生精小管腔。管壁的生精上皮由两类形态和功能不同的细胞组成，分别称支持细胞和生精细胞。支持细胞包括基底膜的支持细胞和 Sertoli 细胞，生精细胞包括一系列的初级精母细胞、次级精母细胞、精子细胞和精子，支持细胞和生精细胞为精子发生提供了一个特殊的微环境。

第四，曲细精管周围由几层组织包绕，最外层称为成纤维细胞层，中层是散在排列的肌样细胞，内层与其底膜连接包含大量的胶原成分。人类曲细精管管周的肌样细胞具有收缩功能。

支持细胞又称 Sertoli 细胞，是一群数量恒定、不再分裂的细胞，具有以下功能。

1. 参与形成血—睾屏障

血—睾屏障可使血液与小管液之间的离子、小分子物质和蛋白质之间，保持一定的浓度梯度，对毛细血管内物质的流动也有轻微的限制作用，故可阻止间质中的离子进入生精上皮，使生精细胞维持在最适宜的内环境中，保证其分化发育，支持细胞连接复合体同时也是免疫屏障，可将精子与机体免疫系统分开，避免引起精子抗原自身免疫反应和造成睾丸的免疫损伤。

2. 分泌功能

间质细胞与支持细胞、管周细胞、巨噬细胞及神经一样起着重要的分泌功能，分泌睾丸酮，还分泌有关的标志物，包括催产素、神经细胞黏附分子、P 物质、内啡肽。

3. 支持和营养生精细胞

分泌少量高钾液体，形成睾丸网液体，利于精子的运输。

(二) 附睾的功能

正常情况下，只有成熟的精子才能在女性生殖道中存活、上移，与卵子结合后获能，发生顶体反应。但睾丸内的精子尚未成熟，必须在附睾内停留一个时期，才能达到成熟阶段，发挥上述作用。

附睾各部分的解剖结构、神经支配、血管供应和上皮细胞存在区域性的差异，表明附睾是由不同组织组成的连续体。附睾具有运输、储存精子并使其成熟获得运动能力和受精能力的功能。附睾也是雄激素依赖器官，附睾需要高浓度的雄激素维持形态和结构。交感神经系统影响附睾储存精子的能力。

人类附睾长 3～4m，实质由睾丸输出小管和附睾管构成，表面依次有 3 层与睾丸相连的被膜，鞘膜深入管间形成纵隔，将附睾分成许多形态与结构相同的部分，与纵隔相连的疏松组织中含有供应导管的血管和神经支配。附睾分为头、体、尾 3 部分，头与体部是精子成熟部位，尾段是精子贮存部位。头部由起始于睾丸网的输出小管和附睾管前段共同形成，体、尾部由附睾管其余部分组成，尾部移行为输精管的睾丸段，附睾管腔呈椭圆形，体部管径保持恒定，尾部管径有所增大，远端与输精管形状相似。

附睾上皮包括主细胞和基底细胞2种类型，随着附睾部位的不同，其组成也存在不同。主细胞微绒毛的高度和长度，由附睾头至尾部逐渐递减。这些细胞有1～2个核，核体较长，细胞顶端有凹陷。胞内有形状不规则的囊状吞噬小体及大量的高尔基复合体。主细胞主要发挥分泌和吸收功能，附睾管不同的区段具有不同的分泌和吸收功能。

第二节　阴囊超声检查常规

一、阴囊超声检查适应证

（1）阴囊肿大。

（2）阴囊疼痛。

（3）阴囊结节。

（4）阴囊外伤。

（5）阴囊先天性疾病。

（6）不孕不育。

二、超声检查内容

（1）睾丸和附睾炎性及结核性疾病。

（2）睾丸和附睾肿瘤性病变。

（3）睾丸和附睾囊肿性病变。

（4）阴囊积液性病变。

（5）精索病变。

（6）阴囊壁病变。

三、阴囊疾病的常见超声征象

（1）睾丸鞘膜积液。

（2）睾丸附睾肿大。

（3）睾丸附睾缩小。

（4）睾丸附睾缺血性病变。

（5）睾丸附睾充血性病变。

（6）睾丸附睾结构性异常。

（7）睾丸、附睾囊肿。

（8）附睾钙化。

（9）睾丸微结石。

（10）睾丸先天性异常。

（11）精索增粗、静脉扩张、囊肿。

（12）阴囊壁增厚、结构异常。

四、超声检查方法

（一）体位

患者取仰卧位，充分暴露外阴部，嘱患者将阴茎上提固定。阴囊表面涂以无菌耦合剂，探头完全接触阴囊表面。

（二）仪器

采用彩色多普勒超声仪，高频线阵电子探头，频率 5～10MHz；仪器调整到小器官模式，血流标尺调至 5～10cm/s 范围。当阴囊重度肿大时，可采用 3.5MHz 腹部凸阵探头扫查。

（三）方法

探头充分接触阴囊表面，尽可能显示睾丸和附睾完整切面，纵横、连续、多角度观察，双侧对比形态大小、回声程度和血流信号。观察精索静脉时可嘱患者屏气增加腹压，测量静脉内径和血流回流情况。

五、阴囊超声表现

（一）阴囊超声表现的描述

以正常睾丸为标准，睾丸为细密、均匀的等回声，高于和低于正常睾丸回声者，分别为高回声和低或弱回声；液性暗区为无回声；有实质性和液性混杂存在为混合性改变。

通常将血流信号分为 4 级：①0 级：无血流信号；②1 级：少许点状血流信号；③2 级：血流信号增加，睾丸内可见线条状血流；④3 级：血流丰富，血流信号影响二维图像观察。

正常睾丸和附睾血流信号稀少，多为 1 级。

（二）阴囊各部分超声表现

（1）睾丸：椭圆形，双侧对称，实质中等均匀回声，包膜呈连续线状高回声，实质内血流信号 1 级左右。睾丸测值：长 3～4cm，宽 2～3cm，厚度 1～2cm；超声测值：长 3～4cm，宽 2～3cm，厚 1.8～2.4cm；血流参数：Vs 12～13cm/s，Vd 4～5cm/s，RI 0.55 左右。

（2）附睾：附睾头、体、尾部紧邻睾丸，不能在同一切面完整显示。附睾头近三角形位于睾丸顶部，最大厚度小于 1cm，附睾头回声类似睾丸的均匀等回声；附睾体呈条带状均匀回声，附睾体部厚度小于 4mm；附睾尾位于睾丸尾端，呈不规则三角形，稍大于附睾头，最大厚度 1cm 左右，回声不均匀，血流信号 1 级左右。

（3）精索：双侧对称的条索状结构，自阴囊底部进入腹股沟管，有动脉和蔓状静脉血管丛。左侧精索静脉曲张是青年男性的常见表现，正常左侧精索静脉内径在平卧时 1.5mm 左右，屏气时可达 1.8mm，平静呼吸内径＞2mm 考虑曲张。

（4）睾丸鞘膜：一般有很少量的积液，包绕在睾丸周围，起润滑作用，深度在 2mm，最深处不超过 5mm。液体回声清亮，无粘连带。

（5）阴囊壁：呈均匀性实质回声，厚度 5mm 左右。

第三节 阴囊发育异常及获得性异常

一、单睾丸和无睾丸（先天畸形）

单睾丸（monorchism）和无睾丸（anorchism）为罕见的生殖腺发育障碍，单侧称单睾丸或单睾丸症，双侧称无睾丸或无睾丸症。单睾丸的发病率为 1/5 000，无睾丸的发病率为 1/20 000。有遗传倾向。

睾丸的先天畸形是由于胚胎发育期中睾丸原基受某种因素损害未能发育或发育停止，可以是单纯的睾丸缺如，也可以同时伴有整个生殖腺、排泄系统及前列腺都未发育。表现可为一侧缺如，一侧隐睾；一侧睾丸，另一侧为卵巢（两性畸形）。

男性激素测定可以显示睾丸的功能状况，是否须手术探查。如果患者促性腺激素水平显著增高，无睾酮对促性腺激素反应，提示睾丸无功能。

二、多睾症

多睾症（polyorchidism）是一种罕见发育异常，是由于睾丸发育过程中睾丸原基分裂形成一次有两个或两个以上的睾丸畸形，一般左侧多于右侧。常位于睾丸下降的途中，多为公用一个附睾。

在阴囊内可正常产生精子，在阴囊外可产生异常精子或不产生精子。多余的异位睾丸或睾丸残留物可能发生肿瘤，可并发精原细胞瘤、畸胎瘤和横纹肌肉瘤。

三、睾丸发育不全

睾丸发育不全（testicular hypoplasia）常常是由于中枢神经下视丘部或垂体病变，影响睾丸的发育分化，或者是睾丸本身的原发性发育不全和代谢异常。

四、睾丸萎缩

发育正常的睾丸缩小或生精功能降低称为睾丸萎缩。引起睾丸萎缩（testicular atrophy）的原因如下。

（1）营养供应不足：如全身营养不良、慢性消耗性疾病、维生素缺乏或酗酒等。

（2）管道系统受阻：如输精管结扎、精索扭转、附睾或输精管炎症而阻塞。

（3）感染性疾患：如流行性腮腺炎性睾丸炎、梅毒树胶样肿。

（4）理化损伤：如放射线伤等。

（5）内分泌异常：如脑垂体、甲状腺、肾上腺皮质疾病而引起。

五、隐睾症

（一）病因及病理

隐睾是指睾丸没有下降到正常阴囊位置。在正常胎儿的生理发育过程中睾丸下降经历了3个阶段，即腹内睾丸下降至腹股沟内环，腹膜鞘突及腹股沟管发育和睾丸经腹股沟管下降至阴囊中。由于阴囊内温度环境较腹腔内低 $1.5 \sim 2.0℃$，睾丸下降至阴囊后可以有正常的生精环境。

影响睾丸正常下降的主要因素：生殖股神经在神经的前部发出的生殖股神经刺激睾丸系带，并且产生一种神经介质而使系带有节律性的收缩而牵引睾丸下降至阴囊。睾丸的指引作用睾丸系带不同的附着处可引起睾丸下降到不同的地方，对于睾丸下降有引导和牵引作用。腹内压力正常发育的腹壁和腹内压力可以推压睾丸进入腹股沟管及进入阴囊（但是无法解释单侧隐睾的发生）。

隐睾患者常伴有发育异常的附睾，附睾及系带均是依靠雄激素发育的，正常发育的附睾与睾丸下降有关。

隐睾发生率：约有 3.4% 左右出生的婴儿睾丸没有下降至阴囊中，由于出生后血清中睾酮水平升高，绝大多数的婴儿在出生后3个月内睾丸下降至阴囊中，至1岁时统计隐睾的发病率在 $0.8\% \sim 1.5\%$ 之间。

（二）临床表现

阴囊空虚，未扪及睾丸结构。隐睾临床上可分为5类：①腹腔内隐睾（隐睾位于腹股沟内环以上）；②腹股沟管隐睾（隐睾位于腹股沟管内、外环之间）；③阴囊高位隐睾；④异位隐睾；⑤可回缩的隐睾。

（三）超声检查

（1）阴囊内无睾丸回声。

（2）在睾丸下降的各个部位查找睾丸，尤其在腹股沟管处仔细扫查。

（3）隐睾睾丸较正常发育差，睾丸体积小于健侧睾丸。

（4）隐睾受局部组织挤压，睾丸变形，多为椭圆形、条状，但仍不失睾丸的均匀等回声。

（5）隐睾睾丸的血量信号，与正常睾丸无异。

（6）隐睾亦可发生睾丸附睾炎、睾丸鞘膜积液，此时有利于隐睾的发现。

（7）隐睾睾丸扭转是急性严重的并发症，主要由于睾丸系带附着异常，精索扭转血运受阻，常引起睾丸坏死。

（8）隐睾发生恶变的概率高于正常睾丸，大约占睾丸恶性肿瘤的 10％。隐睾发生的恶性病变主要是精原细胞瘤和胚胎癌，其他还有畸胎瘤和绒癌等。恶变睾丸在短期内增大，腹股沟出现无痛性包块要考虑隐睾恶变的可能。

（四）鉴别诊断

（1）肥胖儿童由于腹股沟和阴囊内脂肪组织充填，不能触及睾丸，容易误诊为隐睾，超声扫查可以发现正常睾丸。

（2）婴幼儿隐睾较小，往往小于 1cm，结构较模糊，注意与腹股沟淋巴结鉴别。

（3）在腹股沟仔细扫查发现变形缩小的隐睾。

（4）鉴别有并发症的隐睾。

（5）腹腔内隐睾应与睾丸缺如区别，如果血清促性腺激素水平升高和低血清水平睾酮，常常表明是无睾畸形。如果促性腺激素水平正常应做 HCG 刺激试验，即每天注射 HCG 2 000IU，连续几天；如果是睾丸缺如，血清中促性腺激素和睾酮水平不会升高；如果血清中睾酮水平升高，表明有睾丸组织存在，应进一步做腹腔镜检查或者剖腹探查。

（五）临床意义

隐睾位置越高，睾丸发育越差，体积越小。腹腔内隐睾多数位于腹腔内靠近腹股沟内环处，也可位于从肾下方至腹股沟内环任何位置上（睾丸正常下降的路线上），约占隐睾发生率的 20％。隐睾发生恶变的概率高于正常睾丸，大约占睾丸恶性肿瘤的 10％。高位隐睾的恶变发生率高于附睾 4～6 倍。双侧隐睾者，一侧发生恶变，另一侧恶变率为 15％，应及早将隐睾送入阴囊内，使睾丸正常发育和防止恶变。超声检出隐睾优于其他影像学检查，方便快捷、准确。据报道，仍有 5％～8％ 的隐睾不能发现。

六、睾丸出血扭转

睾丸出血扭转（torsion of testis）可发生在精索扭转、外伤、精索血管损伤、血凝固性过高、精索动脉血栓、静脉腔血栓形成、红细胞增多症、白血病、结节性多动脉炎、精索嵌顿性疝压迫。其中，最常见原因为精索扭转，致睾丸血流受阻，睾丸肿胀和疼痛。扭转多见于青春期男性，少数可超过 30 岁。

大体：睾丸充血水肿，有时出血，白膜表面有纤维素性渗出。镜下表现取决于睾丸扭转程度和血管损伤的时间。不完全的静脉闭塞，间质有瘀血和水肿。若完全梗阻可有严重瘀血及大片出血坏死，少数发生急性梗死。

第四节　阴囊炎性疾病

阴囊炎性病变部位包括阴囊壁、鞘膜、睾丸、附睾和精索。病原学分为特异性和非特异性感染性疾病。由病原菌引起的阴囊炎性疾病主要有革兰阴性菌感染，其次是淋病、结核和真菌感染，淋病和沙眼衣原体多半发生在 35 岁以下的青年人，而大肠杆菌则是 35 岁以上患者的常见病原体。

其感染途径分为 3 类：①与尿路感染有关，大多数是通过精索逆行感染而导致睾丸和附睾发炎；②少数情况是静脉和淋巴逆行性感染睾丸和附睾；③极少数医源性感染成为睾丸和附睾感染的病因。

临床将炎症性疾病分为急性和慢性两类。

病因病理学上将睾丸附睾炎分为：①一般感染性；②淋病性；③肉芽肿性；④精子肉芽肿性；⑤腮腺炎性；⑥结核性；⑦梅毒；等等。

声像图在结核和精子肉芽肿上有一定的特殊性表现，除结核以外的各种原因所致的病变声像图改变相似，几乎不能鉴别病原菌与病灶的关系。但超声对睾丸和附睾炎症的检出较敏感，并能确定其病变的程度和范围。

一、急性睾丸附睾炎

(一) 病因及病理

睾丸、附睾炎 (acute orchitis and epididymitis) 的主要致病菌为大肠杆菌、变形杆菌、葡萄球菌、肠球菌及绿脓杆菌等。幼儿和儿童及老年人较易发生，当身体抵抗力降低，在诱因的作用下致病菌自血液和淋巴进入附睾组织，发生睾丸和附睾炎性改变。可发生在尿路感染、导尿管置留、腹股沟手术后等情况下。附睾炎早期是一种蜂窝组织炎，一般在输精管开始再延伸至附睾尾部。在急性期，附睾肿胀高低不平。感染一般从附睾尾延至附睾头。此时若切开附睾可见小脓肿，鞘膜分泌液可呈脓状，精索变厚，睾丸的肿胀是继发于被动充血，少数病例睾丸同时发生炎症。

以睾丸、附睾炎症受累的程度和范围而分为附睾炎、睾丸炎或附睾睾丸炎。有单侧性或双侧性及急性或慢性炎症之分。

附睾、睾丸的解剖特点：附睾的结构较狭窄，仅有 4.5cm 长，源自睾丸的上端。附睾头为一扩大的部分，通过 12~15 条睾丸输出小管，与睾丸相连，前者流入睾丸网后聚合而成附睾主管。这是一条约有 50cm 长而弯曲的管，由柱状上皮及非横纹肌组成，与输精管相连。在肾动脉水平之下的主动脉分出睾丸动脉，并有一分支进入附睾，因此进入睾丸的主要动脉是不通过附睾的。附睾、睾丸动脉周围有致密的淋巴管，将淋巴引流至主动脉旁及主动脉前淋巴结。附睾、睾丸的静脉均流入蔓状静脉丛。

早期组织学见水肿及中性白细胞、浆细胞及淋巴细胞浸润，以后即出现脓肿。感染在后期可完全消失而无损害，但附睾管周围的纤维化可使管腔阻塞。若为双侧附睾炎，可发生男性不育症。

(二) 临床表现

1. 症状

不少患者在睡眠时突然发生附睾炎，发病数小时后形成急性炎症，附睾有局限疼痛与压痛，可放射至腹股沟区及腰部。附睾肿胀进展较快，可在 3～4 小时内使附睾体积成倍增大。此时体温可达 40℃，亦可出现膀胱炎、前列腺炎症状。

2. 体征

在腹股沟处（精索）或下腹部有压痛。阴囊增大，皮肤有红肿。若已有脓肿形成，皮肤呈干性、变薄，脓肿亦可自行破溃。发病早期肿大附睾可与睾丸分开，但在数小时后两个器官即形成一硬块，精索因水肿而增厚，数日内出现继发性睾丸鞘膜积液。前列腺触诊发现有急性或慢性前列腺炎体征，但不能做前列腺按摩，因可使附睾炎加剧。

3. 实验室检查

血白细胞增多，核左移。儿童附睾炎常伴有大肠杆菌或绿脓杆菌引起的尿路感染，因此尿液分析及尿培养是重要的。附睾炎患者的中段尿及尿道分泌物可做革兰染色或培养来测定是哪一类细菌。年龄大于 35 岁者主要是大肠杆菌，小于 35 岁者主要是衣原体与淋病奈瑟菌所致的特异性附睾炎。

（三）超声检查

阴囊检查采用线阵高频探头扫查，要全部扫查睾丸、附睾和精索，做双侧对比大小、回声、结构和血流情况，以及阴囊内积液情况。附睾炎的病变程度和范围差异较大，大部分首先累及附睾尾部，继而整个附睾肿大，严重者累及精索，整个精索肿胀增粗。累及睾丸者是少数，提示病变范围大程度重。当炎症未得到有效控制时，可在睾丸和附睾区形成脓肿。

其超声表现如下。

（1）睾丸、附睾和精索增大增粗是急性炎性表现的特点。

（2）增大增粗的阴囊内容物血流丰富，是急性炎症充血又一特征。

（3）当脓肿或脓腔形成时，在肿大睾丸和附睾内有不规则暗区，壁厚、大小不等，周围见彩色血流环绕，中心区呈空洞样改变。

（4）精索炎性改变表现为精索增粗肿胀，与对侧比较增大一倍，血流信号较丰富。正常情况下精索呈索状，血管壁薄，仅可检出少量血流信号。

（5）在急性附睾炎时期，睾丸鞘膜内可有少量液体，大量液体不多见。

（四）鉴别诊断

（1）急性阴囊疼痛，最常见的原因是精索扭转和急性睾丸附睾炎，两者鉴别必须及时、准确，否则会丧失最佳治疗时机。

临床较难鉴别，彩超是必不可少的鉴别手段，有经验的临床医师和有经验的超声医师配合，可以使很多患者的睾丸免于被摘除。急性睾丸和附睾炎时，整个睾丸和附睾呈充血改变，而精索扭转者恰恰相反，呈缺血性改变。

睾丸和精索扭转常见于青春期前儿童和年轻成人。35 岁以上男子常易误诊，因附睾炎和扭转都有。但附睾炎多见，扭转较少见。若同时有尿道炎，一般为附睾炎，而不是扭转。

附睾、睾丸附件扭转见于青春期前男孩。早期附件扭转后发生局限疼痛及肿胀。一旦进入后期即不能区别附睾炎或精索扭转，此时早期外科探查是必须的。

（2）结核性附睾炎很少有疼痛及体温升高，附睾在触诊时可与睾丸分清。输精管呈串珠状。前列腺高低不平，同时精囊增厚。尿液与前列腺液培养可找到结核杆菌。

（3）睾丸肿瘤是一个无痛肿块，有时在肿瘤内有急性出血，可使睾丸附睾发生疼痛。触诊时可将睾丸肿块与正常附睾相区别，前列腺液及尿液分析均正常，若诊断不能肯定时应行手术

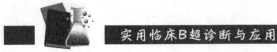

探查。

（4）睾丸附睾损伤不易与急性附睾炎区别。但有损伤史、无脓尿及不正常尿道分泌物可以帮助鉴别。

（5）流行性腮腺炎引起的附睾睾丸炎，常伴有腮腺炎，无尿路症状，尿液分析无大量白细胞及细菌。

（五）临床意义

（1）鉴别急性阴囊疼痛，区别睾丸附睾扭转和急性炎性变，明确诊断。

（2）了解急性炎症累及的范围、程度，有无脓肿形成。

（3）了解疾病的转归和治疗效果的评测。

二、睾丸、附睾结核

（一）病因及病理

1. 病因

人类很容易被结核杆菌感染，但对感染后发展成结核病却有很强的抵抗力。人体对结核菌的反应取决于细菌的数量和毒力，但机体对结核的细胞免疫及延迟性过敏反应起到很重要的作用。

泌尿系结核与男性生殖系结核关系密切，双侧射精管及前列腺小管均开口于后尿道，感染的尿液通过前列腺尿道时，可进入前列腺及精囊，引起感染，所以临床上常见泌尿系结核并发男性生殖系结核。生殖系统结核实际的发生率可能较高，因为许多有生殖系结核感染而无临床症状。临床上最多见的男性生殖系结核病是附睾结核，但从病理检查的结果来看，最常发生结核的部位是前列腺。半数以上结核是前列腺、精囊和附睾均有感染，有1/3病例为仅有前列腺结核，但无单独精囊或附睾被结核感染的病例，说明男性生殖系结核的原发灶在前列腺。前列腺结核虽然发病最高，但缺乏肯定的临床病状，不行直肠指诊很难发现，故临床见到的病例远较实际为少。

肾结核与男性生殖系结核的关系，与肾结核的严重程度有关。肾结核的病变越严重，则合并男性生殖系结核病的机会越大。但男性生殖系结核究竟是来自肾结核还是主要由原发感染经血行播放引起，则仍存有争论，部分存在原发感染灶，结核菌经血行播散到达该处。附睾尾部的结核，一向认为是经前列腺、输精管到达附睾尾的，也颇能说明附睾尾的结核来自血行的可能性很大。睾丸结核多是附睾结核的直接蔓延，也可由血行感染引起。睾丸结核无附睾受累者很罕见，应与肿瘤鉴别，若对抗结核治疗无效，应尽早探查。

2. 病理

机体感染结核菌3~4周后，体内的细胞免疫及延迟性过敏反应建成，早期的炎症反应被肉芽肿性结核结节所取代，结节主要由淋巴细胞、巨噬细胞组成，中心常有干酪样坏死，但90％的感染可被控制。在原发感染灶内，结核菌可长期存活不引起疾病，一旦时机成熟就可发病。但因机体已致敏，可以限制感染扩散，但组织破坏较显著。结核的病理改变主要是组织的破坏，结核结节彼此融合，中心发生坏死，形成干酪样病变。纤维化是结核的另一特点，是细胞免疫对干酪样病变的反应。纤维化使管道狭窄、闭塞和组织变硬。其次是渗液，是浆膜的炎性反应，大量分泌液体稀释有害物质。结核病变也易见到钙化，干酪坏死后钙质沉着，在病变区域见斑点钙化灶。

主要病变为干酪样病变和纤维化，结核侵犯输精管时，管壁增厚，输精管变硬、变粗呈串珠状。病变可沿输精管蔓延到附睾尾，然后波及整个附睾和睾丸。镜下早期病变可见附睾小管内含有脱落的上皮细胞、白细胞及大量的结核杆菌，继之出现小管坏死，形成肉芽肿、干酪样病变及纤维化。偶可于附睾内见到精子肉芽肿。血行播散时，病变先位于附睾间质内，可见多数粟粒样微小的肉芽肿，然后侵犯附睾管，输精管多无明显改变。附睾的干酪样变很快蔓延到附睾之外，与阴囊粘连形成寒性脓肿，破溃流脓，经久不愈。附睾结核可直接蔓延至睾丸，引起睾丸结核。睾丸固有鞘膜受累时，可有少量渗出液，睾丸固有鞘膜可阻止结核侵犯睾丸，常可见到附睾已完全破坏，而睾丸尚完好无损。

（二）临床表现

睾丸、附睾结核（tuberculosis of testis and epididymis）发病年龄与肾结核相同，多见于20～40岁。临床上最常见的男性生殖系结核为附睾结核，附睾结核可在肾结核症状发生之前出现，故临床上遇到生殖系结核患者，必须注意泌尿系统的检查。附睾结核一般发展缓慢，附睾逐渐肿胀，无明显疼痛，肿大的附睾可与阴囊粘连形成寒性脓肿，阴囊寒性脓肿有继发感染，则局部红肿疼痛，脓肿破溃流出脓汁及干酪样坏死组织后，形成窦道。个别患者，起病急骤、高热、疼痛、阴囊迅速增大，类似急性附睾炎，待炎症消退后，留下硬结、皮肤粘连、阴囊窦道。附睾结核的疼痛多不明显，严重者附睾、睾丸分界不清，输精管增粗，呈串珠状，偶有少量鞘膜积液，直肠指诊时，前列腺有硬结。附睾结核可能与休眠状态的结核菌于组织外伤后复活有关。但临床常见的情况是患者有轻度外伤后才对早已存在的硬结开始注意，或当感到阴囊疼痛时怀疑有外伤原因。

患精囊前列腺结核者可出现血精及精液减少，若病变引起双侧输精管梗阻，患者将失去生育能力。少数严重的前列腺结核，形成空洞并于会阴部破溃，形成窦道。

（三）超声检查

阴囊结核表现如下。

（1）附睾结核：当病变局限于附睾尾部时，附睾尾增大，结构紊乱，回声低弱，血流稀疏；病变累及整个附睾时，附睾头、体及尾部肿大，不均匀、不规则，以附睾尾部肿大明显。一般情况下附睾结核血流稀少，在少数情况下若并发感染可表现为充血性改变，血流信号丰富。在干酪坏死区域有弱回声灶，液化者表现为暗区，其内无血流信号。睾丸白膜的屏障作用强大，附睾结核多数不侵犯睾丸，所以临床常见附睾结核，而睾丸结核相对较少，有睾丸结核者肯定有明显的附睾结核。

（2）睾丸结核：睾丸结核由附睾结核浸润而来，部分受累者，与附睾相邻睾丸部分组织呈弱回声，病变内仍可见血流信号，一般睾丸不增大。当整个睾丸受累时，结核在睾丸内播散，形成灶性肉芽肿和灶性干酪坏死灶。声像图见睾丸肿大，睾丸内散在的弱回声斑点灶，此为睾丸结核的特征性表现。

（3）在睾丸和附睾结核的进展期，阴囊内积液较少。在慢性期睾丸、附睾改变相对稳定时可见鞘膜积液，其量多在中量左右。液体可澄清、可浑浊，有纤维分隔和粘连。

（4）少部分附睾结核者侵蚀阴囊壁，在阴囊壁上形成脓肿，进而破溃形成窦道。

（四）鉴别诊断

任何男性肾结核患者，都应仔细检查是否合并生殖系结核。附睾结核的诊断一般不太困难，如果有典型的附睾硬结、皮肤粘连、窦道及串珠样输精管病变，诊断当可确定。如果有肾结核的症状，则诊断可明确，但早期和急性发作的附睾结核易误诊。

淋菌性附睾炎有淋病历史，呈急性过程，局部红肿疼痛，尿道有脓性分泌物，其中可查到细胞内革兰阴性双球菌。衣原体感染所致附睾炎也可引起类似淋菌性附睾炎，患者有非淋菌性尿道炎史。阴囊内丝虫病有时可与结核性附睾炎混淆，丝虫病所引起的浸润和硬结在附睾或输精管附近的精索内，与附睾可分开，丝虫病硬结往往在短期内有较大的改变，而结核病则改变很慢；丝虫病有地区性，患者可同时有橡皮病及乳糜性鞘膜积液。

正常的附睾有时被误诊为附睾结核，附睾头及尾部轻度膨大或稍硬是正常现象，如果没有浸润或硬结，不能确定诊断，应继续随诊观察。

声像图的鉴别：

（1）附睾结核主要与附睾炎鉴别，两者在大多数情况下声像图无特殊性容易混淆。结核合并继发感染或充血时，可表现增大附睾病灶区血流丰富；结核性肉芽肿和干酪坏死区呈暗区无血流信号，与非特异性脓肿相似。但细菌性脓肿液化明显，而结核性脓肿较稠，更趋向为低弱回声病灶。

（2）睾丸结核有其典型的"斑点灶"是睾丸结核所独有，睾丸结核必定有附睾结核存在。

（3）附睾结核波及睾丸时，表现为从附睾浸润到睾丸，附睾病变为主，仅部分紧邻附睾的睾丸受累，而大部分睾丸回声正常。

（4）早期附睾结核应与慢性附睾炎鉴别，慢性附睾炎疼痛较明显，常有急性发作及反复发作病史，附睾肿块不如结核硬、大，很少形成局限性硬结，不形成窦道，亦无皮肤粘连及输精管串珠样改变。仅累及附睾尾部的结核灶和慢性附睾炎超声声像图改变相似，很难鉴别。

（5）睾丸鞘膜积液是慢性附睾炎常见表现，结核性者多有分隔和粘连。

（6）阴囊内有钙化灶，如附睾的钙化斑点可以作为附睾结核的佐证。

（7）阴囊壁有病灶如冷脓肿和窦道则支持结核的诊断。

（五）临床意义

（1）诊断为男性生殖系结核的患者，必须了解肾脏有无结核，应做尿液的常规检查，如果尿检查有异常或有结核可疑者，应进一步做尿结核菌检查、尿结核菌培养及静脉尿路造影。少数不典型肾结核患者，膀胱刺激症状不明显，而男性生殖系结核可能成为诊断肾结核的重要线索。

（2）附睾结核临床并不少见，发现阴囊内硬结、附睾增大，阴囊肿大而无明显疼痛者，临床医师首先考虑结核性可能，需要超声了解其病变范围和程度。有经验的超声医师根据其超声声像图表现，对大部分病例可以提出明确的符合病理的超声诊断。

（3）超声诊断睾丸和附睾结核的病变范围和程度有其特殊价值，准确性高，有利于临床采取适当的治疗。

三、睾丸鞘膜积液

睾丸鞘膜腔内积聚的液体超过正常量，称为睾丸鞘膜积液（hydrocele of testis）。本病是一种常见病，可见于任何年龄。胎儿早期睾丸位于腹膜后第2～3腰椎旁，以后逐渐下降，7～11个月时睾丸经腹股沟管下降入阴囊。在此过程中，睾丸带有两层腹膜随之一同下降，沿精索及睾丸形成鞘状突。精索部的鞘状突一般在出生前或出生后短期内即自行闭锁，形成纤维索。睾丸部的鞘状突覆盖在睾丸与附睾表面，称为睾丸鞘膜，其内层为脏层，外层为壁层，两层之间形成一腔隙，称为鞘膜腔。正常情况下，睾丸鞘膜腔内有少量液体。当鞘膜本身或睾丸附睾等发生病变时，液体的分泌与吸收失去平衡，如分泌过多或吸收过少，都可形成睾丸鞘膜积液。

（一）病因及病理

鞘膜积液有原发性与继发性两种。原发者病因不清，病程缓慢，病理学检查常见鞘膜慢性炎症反应，可能与创伤和炎症有关。继发者则有原发疾病，如急性睾丸炎、附睾炎、精索炎、创伤、疝修补、阴囊手术后及继发于高热、心衰、腹水等全身症状时，表现为急性鞘膜积液。慢性鞘膜积液见于睾丸附睾炎症、梅毒、结核及肿瘤等。在热带和我国的南方，通常见因丝虫病或血吸虫病引起的鞘膜积液。婴儿型鞘膜积液与其淋巴系统发育较迟有关，当鞘膜的淋巴系统发育完善后，积液可自行吸收。

原发性鞘膜积液为淡黄色清亮液体，属渗出液，比重 $1.010\sim1.025$，蛋白占 $3\%\sim6\%$，内含蛋白、电解质、胆固醇、纤维蛋白原、上皮及淋巴细胞。继发性急性鞘膜积液混浊、呈乳糜状，有出血则为淡红或棕色，含大量红白细胞，炎症重时可为脓性。鞘膜壁常呈纤维瘢块、钙化、增厚改变，可见扁平或乳头状突起，当脏层和壁层粘连时，可发生"多房性囊肿"。寄生虫病者，积液内可见虫卵及微丝蚴，并有炎性细胞。慢性鞘膜积液因张力大影响睾丸血运和温度调节，可引起睾丸萎缩，双侧积液时可影响生育能力。

（二）临床表现

1. 症状

一般无自觉症状，常在洗澡或体检时被偶然发现。当积液量较多、肿物增大及张力增高时，立位可有下坠感或轻度牵拉痛。巨大鞘膜积液时，阴茎缩人包皮内，影响排尿、性生活和行动。继发性鞘膜积液常存在原发病症状。

2. 查体

肿物位于阴囊内，睾丸鞘膜积液多数呈卵圆形或梨形，表面光滑，无压痛，有囊性感，一般体积大，睾丸附睾触摸不清，透光试验阳性。巨大鞘膜积液时，阴茎因阴囊极度增大而内陷。精索鞘膜积液位于睾丸上方或腹股沟内，体积小、可为多囊性、张力大，沿精索生长，囊肿可随精索移动，其下方可触及睾丸与附睾。婴儿型鞘膜积液阴囊内有梨形肿物，睾丸与附睾亦触摸不清。交通性鞘膜积液与体位有关，立位积液增多，卧位或挤压积液可减少或消失。

（三）超声检查

1. 分型及其特点

根据鞘膜积液的部位与鞘状突闭合情况分为以下类型，超声有各自特点。

（1）睾丸鞘膜积液：是临床最常见的一种，鞘状突闭合正常，但鞘膜腔内有较多积液，呈球形或梨形。因睾丸和附睾被包裹，体检时睾丸不易扪及。睾丸下降不全者，积液在移动的睾丸部位，表现在腹股沟或者耻骨旁有囊性肿物。

（2）精索鞘膜积液：鞘状突的两端闭合，而中间的精索鞘状突未闭合而形成囊性积液。积液与腹腔、睾丸鞘膜腔均不相通，又称精索囊肿。肿物常在阴囊上部即睾丸上方或腹股沟管内，呈椭圆形或梭形，多囊时呈哑铃状，囊肿可随精索移动。

（3）混合型：睾丸及精索鞘膜积液同时存在，两者并无交通，可并发腹股沟疝或睾丸未降等异常。

（4）婴儿型鞘膜积液：鞘状突在内环处闭合，精索处未闭合并与睾丸鞘膜腔相通。新生儿鞘膜积液的形态随鞘状突闭合部位的高低而变化，外观多呈梨形，外环口虽因受压扩大，但与腹腔不相通。1.75%的新生儿在出生时有鞘膜积液，$1/4$为双侧性，多数随小儿生长而逐渐消退，少数消退缓慢或囊内压过高者，可影响睾丸血循环及发育。

（5）交通性鞘膜积液：鞘状突未闭锁，上与腹腔相通，下与睾丸鞘膜腔相通，又称为先天性鞘膜积液。其内积液实际为腹腔内液体，积液量随体位改变而变化，如鞘状突与腹腔的通道较小，积液变化缓慢；如鞘状突与腹腔的通道较大，肠管或大网膜可进入鞘膜腔出现腹股沟斜疝。

先天性婴儿型鞘膜积液因鞘状突未闭，平卧后或对肿物稍加压时，积液可缓慢进入腹腔而消失。

2. 积液性质

（1）炎症性积液：各种非特异性炎症引起鞘膜水肿渗出，同时伴有不同纤维增生，超声见积液浑浊，积液中有纤维细条和分隔；鞘膜壁增厚不规则，见附睾和睾丸粘连，活动度差；积液量大者将睾丸推挤到紧贴一侧阴囊壁。

（2）结核性积液：结核性积液不少见，由于附睾和睾丸结核，鞘膜渗出伴纤维化同时进行，积液难与非特异性炎性鉴别；如果附睾和睾丸有干酪坏死灶，可以提示结核可能。

（3）静脉和淋巴回流受阻引起的积液：见于腹股沟疝、腹腔大量积液、下腹部手术、丝虫病淋巴管阻塞等，鞘膜积液主要是漏出液，液体较清，无纤维带。

（4）鞘膜腔积血：外伤后鞘膜腔积血较浑浊伴阴囊内结构异常，但主要是阴囊壁水肿增厚，积液量不多。时间较长的积血可见机化和粘连，但有明确的外伤史。

（5）肿瘤性积液：一般阴囊内恶性肿瘤很少有积液，积液量也少，此时主要病变不是积液而是睾丸和附睾的肿瘤性病变。

3. 积液量

积液量的确定对鞘膜积液量的确定很不统一，引起患者和临床的困惑。在生理情况下睾丸鞘膜内有少量液体围绕睾丸周围，起润滑和保护作用，超声呈线状暗带，测量厚度约2mm。当积液包绕睾丸，在一侧的厚度超过0.5～1cm时为少量，在1～2cm之间为中量，大于3cm为大量。测量时要注意不要加压探头，找最大深度测量。

（四）鉴别诊断

根据病史与体格检查，鞘膜积液诊断一般不困难，但应与下列疾病进行鉴别：

（1）腹股沟疝：阴囊内或腹股沟有肿物，超声可快捷明确是否有积液，对是否腹股沟疝的诊断可结合临床和体征：腹股沟疝除非发生绞窄，一般疝内容物可还纳，立位时出现，平卧位时消失，外环口增大，咳嗽时有冲击感，叩诊鼓音，可听到肠鸣音，透光试验阴性。鞘膜积液立卧位时大小无改变，透光试验阳性。

（2）精液囊肿：常位于睾丸上方，附睾头部，多呈圆形，体积较小，一般在2mm左右，与睾丸分界清楚，诊断性穿刺可抽出乳白色液体，内可含死精子。

（3）睾丸鞘膜积血：有外伤或局部穿刺史，阴囊肿胀疼痛，皮肤出现瘀斑，穿刺抽出鲜血、褐色陈旧血液或血块。超声见鞘膜积液浑浊，有分隔和带状回声。

（4）睾丸肿瘤：睾丸肿瘤一般不伴积液，或者仅极少积液。超声能明确睾丸肿大和睾丸实质性病变。

（5）睾丸梅毒：有冶游史，睾丸肿大并有结节，质硬而无感觉，有面团感觉，血康华反应阳性。

（五）临床意义

（1）超声能准确判断积液量：对少量积液，且无明显症状者可长期观察。对中、大量积液采用手术治疗，治愈率达99%。

（2）超声判断积液性质：伴有附睾炎性病变等，在对症处理后，积液可自行消退；对结核病灶、肿瘤病变者去除原发病后积液可消退。

（3）积液的类型和部位：婴幼儿鞘膜积液往往自行吸收，不需治疗。因全身疾病引起的积液，当全身疾病痊愈后，积液可逐渐被吸收。

第五节　睾丸扭转

睾丸扭转（torsion of testis）又称精索扭转，是由于睾丸和精索本身的解剖异常或活动度加大而引起的扭转，使精索内的血循环发生障碍，引起睾丸缺血、坏死。睾丸扭转常需要泌尿外科急诊处理。

新生儿至70岁老人均可发生睾丸扭转。12～18岁的青少年为本病高发年龄段，约占65%，一组国外研究资料统计其发病率约为1/4000。实际发病率可能并不低，因为有相当一部分病例被误诊为急性睾丸炎或附睾炎，应引起重视。本病既可发生在正常位置的睾丸，又可发生于隐睾。左侧睾丸扭转的发病率高于右侧，这可能与左侧精索较右侧稍长有关。

根据扭转的部位，睾丸扭转可分为鞘膜内型和鞘膜外型：①鞘膜内型：此型多见，好发于青春期。睾丸在鞘膜内发生扭转。在正常情况下睾丸引带应与睾丸鞘膜相连，即睾丸及附睾后面有一部分与睾丸鞘膜壁层相连，使睾丸固定。而在异常时，睾丸鞘膜包绕了整个睾丸，使睾丸不固定而游离，在这种情况下睾丸极易发生扭转，多为双侧性。②鞘膜外型：此型罕见，常发生于新生儿和1岁以内婴儿。扭转发生在睾丸鞘膜之上，有人称之为精索扭转，早期诊断不易。

一、病因及病理

正常情况下，睾丸在阴囊内有一定的活动度。在下述情况下，睾丸的活动度增加，与睾丸扭转的发生有关：①睾丸发育不良以及睾丸系膜过长，远端精索完全包绕在鞘膜之内，睾丸悬挂在其中，活动度过大；②睾丸下降不全或腹腔内睾丸，睾丸呈水平位；③附睾仅与睾丸上下极的某一极附着；④正常情况下睾丸鞘膜在睾丸附睾附着处反折，其后方无鞘膜覆盖而直接附着于阴囊壁，限制了睾丸的过度活动。如果睾丸附睾被鞘膜完全覆盖则睾丸在鞘膜腔内的活动度加大。

睾丸扭转多发生在睡眠中或者睡眠后刚起床时，约占睾丸扭转的40%。这是由于在睡眠中迷走神经兴奋，提睾肌随阴茎勃起而收缩增加，使其发生扭转。另外可能由于睡眠中姿势不断的变更，两腿经常挤压睾丸，使睾丸位置被迫改变，这可能是睾丸扭转的诱发原因之一。少数患者有阴囊外伤史，但大多数患者并没有明显诱因。由于提睾肌肌纤维呈螺旋状由近处到达睾丸，扭转多由外侧向中线扭转，即右侧呈顺时针方向扭转，左侧呈逆时针方向扭转。

扭转程度：扭转程度大者可达720°，多数为180°～360°。扭转程度愈大，对睾丸血循环损害程度就越大，切睾率也越高。睾丸扭转后首先发生静脉回流障碍，引起睾丸、附睾及周围组织静脉性瘀血及水肿。若未能及时解除扭转，静脉与组织肿胀不断加剧，引起睾丸动脉血供障碍，最终可导致睾丸坏死和萎缩。

缺血时间与睾丸功能：睾丸扭转的病理改变及预后除了与扭转的程度有关外，还与扭转后引起睾丸缺血的时间有着重要关系。动物实验表明，睾丸缺血2小时，睾丸的生精和内分泌功能可完全恢复。有临床资料表明,睾丸扭转发病后5小时内手术复位者,睾丸挽救率为83%,10小时以内挽救率降至70%,超过10小时者只有20%的睾丸挽救率。

二、临床表现

1. 症状

睾丸扭转发病突然。典型表现为突发性一侧阴囊内睾丸疼痛,常在睡眠中突然痛醒。起初为隐痛,继之加剧并变为持续性剧烈疼痛。疼痛有时向腹股沟及下腹部放射,伴有恶心、呕吐。

2. 体征

发病早期患侧阴囊可无红肿,扭转时间超过12小时可见阴囊皮肤红肿。睾丸明显肿胀,触痛明显,由于提睾肌痉挛与精索扭转缩短,睾丸向上移位呈横位,有时睾丸可提升到腹股沟外环口处,睾丸与附睾的相对位置发生变化。扭转发生时间较长者,由于局部肿胀严重,触诊睾丸与附睾的界限常不能分清。阴囊托高试验阳性:即托高阴囊时,睾丸疼痛加剧。对阴囊内睾丸缺如的急腹症患者,要高度怀疑隐睾扭转的存在。

3. 实验室检查

睾丸扭转患者,在血常规检查时可有轻度白细胞增高。

三、超声检查

判断睾丸扭转首要是双侧对比和采用彩色多普勒检查,黑白二维超声不能鉴别睾丸扭转,彩色多普勒血流敏感性差的超声仪器可能漏掉较早期改变不明显的睾丸扭转。其超声表现与睾丸缺血的时间的长短有关。

1. 睾丸坏死前期

此期大约在睾丸扭转发生24小时内,睾丸和附睾大小形态和结构无改变,二维图像与健侧类似。在6小时后附睾和精索肿胀,但不易识别。睾丸和附睾缺血改变,血流信号消失或较对侧明显减少。尤其在4小时内或部分病例在早期睾丸血流未完全丧失时,超声医师过于谨慎或认识不足,没有做出精索扭转的诊断,而延误临床处理。

2. 睾丸坏死期

绝大多数病例是在此期来就诊,约在发病后1~4天,睾丸已经坏死,失去睾丸救治机会。睾丸和附睾持续缺血缺氧,组织水肿、渗出,睾丸内出现坏死液化灶。二维图像见睾丸和附睾肿大,附睾和精索增粗,睾丸内出现斑点状低回声灶。睾丸和附睾内血流信号消失,此时仅见患侧阴囊壁血流信号。

3. 睾丸坏死后期

在睾丸扭转后4~7天,有部分临床症状不严重的患者,此时睾丸内结构明显改变,进一步坏死,睾丸和附睾趋于萎缩。超声显示睾丸回声低弱杂乱、不均匀,无血流信号。

四、鉴别诊断

青少年患者如没有外伤史而突发一侧阴囊疼痛,应考虑到本病的可能。依据典型的临床表现及超声检查不难做出明确诊断。本病主要应与下列疾病相鉴别。

(一) 急性附睾炎

1. 临床:

(1) 睾丸扭转多发生于青少年,而急性附睾炎多发生在成年人。

(2) 睾丸扭转起病急,局部症状较重,全身症状较轻。而急性附睾炎起病较缓,常伴有发热、外周血白细胞增多。

（3）附睾炎时能比较清楚地触及肿大和疼痛的附睾轮廓。而睾丸扭转时，附睾的轮廓往往触不清楚。

（4）睾丸扭转时睾丸往往上提呈横位，而附睾炎时睾丸常呈下垂状。

（5）阴囊抬高试验在附睾炎患者抬高患侧时阴囊疼痛缓解，而睾丸扭转时疼痛加剧。

2. 超声声像图

睾丸和附睾炎性改变以肿大、血流信号丰富为特点，与睾丸扭转无血流信号相反；在阴囊疼痛时炎性改变同时睾丸附睾肿大充血明显，而睾丸扭转出现疼痛时睾丸和附睾无明显异常改变，但无血流信号是诊断的特点。

（二）绞窄性腹内疝

应特别注意与腹腔内睾丸扭转鉴别。腹内疝具有典型的肠梗阻症状和体征。腹腔内型睾丸扭转，没有肠梗阻的体征，而且疼痛点比较固定，甚至在轻柔手法下可触及腹腔内肿大的睾丸。

（三）睾丸附件扭转

睾丸附件一般指苗勒管残余，包括旁睾、迷管、哈勒器官，这些都是中肾的残余。睾丸附件扭转起病急，亦好发于青少年。但睾丸本身无变化，仅于睾丸的上方或侧方扪及豌豆大的痛性肿块。

（四）睾丸脓肿

在坏死期，睾丸回声杂乱，症状不典型者，有时难与睾丸脓肿、结核和肿瘤鉴别。

睾丸扭转者是整个睾丸和附睾无血流，不是扭转病变在睾丸和附睾的部分区域能检出血流信号，可以鉴别。

（五）同位素^{99}锝（^{99}technetium pertechnetate）睾丸扫描

这一检查已成为睾丸扭转术前诊断的准确依据。有关临床资料证实该项检查诊断的准确率达94%。扫描显示一侧睾丸血流量减少，则高度提示睾丸血管受到损害。目前已被超声检查取代。

五、临床意义

超声检查一是必需彩超，二是要有经验的超声医师，一旦发现一侧睾丸有明确的缺血改变，要即刻做出睾丸扭转的诊断，切忌犹豫不决做出不确定或者误判的结论，致使患者失去睾丸救治时间。

睾丸扭转治疗目的是挽救睾丸。挽救睾丸的关键在于患者从发病到就诊的时间，以及医生首诊的确诊率，患病后就诊的时间愈早愈好。更重要的是临床医师对于睾丸突发疼痛者就诊时要想到睾丸扭转的可能性，立即申请急诊彩超检查，一旦明确诊断，争取时间尽早手术复位，力争在出现症状6小时内完成手术。在手术探查中，睾丸缺血时间过长则应切除睾丸。

即使对睾丸扭转的诊断有怀疑时，也应及时进行手术探查，这是一个重要的治疗原则。睾丸扭转的解剖缺陷常为双侧性，对侧睾丸亦具有扭转的因素，在手术中处理好患侧睾丸和精索后还须手术固定对侧睾丸，尤其是患侧睾丸已被切除者。

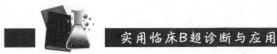

第六节　精索静脉曲张

精索静脉曲张（varicocele）是指精索内静脉蔓状静脉丛的异常伸长、扩张和迂曲。精索静脉曲张的发病率占男性人群的10%～15%，多见于青壮年，其中21%～41%系因不育而就诊。精索静脉曲张多发生在左侧，但近来发现双侧精索静脉曲张的发病率可达本病的40%以上。青春期前少年很少发生精索静脉曲张。

一、病因与病理

精索静脉由精索内、精索外静脉及输精管静脉组成，三组静脉在阴囊内相互交通、盘曲、形成精索静脉丛。睾丸、附睾静脉形成的蔓状精索静脉丛，于腹股沟管内汇成1～2条精索内静脉，在腹膜后继续上行，左侧精索静脉成直角进入左肾静脉。右侧则在右肾静脉下方约5cm处成锐角并入下腔静脉，直接进入右肾静脉约为5%～10%。精索外静脉由提睾肌静脉组成，在腹股沟管外环处离开精索静脉丛，进入腹壁下静脉、腹壁上静脉、阴部浅静脉和阴部深静脉，最后汇入髂外静脉。输精管静脉在腹股沟管内环处随输精管进入盆腔，汇入髂内静脉。

精索内静脉走行较长，如静脉瓣发育不良、受损或闭锁不全及静脉壁的平滑肌或弹力纤维薄弱等原因，可造成其内压增加，血液回流受阻，易发生精索静脉曲张。所谓精索静脉曲张实际上主要为精索内静脉曲张。

左侧精索静脉曲张发病率高的原因为：

①左精索静脉比右侧长8～10cm，左侧精索静脉压大于右侧；

②左精索静脉呈直角注入左肾静脉，人类直立性体位使该静脉回流阻力加大，易返流；

③尸解资料表明，人类左精索静脉瓣缺乏率高达40%，而右侧仅3%；

④近端钳夹现象（proximal nutcracker phenomenon）：由于左肾静脉位于腹主动脉与肠系膜上动脉之间，其静脉压升高可致左精索静脉压力亦升高；

⑤远端钳夹现象（distal nutcracker phenomenon）：右髂总动脉可压迫左髂总静脉，使左精索静脉部分回流受阻；

⑥左精索静脉可受到胀满的乙状结肠压迫；

⑦精索静脉本身疾病：提睾肌发育不良、精索筋膜松弛等。

这种因解剖学因素和发育不良所致的精索静脉曲张称之为原发性精索静脉曲张。原发性精索静脉曲张的病因，通常应考虑为多因素的结果。

腹腔内或腹膜后肿瘤、肾积水或异位血管压迫上行的精索静脉亦可引起血液回流不畅，可导致精索静脉曲张。尤其是在肾肿瘤，除本身机械性压迫外，还可发生肾静脉或下腔静脉癌栓，导致单侧或双侧精索静脉曲张，称之为继发性精索静脉曲张。

精索静脉曲张造成不育的机制尚不清楚。近40%不育男性有精索静脉曲张，其中约半数以上患者手术后，精液检查结果有改善。

精索静脉曲张引起不育可能与以下因素有关：

①精索静脉内血液滞留，使睾丸局部温度升高，生精小管变性影响精子的发生；

②血液滞留影响睾丸血液循环，睾丸组织内CO_2蓄积影响精子的发生；

③左侧精索内静脉反流来的肾静脉血液，将肾上腺和肾脏分泌的代谢产物如类固醇、儿茶酚胺、5-羟色胺等带到睾丸，类固醇可抑制精子发生，儿茶酚胺可使睾丸慢性中毒，5-羟色胺

可引起血管收缩，造成精子过早脱落；

④左侧精索静脉曲张可影响右侧睾丸功能，因双侧睾丸间静脉血管有丰富的交通支，左侧精索静脉血液中的毒素可影响右侧睾丸的精子发生。

通常临床上对精索静脉曲张患者应常规进行精液检查。结果显示，多数患者均有精子数量减少、精子活力下降、未成熟而尖头精子数量增加，严重者可无精子。

有关精索静脉曲张者的睾丸组织学变化的研究发现，曲细精管生精上皮出现脱层（esquamation），精母细胞及精细胞排列紊乱，且呈进行性减少。在严重的病例，精原细胞丧失，仅残留支持细胞（Sertoli 细胞），并可见多核巨细胞。生精小管管壁玻璃样变，管腔收缩，间质内一部分 Leydig 细胞退变，另一部分增生，血管有硬化改变。精子生成障碍主要发生在初级精母细胞和精细胞阶段，以患侧较为明显。

二、临床表现

1. 病史

原发性精索静脉曲张可有男性不育史；继发性精索静脉曲张可引起肾静脉、精索静脉回流障碍的疾病，如腹膜后、胰腺、肾脏肿瘤、肾积水等原发病史。

2. 症状

主要为立位时患侧阴囊胀大，局部有坠胀、疼痛感，可向下腹部、腹股沟或腰部放射，症状多于劳累、久立后加重，平卧休息后减轻或消失。静脉曲张程度与症状可不一致，有时伴神经衰弱症状。

3. 体征

立位时可见一侧阴囊胀大，睾丸下垂，并可见或触及蚯蚓状曲张的静脉团。卧位或托起阴囊时，扩张的静脉团缩小，立位时再度充盈。继发性精索静脉曲张于立卧位时曲张的静脉团并不缩小，有时可触及肿大的肾脏。

4. 诊断

症状和体征明显的患者容易诊断。

临床上通常将精索静脉曲张程度分为 3 度：①Ⅰ度：局部触不到曲张的静脉，但令患者屏气、增加腹压时可触及曲张静脉，这一检查方法称之为 Valsalva 试验；②Ⅱ度：正常立位可触及曲张静脉，但外观正常；③Ⅲ度：在阴囊表面就可见曲张的静脉，触诊可扪及软性蚯蚓团状肿块。

三、超声检查

1. 精索增粗

患侧的精索一般较健侧增粗，其内部结构较对侧增多，有多条细管状和小暗点回声，实为扩张的精索静脉不在同一切面上。

2. 精索静脉扩张

一般卧位精索静脉超过 2mm 时就需考虑有静脉曲张，卧位 1～3 分钟内静脉内径明显减小，曲张的静脉明显好转，当属正常。

Ⅰ度：平卧位精索静脉内径 2～3mm，在 3 分钟以上无明显缓解者，嘱患者屏气腹压增加静脉扩张明显，CDFI/PDI 有典型的血液反流。

Ⅱ度：平卧精索静脉内径 3～4mm。

Ⅲ度：平卧精索静脉内径大于 4mm，3 分钟以上无缓解。

3. 睾丸和附睾无异常

睾丸和附睾一般不受影响，睾丸回声和血流正常，因静脉回流受阻，附睾增大以尾部增大明显，而且与曲张迂曲的精索不易区别开来。

4. 睾丸鞘膜积液

曲张侧阴囊内可有少量积液，深度一般少于 0.5cm，液体清亮。

5. 查找精索静脉曲张的原因

在 Ⅱ 、Ⅲ度精索静脉曲张时要考虑继发因素，沿着精索静脉回流途径查找，首先，扫查左肾、左肾静脉、胰腺和脾脏区域，除外精索静脉肾静脉受压的因素。其次，查找髂窝髂血管周围，有无肿物、粘连等压迫精索静脉回流。

四、鉴别诊断

原发性精索静脉曲张在平卧位时可缓解或消失，若不消失应怀疑为继发性精索静脉曲张。此时须仔细检查同侧腰腹部，并做超声、IVU 或 CT、MRI 检查，明确本病是否为腹膜后肿瘤或肾肿瘤压迫所致。

超声检查：

（1）精索炎：急性精索炎精索增粗、疼痛，炎症引起精索肿胀，间隙增宽，精索管道的壁增厚，而管腔并不增宽。

（2）对右侧精索静脉扩张要排查其原因，注意有无导致精索静脉扩张的因素。右侧精索静脉曲张明显少于左侧，严重程度也低于左侧。

（3）在判断精索静脉曲张时，超声诊断要防止过滥和过重。精索静脉曲张患者绝大多数为青年，就诊者多有不育的顾虑，应避免加重患者精神负担和临床治疗过度，超声检查和结论应慎重。

五、临床意义

近年来国内外日益重视对亚临床型精索静脉曲张的研究。这类患者体检时不能发现精索静脉曲张，Valsalva 试验亦呈阴性，但经超声、核素扫描或彩色多普勒检查可发现轻微的精索静脉曲张。关于亚临床型精索静脉曲张的诊断标准尚未统一，一般认为静脉管径超过 2mm 为亚临床型精索静脉曲张，超过 5mm 为临床型精索静脉曲张。

精索静脉曲张检查方法有多普勒超声、红外线接触性阴囊测温、实时 B 型超声检查、放射性同位素[99]锝阴囊血池扫描、选择性肾静脉及精索内静脉造影等。精索内静脉造影是一种可靠的诊断方法。在局麻下用 Seldinger 法经股静脉插管至精索内静脉内进行。

造影结果可分 3 度：①轻度：造影剂在精索内静脉逆流长度达 5cm；②中度：造影剂逆流至 $L_{4\sim5}$ 水平；③重度：造影剂逆流至阴囊内。此法可用于精索静脉曲张的诊断并指导治疗，但该方法毕竟为介入性的诊断手段，非临床特别需要，一般不主张普遍开展。

第七节　阴囊损伤

阴囊位于体表，容易受到损伤，各种年龄段都可以受到伤害，但以青年人居多。常见原因是刀伤、刺伤、爆炸伤为开放性损伤，挤压伤、骑跨伤和撞击钝性伤为闭合性损伤，多见于学生踢足球伤害。受直接暴力，阴囊剧痛，几近晕厥，阴囊肿胀瘀血，严重者致睾丸破裂和脱位，需紧急救治。根据阴囊伤及部位的程度和部位分为阴囊血肿和睾丸损伤。

一、阴囊血肿

（一）病因及病理

局部外界暴力损伤，致阴囊壁各层分离、小血管破裂出血，组织渗出、瘀血，静脉淋巴回流不畅，加重阴囊壁肿胀。同时睾丸附睾及精索损伤、出血，致使阴囊内睾丸鞘膜积血，视损伤程度和出血量，从轻度阴囊肿胀到阴囊肿大如足球。

（二）临床表现

患者有明确的外伤史，多为钝性伤，受暴力伤害当即剧烈疼痛，难以忍受，出现晕厥，伴恶心呕吐。患者表情痛苦，阴囊触痛，逐渐肿大、皮下瘀血、青紫，肿大阴囊致阴茎内缩，阴囊内容物扪不清。

（三）超声检查

（1）阴囊壁增厚，阴囊壁各层分离，肌纤维组织肿胀，组织间隙渗出，有不规则的暗区和暗带；阴囊壁充血，见粗短杂乱的血量信号。

（2）阴囊内积血暗区，积液较浑浊。

（3）睾丸附睾可能有相应的病变（见睾丸损伤）。

（四）鉴别诊断

明确阴囊壁血肿的诊断，排除和确定睾丸损害及病变的程度，了解鞘膜积液的量。

（五）临床意义

因阴囊血肿，阴囊壁肿胀，阴囊内容物不能扪及，超声判断阴囊内容物损伤及时准确，为临床采取治疗措施提供极有价值的诊断。

二、睾丸损伤

（一）病因及病理

因钝性暴力或穿通伤，致睾丸出血肿胀、白膜裂开甚至睾丸与附睾脱落。睾丸鞘膜腔积血，阴囊壁血肿等。

（二）临床表现

与"阴囊血肿"同。

（三）超声检查

睾丸损伤根据损伤程度分型。

（1）睾丸挫伤（contusion of testis）：在遭受钝性损伤后，睾丸组织受到冲击，组织间隙有渗出，睾丸可轻微增大，但超声表现无结构性异常，睾丸呈卵圆形，白膜完整光滑；睾丸内血流信号一般无改变，部分患者可以出现血流信号轻度增加；睾丸鞘膜腔一般无异常，极少有积血者，表现为睾丸鞘膜腔液性暗区。

（2）睾丸血肿（hematoma of testis）：暴力较大，导致睾丸损伤明显，睾丸肿大，组织间隙分离，睾丸隔破裂，小血管破裂出血、渗出，在睾丸内形成出血性斑团，多个大小不等的液性暗区，约0.5～2cm。出血性暗区可位于睾丸中心也可在包膜下的边缘部分，内呈细点状，无血流信号。睾丸组织内一般呈充血改变，血流信号增多。此型睾丸内损伤可轻可重，血肿大小差异较大，但睾丸白膜完整，睾丸仍是椭圆形。睾丸鞘膜腔内积血，积血出现机化，纤维带围绕在睾丸周围。同时合并阴囊壁增厚、分离、肿胀和出血。

（3）睾丸破裂（rupture of testis）：睾丸遭受突然巨大暴力，睾丸内部压力突然加大到包膜不能承受，致睾丸组织破裂，包膜断裂，睾丸内组织溢出包膜外。此时超声见睾丸结构紊乱，无睾丸正常形态，包膜不连续，视睾丸损伤的程度，见内部有血肿，睾丸有破口，甚至睾丸组织完全溢出。确认睾丸组织可采用睾丸组织的血供，了解睾丸的结构和损伤程度。鞘膜腔内有多量出血，破裂睾丸位于出血性暗区内。阴囊壁有出血、肿胀等改变。

（4）睾丸脱位（dislocation of testis）：睾丸脱位是指睾丸与阴囊壁附着处或与附睾附着处断裂，切开阴囊可拿出睾丸。此种情况罕见。只要睾丸还位于阴囊内超声不能确定诊断，唯一征象是睾丸组织内无血流信号，提示血管断裂血供丧失。多见于开放性损伤，闭合性损伤还不至于将睾丸从联系上割断。

（四）鉴别诊断

（1）阴囊损伤有明确的外伤史，根据睾丸损伤的声像图而分型。重点在于判断是否有睾丸破裂，睾丸破裂多数不能修复要手术切除。一些不严重的破裂只要血供存在，可以逐渐恢复，但睾丸的形态恢复不到完全正常水平。

（2）延迟性损伤的观察，在外伤的当时可能阴囊无明显异常表现，可能在24小时后阴囊内有少量积血或者渗液，见于损伤较轻微，会逐渐消失，不影响睾丸结构和功能。

（3）阴囊损伤后，在患者的抵抗力降低以及伴有糖尿病的患者，可能出现炎性改变，如睾丸附睾炎及鞘膜积液，阴囊疼痛不适，睾丸和附睾血流增加。

（五）临床意义

阴囊损伤的诊断超声具有快捷简便，能及时确定诊断，并明确部位和结构以及损伤部位的血供情况，对判断预后和采取治疗措施，提供强有力的保证。

第八节　睾丸肿瘤性疾病

一、睾丸肿瘤概述

睾丸肿瘤（tumor of testis）并不常见，约仅占人体恶性肿瘤的1%。根据世界各地统计资料，睾丸肿瘤的发病有地区和种族差异，在我国有增加趋势。睾丸肿瘤分类在逐步完善，1998年新的分类法，将睾丸肿瘤分为原发性和继发性两大类，在原发性肿瘤中又分为生殖细胞肿瘤和非生殖细胞肿瘤。

（一）病因及病理

1. 先天因素

（1）隐睾：发生睾丸肿瘤的机会较正常人高20～40倍，腹内隐睾肿瘤发生率为22.7%，而附睾沟隐睾肿瘤发生率为6.7%。采取隐睾经睾丸固定术，10岁前可明显减少睾丸肿瘤发生率，3岁前则可避免发生睾丸肿瘤。

（2）遗传：睾丸肿瘤与遗传有关，有16%患者近亲中有睾丸肿瘤的家族史。

（3）多乳症：多乳症的睾丸肿瘤发生率较正常人高4～5倍。

（4）睾丸女性综合征：患本病者发生睾丸肿瘤的机会大于正常人40倍。

2. 后天因素

（1）损伤：外伤和化学物品可诱发人类的睾丸肿瘤。

（2）激素：睾丸肿瘤多发生在性腺旺盛的青壮年，睾丸肿瘤患者促性腺激素明显升高。

（3）感染：一些病毒和细菌引起的感染可并发睾丸炎，继发睾丸萎缩、细胞变性而引起睾丸肿瘤。

（二）临床表现

睾丸位于体表，一旦发生肿瘤，理应得到及时诊断，但患者就诊多数延误半年以上。原因是发展缓慢、病情隐匿、无痛性肿大，不被患者重视。有的起病较急，进展迅速，突然出现阴囊疼痛性肿块，且伴有畏寒、发热和局部红肿，多因肿瘤出血、坏死或血管栓塞，易误诊为急性附睾炎。有的患者原有隐睾，突然出现腹部或腹股沟肿块，且逐渐增大，常是肿瘤的表现。睾丸肿瘤可并发鞘膜积液，因而阴囊肿大，容易碰伤而被发现。触诊时若不易分清解剖关系，就应进行超声或 CT 检查，但不宜采用阴囊穿刺，以避免肿瘤种植。睾丸肿瘤中有少部分患者可发生乳房增大、胀痛，一侧或双侧，这是由于睾丸肿瘤分泌绒毛膜促性腺激素（β-HCG）刺激睾丸间质细胞生成雌二醇之故。晚期可出现腰痛、骨关节疼痛，表示有骨转移。若出现呼吸窘迫综合征，表示已有严重肺转移，多见于睾丸绒毛膜上皮癌。

（三）诊断和鉴别诊断

1. 诊断

（1）超声：超声检查能较准确地测定睾丸大小、形态，有无肿块，还能区别肿大的睾丸是炎症、组织水肿或肿瘤。探测腹膜后有无转移肿块，肾蒂有无转移性淋巴结，或腹腔脏器有无转移灶。

（2）CT 和 MRI：CT 和 MRI 检查腹腔、腹膜后及胸部有无转移，能很好地分辨腹腔的淋巴结转移。

（3）血清瘤标：有 4 种血清瘤标出现于睾丸生殖细胞瘤：绒毛膜促性腺激素（β-HCG）、甲胎蛋白（α-AFP）、乳酸脱氢酶（LDH）及胎盘碱性磷酸酶（PALP）等。前两者有特异性，后两者特异性较差，只能作为辅助诊断。

2. 临床鉴别诊断

（1）睾丸肿瘤常会误诊，初次就诊误诊率可达 25%。易与睾丸肿瘤混淆的疾病是附睾炎，尤其是与急性或慢性附睾炎不易鉴别，有时可采用积极的保守治疗，包括有效的抗生素、卧床休息等，若无变化或继续发展者，多表示肿瘤。

（2）鞘膜积液出现于 2%～5% 的睾丸肿瘤，应特别注意以下几点。

①患者阴囊肿大，有囊性感，睾丸不易触到，透光试验阳性，超声及 CT 检查常可明确诊断。

②精液囊肿多位于附睾头部，囊内含有精液，青壮年多见，病史长、发病慢、体积小，透光试验阳性。

③附睾结核多见于附睾尾部，输精管有串珠状结节，易侵犯阴囊皮肤，形成瘘道，晚期病例附睾尾部因有干酪性变，形成团块，易与肿瘤混淆，详细的病史及影像学检查有助诊断。

④睾丸外伤患侧常有血肿、以后可缓慢吸收或机化。

⑤睾丸肿瘤也可误诊为腹股沟疝，一般通过详细病史和体格检查，多能明确诊断。

⑥睾丸梅毒时，睾丸较小、肿块光滑、坚硬、无明显沉重感，睾丸感觉消失，冶游史利华康反应呈阳性。

二、睾丸肿瘤各论

（一）精原细胞瘤

1. 病因及病理

在睾丸生殖细胞瘤中，精原细胞瘤（seminoma）最常见，约占 60%。本病的发病率有种族和地区的差别，白人多于黑人，北欧某些国家（如丹麦、挪威、瑞典）发病率较高。发病年龄多数在30～49岁之间，较其他生殖细胞瘤的年龄稍大。病因迄今未十分清楚，只知与隐睾、外伤、萎缩和内分泌等因素有关。从病理组织特点而言，本病可分为 3 个亚型。

（1）典型精原细胞瘤：典型精原细胞瘤占精原细胞瘤的 82%～85%。发病年龄多在 40 岁左右，儿童或 60 岁以上老人少见。患侧睾丸多呈弥漫性肿大，组织切片肿瘤细胞相当一致，为大圆形或多角形，胞膜清楚，胞浆透明，核大、球形、居中，胞核浓染，肿瘤间质如有淋巴细胞浸润及肉芽肿性反应者，一般预后较好。

（2）间变型精原细胞瘤：间变型精原细胞瘤占精原细胞瘤总数的 10%。发病年龄与典型精原细胞瘤相同。切片大部分肿瘤细胞表现为间变或未分化，瘤细胞不规则，大小、形态和染色质部发生变化。恶性程度高，较易发生转移。

（3）精母细胞性精原细胞瘤：精母细胞性精原细胞瘤占各种精原细胞瘤的 8%，好发于 50 岁以上的老人。另一特点是常为两侧性，约占 6%。瘤体大、质地软，有黏液样或囊性区。本病从不发生于隐睾患者，也不与畸胎瘤混合，不发生转移，预后比典型精原细胞瘤好。

2. 临床表现

精原细胞瘤的恶性度较低，生长缓慢，发病就诊时间往往较长，发病年龄多在 30～49 岁。临床症状隐蔽，不易引起患者注意，这就要求医生应多加重视，常规检查睾丸，可能做到早期诊断。常见的症状有以下几点。

（1）肿块：睾丸肿块发展缓慢，初起时阴囊表面光滑，保持原有形状，以后逐渐增大，变为硬质肿块，出现不规则的结节，多数为实质性，少数有波动感，多因肿瘤实质坏死所致。其他如原有隐睾，突然出现增大的肿块，甚而已有远处转移。

（2）疼痛：一般精原细胞瘤并不引起疼痛，初时患者仅有患侧睾丸下坠感，慢慢发展为牵引痛、胀痛等。但当肿瘤实质内出血，睾丸会突然发生疼痛、持续性胀痛、肿大，患侧阴囊红肿，走路或跳动时疼痛加剧。

（3）外伤：有些患者常诉说患侧睾丸有外伤史，可能由于睾丸肿大，较对侧下垂，容易受到碰撞。

（4）鞘膜积液：睾丸肿瘤可并发鞘膜积水，阴囊肿大，混淆诊断。以往采用穿刺抽液，便于触诊，现用超声、CT，无需穿刺，还能减少肿瘤污染机会。

（5）乳房增大：若睾丸肿瘤中有生成内分泌的肿瘤组织，可造成乳房增生。询问病史和体检时应加注意。

（6）隐睾：不论是单侧或双侧隐睾，均易诱发肿瘤。若在 6 岁之前进行隐睾手术，或可避免，10 岁以后手术，就难防范，了解此情况，有助于诊断。

（7）胃肠道症状：有些患者诉说下腹部不适、食欲不佳、恶心等胃肠道症状。若再出现腹部肿块，都要怀疑到睾丸肿瘤。

3. 超声检查

（1）睾丸肿大：一般患侧的睾丸均增大，视病变范围和程度，常见是中度增大，轻度增大不易引起重视，重度增大少见，因睾丸肿大而行使了医疗干预。肿大的睾丸保持卵圆形，包膜光滑完整，较少见到肿瘤侵犯睾丸包膜突向包膜外和侵犯睾丸外组织。

（2）睾丸回声异常：典型的精原细胞瘤睾丸回声偏低稍弱，如果睾丸还有部分未被侵蚀部分，病变部分与正常睾丸组织尚存在模糊分界，病变区回声偏弱，而正常区域回声与健侧睾丸一致。如果病变侵及整个睾丸组织，增大睾丸回声偏低，内部稍有不均匀。如果病变是以精原细胞为主，合并有其他类型的细胞时，睾丸回声可不均匀，较杂乱，一些间杂有液性暗区，暗区间有粗而不规则分隔。

（3）睾丸血流改变：精原细胞瘤侵蚀睾丸组织，睾丸的基本结构挤压、破坏，睾丸动脉原来的分布错乱，一些闭塞一些扩张，还有一些新生血管。声像图见血流增加、杂乱；恶性程度高生长迅速者睾丸血流呈"充血"样改变；睾丸内动脉频谱呈低速低阻型，V_{max}：10cm/s 左右，RI：0.4～0.5 范围内。

（4）附睾及鞘膜改变：精原细胞瘤一般不侵犯睾丸外组织，极少见合并睾丸鞘膜积液。

4. 鉴别诊断

（1）临床诊断：精原细胞瘤的诊断，仍以详细的病史及体检为基础。查体可见患侧睾丸弥漫性肿大，表面光滑，质硬。

（2）瘤标测定：在精原细胞瘤应作为常规检查 β-HCG，β-HCG 可在 5%～10% 精原细胞瘤中出现，但含量不应超过 $1\mu g/L$，否则应疑有绒毛膜上皮癌的存在。α-APP 应为阴性，若含量增加，表示有其他肿瘤混合存在，LDH 在晚期精原细胞瘤中 80% 患者升高，故以此可监视肿瘤。

（3）超声声像图。

①睾丸结核：当睾丸结核侵蚀整个睾丸时，回声低弱，不易于精原细胞瘤鉴别，但是结核性疾病是源于附睾，附睾受累较严重；当部分睾丸受结核侵犯时，局部睾丸回声低，边界模糊，但睾丸病变邻近附睾病变区；干酪坏死区无血流信号，肿瘤组织内有血流信号。

②睾丸炎：急性睾丸炎时睾丸肿大疼痛、充血，睾丸内的血管分布正常；当睾丸内脓肿形成时，其内暗区壁厚，周围血流丰富。

③睾丸淋巴瘤：淋巴瘤侵犯整个睾丸，睾丸明显肿大，血流很丰富，淋巴瘤在睾丸小隔内增生浸润，一般不破坏睾丸结构，睾丸内动脉分布尚正常。

④非精原细胞瘤：非精原细胞瘤为主的睾丸肿瘤，可能残留较多部分的相对正常的睾丸组织；肿大睾丸回声杂乱、复杂，不是以实质病变为主，而是以液性暗区、囊性、回声不均匀和粗强不等的征象；非精原细胞肿瘤的血流信号较少。

5. 临床意义。

对睾丸精原细胞瘤的诊断，超声具有独特的优势，不仅能发现病变、病变的范围和程度，而且绝大多数能做出睾丸肿瘤甚至精原细胞瘤的诊断，当然这需要依赖于超声医师的诊断经验。超声的正确诊断，能使患者尽早获得恰当的治疗。超声能了解腹腔、腹膜后、肾门有无淋巴结转移，腹股沟、髂窝的血管旁有无转移淋巴结等病灶，方便术后复查。

（二）非精原细胞瘤

睾丸非精原细胞瘤（nonseminoma）又称非精原细胞瘤性生殖细胞肿瘤（NSGGTT），主要包括胚胎癌、畸胎瘤、绒毛膜上皮癌和卵黄囊肿瘤等。这些精原细胞瘤中混合上述成分的肿瘤，也常归入非精原细胞瘤。

（1）胚胎癌。

胚胎癌（embryonal carcinoma）占睾丸生殖细胞瘤的 15%～25%，多数发生在 20～30

岁，是一种高度恶性肿瘤。肉眼观察肿瘤为实质性，呈灰白色，有点片状出血或坏死区，可破坏睾丸白膜向周围浸润。镜下组织结构复杂多变，完全不分化细胞呈片状排列，细胞染色淡，呈颗粒状；染色质较淡，核圆形或卵圆形，核分裂象明显。细胞分布也可呈腺泡样、脉管样或乳头状，部分区域类似胚胎的间叶组织，也有的区域类似绒毛膜上皮癌样结构。

临床表现随就诊时间而异，早期仅发现睾丸有一小圆形、不规则的肿块。以后随淋巴管或血行侵犯鞘膜、精索、腹膜后淋巴结，到达肺、肝、脑、肾或其他器官。

本病也可发生于睾丸以外，如腹膜后、纵隔、骶尾部，预后很差，5 年生存率仅为 20%～30%。

（2）畸胎瘤。

畸胎瘤（terato carcinoma）为胚胎性全能细胞向胚层组织分化形成的肿瘤，由内、中、外 3 种胚层成分构成，根据分化程度的不同，可分为成熟型、未成熟型和恶性畸胎瘤 3 种类型。

①成熟型畸胎瘤：由分化成熟的 3 种胚层组织构成，切片可见正常形态的细胞、组织相器官，如内衬立方、柱状、鳞状或移行上皮的囊肿，可含软骨、胰腺、肝、肠、骨骼、平滑肌、横纹肌、神经及各种结缔组织等。虽然组织分化成熟，但仍有 20% 会发生转移。

②未成熟型畸胎瘤：由不成熟的 3 种胚层组织构成。瘤组织从轻度分化不良至原始细胞不等。在同一肿瘤的不同区域，分化程度可差别很大。瘤细胞核大，染色深，分裂活跃，形态异常明显。

③恶性畸胎瘤：含有各种分化良好和分化不良的组织，还有胚胎癌样组织、灶性恶性上皮性组织及间叶性组织，如鳞癌、腺癌、肉瘤等。

上述 3 种畸胎瘤的恶性程度主要取决于细胞分化程度及组织成分，一般婴幼儿畸胎瘤预后较成人畸胎瘤好，儿童成熟型畸胎瘤不发生转移。

（3）绒毛膜上皮癌

睾丸绒毛膜上皮癌（choriocarcinoma）少见，常发生于 10～29 岁患者，偶见于老年人，极度恶性，肿瘤为实质性、表面光滑或呈结节状。睾丸大小正常或缩小。若有出血、坏死则增大。镜下可见合体滋养细胞，大而形态不规则，胞浆透明，核大而深染。细胞滋养层细胞则呈菱形或多角形，界限清楚，胞浆丰富，染色淡，核圆形，深染，核膜清楚，两种细胞部分混杂或排列如胎盘绒毛结构。此癌常与胚胎癌、畸胎瘤和精原细胞瘤混合存在，容易早期发生血行转移，预后较差。

4. 卵黄囊肿瘤

卵黄囊肿瘤（yolk sac tumor）又称内胚窦瘤或胚胎性腺癌，好发于儿童及青少年，年龄 1～35 岁，患者除有患侧睾丸肿大外，常无其他症状。由于病程进展迅速，可使肿瘤发生出血、坏死，有类似急性睾丸炎症状。卵黄囊肿瘤的病理结构比较特殊，诊断不十分困难。

其显微镜下表现如下。

①腺泡状结构：肿瘤为空泡状腔隙和疏松网状结构相互交叉连成管状，细胞有异形和分裂相，毛细血管丰富；

②内胚窦结构：血管周围里窦样结构（血管套），血管周围的肿瘤细胞呈放射样排列，外围肿瘤细胞呈圈状，与原始的肾小球极为相似。

卵黄囊肿瘤患者的 α-AFP 及 HCG 均可增高，特别是 α-AFP，约 94% 的患者超过正常值，是本病重要的瘤标，若做动态观察，α-AFP 还可监视肿瘤治疗效果，判断肿瘤有无手术残留或术后复发，并可用于临床分期及肿瘤定位。本病还可发生于性腺外部，如纵隔、后腹膜、骶尾部等处。

三、性腺外生殖细胞瘤

性腺外生殖细胞瘤又称睾丸外生殖细胞瘤。比较少见，迄今文献报道仅逾千例。有两种不同类型，即原发性和转移性，后者体积极小，原发病灶往往不易发现，多在手术探查或尸检时才被发现。

1. 发病率

本病占所有生殖细胞瘤的 3%～5%。发生部位多在纵隔、腹膜后、骶尾部及松果体。多见于婴幼儿或青年人。组织学上常是良性，但婴幼儿较多为恶性。

2. 病因

本病发生的原因有两种见解：①在胚胎发育过程中，卵黄内皮层移动时，原始的生精细胞发生异位；②残留的原始全能细胞继续发展，若残留于第 3 鳃裂，日后肿瘤就会发生于纵隔。

3. 临床表现

性腺外生殖细胞瘤有时瘤体可以很大。发生的部位不同，症状亦异：发生在纵隔者，始发症状常在 30 岁左右，有胸部疼痛、呼吸困难、咳嗽、气急等；发生在腹膜后，则有腰痛、肿块、肠梗阻或其他全身症状；发生在骶尾部者，常为新生儿，局部有肿块，皮肤颜色改变，有带毛黑痣，也可能有肠道或尿路症状；发生在松果体的肿瘤，多见于儿童或青年人，有颅内高压症状，如头痛、复视、听力丧失等。

四、性索间质肿瘤

性索间质肿瘤（sex cord-stromal tumor）是非生殖细胞肿瘤，占睾丸肿瘤的 4%，包括间质细胞肿瘤、支持细胞瘤、颗粒细胞瘤和混合性及未分类的性索间质肿瘤。

超声检查目的是发现睾丸病变，确定部位、程度及基本性质。

（1）非生殖细胞肿瘤不同于精原细胞等生殖细胞性肿瘤，少见而特殊，发生年龄大于生殖细胞肿瘤，多为良性，生长缓慢。

（2）病灶位于睾丸内，一般不累及附睾，睾丸病灶多为混合性。

（3）病灶边界清楚，形态规则，有良性病灶的表现，易发生囊性变等变性表现。

（4）此病有别于精原细胞瘤，精原细胞瘤是实质性、浸润性、均匀性的弱回声改变，发病年轻，发现时间短。

（一）睾丸间质细胞瘤

睾丸间质细胞瘤比较罕见，占睾丸肿瘤的 2%～3%，可发生在任何年龄，但以学龄前儿童及青壮年多见。本病多数呈良性，10% 左右可发生恶性变，但多数发生在成人。

1. 病因及病理

此瘤主要由间质细胞（Leydig's cell）组成，病因尚未十分明了。其流行病学与睾丸生殖细胞瘤相似，与隐睾、睾丸萎缩和不育症有关。病灶多较小，呈黄色或褐色，包裹好，很少出血或坏死。镜下肿瘤组织均匀，细胞圆形，核略偏一侧，胞浆丰富，细颗粒状，部分胞浆内有类脂空泡，脂褐色以及棒状 Reinks 结晶，其检出率为 40%～50%，故不能作为诊断的必要条件。

2. 临床表现

本病常表现为阴囊内无痛性肿块，体积较大，时有坠胀或疼痛。若发生在儿童，常引起性早熟，第二性征发育；发生在成人则有乳腺增大、性欲下降、阳痿。有的患者内分泌改变明显，但也有不改变者。

3. 鉴别诊断

Davis曾提出恶性间质细胞瘤的诊断标准：①瘤细胞有明显多形性；②有巨大病理性有丝分裂相；③瘤细胞浆内可见褐色脂褐素；④淋巴管内有瘤栓，尤以前2条比较重要。

4. 临床意义

睾丸间质细胞瘤有一定的恶性度，宜尽早手术，切除睾丸或加腹膜后淋巴结清除术，必要时辅以化疗。本病放疗效果相对较差。长期随访观察，此瘤预后须视肿瘤的恶性度而定，良性者在睾丸切除后预后尚可；恶性或已有转移者，手术后生存率平均为3年。

（二）睾丸支持细胞瘤

睾丸支持细胞瘤（Sertoli's cell tumor of testis）又称男性母细胞瘤，比较少见，约占睾丸肿瘤的1%，可发生于任何年龄，但以成人多见。

1. 病因及病理

睾丸支持细胞瘤的组织学成分多为上皮小管或间质，也可伴有精原细胞瘤、绒毛膜上皮癌及畸胎瘤成分，为未分化间质细胞，体积小，呈圆形、多角形或梭形，胞浆甚少，核小而深染，可向管状形态或间质细胞分化。呈分化良好的管状型，可见管腔。少数肿瘤细胞分裂相异常活跃，有恶性征象，偶可发生转移。

2. 临床表现

睾丸支持细胞瘤好发于隐睾及两性畸形患者的睾丸，主要表现为睾丸肿块，呈圆形或卵圆形，质地韧，部分患者有疼痛和触痛，肿块生长缓慢，多单发。10%～38%患者有男性乳腺增大。青春期前患者偶有性早熟，雄性激素、雌性激素、促性腺激素升高，但也可正常。

3. 临床意义

应先行根治性睾丸切除。若为良性肿瘤，切除后，男性肿大的乳腺可很快消失。应定期随访。如有转移，则应按睾丸生殖细胞瘤处理，选用放疗、化疗或腹膜后淋巴结清除术。

（三）性腺胚细胞瘤

性腺胚细胞瘤（gonado blastoma）又称性腺发育不全性肿瘤、混合性生殖细胞瘤或性腺细胞瘤，是一种比较罕见的肿瘤，与性腺发育不全有关。在睾丸肿瘤中，仅占0.5%。可见于各年龄阶段，自婴幼儿至70岁以内均可发生，但以30岁以下为多见。

1. 病因及病理

标本可见病灶多位于性腺的一侧或双侧。肿瘤大小不一，有的需在显微镜下观察，有的可达20cm直径大小。常侵犯整个性腺，替代所有正常组织；肿瘤常呈圆形，表面光滑，稍有分叶。质软或坚硬不等，常出现钙化区，表示病灶有退行性变，切面呈白色或黄色，但变化很大，随肿瘤组织成分不同而改变。

目前，对性腺胚细胞瘤的性质尚有不同见解，有的认为是恶性肿瘤，但也有人提出是一种错构瘤或是对垂体促性激素反应的一种结节性增生。Sally（1953）则提出肿瘤含有3种成分，即支持细胞、间质组织和生殖细胞，三者的比例差别颇大，半数以上患者是以生殖细胞生长占优势，从而演变为精原细胞瘤、胚胎癌、绒毛膜上皮癌或卵黄囊癌。

2. 临床表现

临床常有以下3种不同表现：①性腺发育不全，外阴及性腺有畸形；②生殖细胞有恶变；

③肿瘤性腺间质具有内分泌功能，产生雄性激素；④患者表现为女性型，则有停经、下腹部肿块；3/4 患者表现为男性型，则有隐睾、尿道下裂等。

治疗：首先应进行根治性睾丸切除，性腺胚细胞瘤混合有生殖细胞者，预后良好，若混合精原细胞瘤或其他生殖细胞瘤，即应按生殖细胞瘤的类型和临床分期进行治疗。

（四）睾丸网腺癌

睾丸网腺癌（adenocarcinoma of rete testis）是一种少见、高度恶性的肿瘤，主要发生于成人。临床表现为一无痛性阴囊肿块，常伴有鞘膜积液，病理检查可见多发性囊性乳头状腺癌组织，含有小方形细胞，核呈扁形，病灶发生在睾丸纵隔的睾丸网。

治疗：首先应进行根治性睾丸切除术，出现腹膜后和腹股沟淋巴结转移时，再行腹膜后淋巴结清除术。

（五）睾丸类癌

睾丸类癌（carcinoid tumor）是一种少见、低度恶性肿瘤，多发生于中老年人，以 40～60 岁多见。本病分原发性和继发性，后者是胃肠道类癌的转移灶，根据癌细胞是否分泌 5-羟色胺，又分为功能性与非功能性肿瘤。组织学上，睾丸类癌分纯型与畸胎瘤混合型。一般认为，类癌是起源于畸胎瘤中某种成分的过度增长或源于睾丸本身的嗜银细胞。近年来，多数学者认为是小细胞癌前驱细胞瘤（APUD）系统的一类肿瘤。

临床表现主要为睾丸无痛性圆形肿块，生长缓慢，表面光滑，质韧，无压痛。功能性肿瘤患者可出现类癌综合征症状，有面部潮红、心悸、腹泻、间歇性高血压，并有支气管和肺动脉痉挛等类似组织胺作用的症状。

治疗应做根治性睾丸肿瘤切除，纯型类癌只要切除睾丸即可，伴有畸胎瘤者应按照睾丸畸胎瘤的治疗方案进行。

五、睾丸发性肿瘤

（一）睾丸恶性淋巴瘤

1. 病因及病理

本病比较少见，其发病率占全部睾丸肿瘤的 5%，可为原发性睾丸恶性淋巴瘤，也可为全身恶性淋巴瘤累及睾丸。本病恶性程度高，预后很差，可发生于任何年龄阶段，但 50 岁以上的患者占 80%。大多数双侧睾丸同时受累，或可同时发生或相继出现。

睾丸淋巴瘤肉眼为鲜红色、粉红色或灰白色肿块，常弥漫于整个睾丸。局部坏死很明显，肉眼难与精原细胞瘤鉴别。镜下：淋巴瘤常在曲细精管之间浸润性生长，而曲细精管的结构保留尚好。随着肿瘤的发展，这些残存的曲细精管最终被肿瘤取代。

2. 临床表现

临床特征为无痛性睾丸弥漫性肿大，少数患者伴有疼痛或不适，睾丸增大可迅速发展或缓慢增长。肿大的睾丸质地硬，表面光滑或有结节，无压痛。病程数周至数月，双侧发病或相继发病，也是睾丸淋巴瘤的另一特征。晚期常延至精索、附睾或浸润血管，并发生血行扩散，也可局部浸润或淋巴转移。由于左右两侧睾丸没有直接的淋巴和静脉相连接，除非是肿瘤多中心，否则不会相互转移，有 20% 病例侵犯双侧睾丸。

3. 超声检查

（1）睾丸肿大：睾丸明显肿大，大于正常睾丸 3 倍以上。睾丸呈均匀一致弱回声，弥漫性分布整个睾丸，尤其见于儿童。少部分中老年人，时间较长的患者，睾丸可以不均匀。

（2）睾丸和附睾受累：睾丸淋巴瘤一般要累及附睾，睾丸和附睾同时肿大。

（3）血流信号丰富：淋巴瘤的病理特点是淋巴细胞无限制增生，增生同时伴血管扩张，如同炎症改变，所以睾丸和附睾血流信号丰富，在儿童患者表现为睾丸附睾血流信号极其丰富。

4. 鉴别诊断

（1）急性睾丸炎：睾丸附睾肿大血流丰富其表现类似急性炎性改变，但发病急，合并阴囊疼痛，而淋巴瘤发病隐匿，睾丸肿大，但无明显疼痛和不适。睾丸改变淋巴瘤为均匀实质性，而炎性可以伴胀肿及局灶性改变。

（2）睾丸结核：睾丸结核可以是睾丸局灶性改变，也可以弥漫性分布在整个睾丸内，局灶性改变往往与病变的附睾相连，弥漫性改变为灶性干酪坏死灶，散在分布在睾丸内。而睾丸淋巴瘤是整个弥漫性弱回声改变，伴丰富血流，结核血流信号稀少。

（3）睾丸扭转：主要是睾丸扭转后期，睾丸肿大坏死，睾丸内呈均匀弱回声，仅凭二维图像不能鉴别，但睾丸扭转是缺血，而睾丸淋巴瘤是充血。

（4）睾丸生殖细胞性肿瘤：睾丸肿瘤也呈弥漫性弱回声改变，但血流信号稀少，有部分患者睾丸内仍然有部分正常睾丸组织。睾丸肿瘤的血量信号远低于淋巴瘤。睾丸肿瘤一般不累及附睾。

5. 临床意义

本病于施行根治性睾丸切除后，不必再行腹膜后淋巴结清除术，但应做治疗性放疗或化疗。效果多不令人满意，多数患者2年内死于全身扩散，仅约10%可较长期存活。

（二）白血病性睾丸肿瘤

1. 病因及病理

白血病性睾丸肿瘤常继发于急性白血病的儿童，有报告其发病率可达8%，比较恶性，一旦睾丸受累，平均9个月左右死亡。

白血病主要侵犯睾丸间质，白细胞浸润，破坏曲细精管。双侧睾丸受累占5%。除出现睾丸增大外，还有阴囊皮肤变色。

2. 临床表现

白血病常侵犯睾丸，尸检发现急性白血病有40%～65%的高位侵犯，慢性白血病也有20%～35%侵犯睾丸。急性淋巴细胞性白血病尤其易侵犯睾丸。白血病侵犯睾丸常不引起睾丸肿大，但睾丸活检可以证实，偶尔有睾丸肿大的病例，双侧睾丸受累较常见。

3. 超声检查

睾丸肿大，睾丸回声异常，多见增大睾丸内部弱回声，尚均匀，血流一般较丰富。多同时累及附睾。

4. 鉴别诊断

（1）与睾丸精原细胞瘤鉴别，精原细胞瘤很少伴附睾病变，有时较难鉴别，要结合相应病史。

（2）睾丸淋巴瘤、白血病与淋巴瘤在睾丸病变上具有同质性，有时难以鉴别。

（3）急性睾丸附睾炎，炎症的充血改变与白血病和淋巴瘤相似，但炎症病程短，疼痛明显。

5. 临床意义

诊断多数靠活检，睾丸切除不是主要治疗方法。应首先行双侧放疗，必要时还可辅以化疗。

第二十二章　皮肤疾病的诊断

皮肤疾病的诊断主要依靠术前皮肤科医生的肉眼观察、触摸、穿刺活检及术后的皮肤组织的病理诊断。近年来，随着超声的不断发展，高频探头能精确测量皮肤各层厚度和病变的范围及深度，有利于皮肤疾病的早期发现、术前诊断、手术方式的选择以及评估疾病的发生发展及临床疗效等。

1979 年，Alexander H 和 Miues 开始应用脉冲超声测量皮肤的厚度和皮下组织。1996 年，Tumbull DH 等曾尝试应用超声背向散射显微镜（UBM）对鼠早期皮肤黑色素瘤进行影像学研究。近年来，有国内外学者将超声生物显微镜、高频探头应用于皮肤疾病超声学与组织学对比研究，皮肤银屑病、系统性硬化病、基底细胞癌等的辅助诊断、治疗效果随访等研究。

第一节　皮肤解剖和生理特点

皮肤是人体最大的器官，位于人体的表面，覆盖全身，成人皮肤的总面积为 $1.5 \sim 2m^2$，新生儿约为 $0.21m^2$，约占人体总体重的 16％。皮肤不仅是人体重要的防线，使体内各种组织和器官免受物理性、机械性、化学性和病原微生物性的侵袭，还是一个免疫器官，具有免疫监视作用。

皮肤是由表皮、真皮和皮下组织构成，此外还有丰富的血管、淋巴管、神经、肌肉和皮肤附属器。皮肤具有 2 个方面的屏障作用：一方面，防止体内水分、电解质和其他物质的丢失；另一方面，阻止外界有害物质的侵入。皮肤保持着人体内环境的稳定性，在生理上起着重要的保护功能，同时皮肤也参与人体的代谢过程。皮肤厚度因部位不同而异，平均厚度约 2mm，眼睑、阴囊、四肢屈侧的皮肤较薄，最薄处仅 0.5mm，掌、跖、背部皮肤最厚，为 $2 \sim 3mm$。皮肤的颜色受种族、年龄、性别、外界因素影响。皮肤的附属器有毛发、毛囊、皮脂腺、汗腺、指（趾）甲。

第二节　超声检查基础

常用于皮肤疾病的超声探头以下 3 种。

（1）在超声临床检查中常用 7.5～18MHz 高频超声探头，同时具备彩色多普勒功能，对于不平整部位的病变，需要涂上耦合剂消除气体干扰。

（2）专用的皮肤超声仪器探头为 10～20MHz 的机械扇扫探头，其前方有一个水囊，由于探头精巧，用于研究不规则的表面。

（3）50MHz 以上频率的超声生物显微镜带有水囊，对表皮的病变显示得更加清晰，有利于皮肤病理的研究。

患者一般采用仰卧位，或根据病变部位采用不同的检查体位。医生戴上一次性手套，高频探头外套上无菌套防止交叉感染。检查时在病变处均匀平整地涂较厚的耦合剂，避免病变部位的不平整、气泡的干扰。肿块过于表浅时，最好用一水囊来消除近场伪差，或将病变部位放于水杯、水盆里，探头通过透明的水杯壁或水面观察。通过对疾病所在部位做纵横切面的扫查，观察病变生长部位、形态、内部回声，以及与周围组织及脏器的关系，测量其范围、基底部距离皮肤表面的深度，观察其内血流分布状态，测量血流速度、阻力指数，并对区域淋巴结进行扫查。

第三节　常见皮肤疾病

一、非肿瘤性皮肤疾病

(一) 带状疱疹

带状疱疹是累和神经及皮肤的病毒性皮肤病，多发生在肋间神经，亦可累及三叉神经等，由水痘——带状疱疹病毒感染引起的疾病，病毒可长期潜伏在脊髓神经后根神经节内，当机体免疫功能降低时，病毒活跃而发病，多单侧发病。前驱症状为发热、伴有全身倦怠或胃肠道症状。显著神经痛为其主要临床特征。多数患者于神经痛后1～4天出现皮疹，开始呈深红色丘疹，沿神经走行分布，1～2天后皮疹增多，可见较密集的小水疱，然后扩大融合形成广泛皮肤红肿。

病理变化：皮肤和周围神经的炎性变。早期表皮为细胞气球变性，出现多核细胞，进一步发展为网状变性和凝固性坏死，表皮内水疱形成。皮神经发生炎症时，表现为脱髓鞘病变及水肿出血。

超声表现：表皮变薄，表皮下局限性积液，真皮层肿胀增厚，回声减低，水疱破裂时表皮回声连续性中断。正常皮神经为相间排列的条索状回声，带状疱疹患者皮神经声像图表现为直径增粗，回声减低，线性结构紊乱、模糊不清。

(二) 银屑病

银屑病又称牛皮癣，是一种常见的具有特征性的红斑、丘疹、银屑的慢性复发性炎症性皮肤病。好发于四肢伸侧，肘和腰部、头皮、腰背部和脐周。皮肤红斑上覆盖大片粗糙鳞片。皮肤厚度大于正常人皮肤55%。病理表现为表皮角化不全，角质层内或下方有微脓肿或海绵状脓疱。

超声表现：急性期由于表皮层变厚和鳞片的存在，超声显示表皮明显的强回声带厚度增加，真皮乳头层内有厚薄不一的低回声带，鳞屑间小气泡的存在产生平行的声影使深部不能清晰显示。病理学认为病变活动期皮肤炎症，充血是真皮层低回声带产生的原因。超声可以通过观察皮肤和皮下层厚度的变化，以及真皮层内低回声带的存在或消失，来检测银屑病的疗效。

(三) 硬皮病

硬皮病是以皮肤及内脏器官结缔组织局限性或弥漫性纤维化及硬化，发生萎缩为特征的疾病。根据范围分为局限性和系统性。早期皮肤肿胀，逐渐变硬增厚，最后紧贴于皮下组织（硬化期）。组织学特征为真皮层增厚，后期累及皮全层和皮下组织层，结缔组织内纤维变粗。主要病理改变是结缔组织炎性细胞浸润、血管内膜增生、血管闭塞、纤维组织增生与硬化萎缩。

超声表现：皮肤增厚，回声不均，在低回声区内多发卵圆形强回声。皮下层内由于炎症浸润呈低回声带。皮下层内胶原纤维的增加、变薄，真皮、皮下层和肌层间分界模糊。亚急性期：皮肤不增厚，真皮层的回声渐匀，皮下层内的低回声带消失，皮下层变厚。

（四）蜂窝组织炎

蜂窝组织炎是皮肤及皮下组织、筋膜下、肌肉间的急性弥漫性化脓性感染，多发生于外伤后，也可由邻近感染经淋巴、血液循环扩散而来。

致病菌主要是溶血性链球菌，其次为金黄色葡萄球菌，亦可由厌氧性或腐败性细菌引起。溶血性链球菌引起的急性蜂窝组织炎，由于链激酶和透明质酸酶的作用，病变扩展迅速，有时能引起败血症。由葡萄球菌引起的蜂窝组织炎，比较容易局限为脓肿。

临床表现常因致病菌的种类、毒性和发病的部位、深浅而不同。表浅的急性蜂窝组织炎局部明显红肿、剧痛，并向四周迅速扩大，病变区与正常皮肤无明显分界。病变中央部位常因缺血发生坏死。如果病变部位组织松弛，如面部、腹壁等处，则疼痛较轻。深的急性蜂窝组织炎，局部红肿多不明显，常只有局部水肿和深部压痛，但病情严重，全身症状剧烈，有高热、寒战、头痛、全身无力、白细胞计数增加等。口底、颌下和颈部的急性蜂窝组织炎，可发生喉头水肿和压迫气管，引起呼吸困难，甚至窒息；炎症有时还会蔓延到纵隔。由厌氧性链球菌、拟杆菌和多种肠道杆菌所引起的蜂窝组织炎，又称捻发音性蜂窝组织炎，可发生在被肠道或泌尿道内容物所污染的会阴部、腹部伤口，局部可检出捻发音。

急性蜂窝组织炎早期声像图表现为真皮层增厚，回声减低，软组织肿胀，肌肉纹理不清或模糊，边界不清，病灶内可见散在的强光团回声，其间可见低回声区或液性暗区。随病情发展，可较早形成软组织脓肿。多普勒显示炎性变的组织内血流较丰富。

（五）结节性红斑

结节性红斑是一种发生于真皮血管及脂膜的炎症性皮肤病，与感染、药物和全身性疾病等有关的自身免疫反应或变态反应。

临床表现：小腿皮下结节，呈1～5cm大小圆形红斑，稍隆起。结节一般不会破溃，相互邻近的结节可以彼此融合可形成较大硬块。如果局部血管受压，静脉回流受阻，可引起小腿下部轻度水肿。经过3～6周后，结节逐渐消退，但屡见再发，呈此起彼伏之势，且消退后红斑处会留有色素沉着，即皮肤有暗褐色斑纹，但此时一般无痛痒感觉，愈后不留瘢痕。结节性红斑无特异性实验室检查，主要依据临床表现，一般诊断不难。某些患者可呈血沉加快，抗"O"值升高；若为结核菌致病者，结核菌素试验为强阳性，若为其他结缔组织病的伴有症状，还可见原发疾病的一些检查异常结果。

病理表现：内皮细胞增生，血管壁增厚，管腔变窄，不同程度的间隔性脂膜炎，同时有表皮均匀肥厚的病理改变。

超声检查显示患处真皮层局限性增厚，回声增强，与周围组织边界不清，彩超显示内未见明显血流信号。

（六）跖疣

跖疣是发生于足底、足跟、跖骨头或跖间的赘生物。多由人类乳头瘤病毒所引起，是寻常疣的一种。中医称之为牛程蹇，西医称为跖疣。跖疣皮损为圆形乳头状角质增生，周围绕以增厚的角质环，表面常有散在小黑点，削去表面角质层，可见疏松角质软芯。病程慢性，可持续

1~2 年不愈，有自限性，可自行消退。

病理改变：与寻常疣基本相同，但整个损害陷入真皮，角质层更厚，广泛的角化不全。空泡化细胞及炎症浸润更明显。

超声检查显示位于皮肤表皮及真皮层低回声团块，彩超显示团块内无血流或血流丰富。

二、皮肤良性肿瘤

（一）脂溢性角化病

脂溢性角化病又称老年疣或基底细胞乳头状瘤，是一种良性表皮性肿瘤。大多数发生在老年人，一般均发生在 30~40 岁以后。本病很常见，病因不明，可能是一种痣样肿瘤。常有家族史，属常染色体显性遗传。好发于面部、头皮、躯干和上肢等，皮损呈境界清晰且略高于皮面的扁平斑片，直径约数毫米至数厘米，常为椭圆形，表面光滑或呈疣状，有时覆盖较厚的脂性角质痂。病理分为 5 型：棘层增厚型、角化过度型、网状型、集落型、黑棘皮瘤型。

（二）痣

皮肤黑痣来源于表皮基底层的黑色素细胞，为良性增生病变。根据在皮肤内发生的部位不同，分为皮内痣、交界痣和混合痣。其表面平坦或略高于体表，有的光滑，有的粗糙。全身各处均可发生。

（三）皮肤瘢痕

皮肤病理性瘢痕是人类真皮内特有的纤维代谢性疾病，以过量的纤维化和胶原蛋白的沉积为特征，是人体皮肤组织损伤后的一种纤维过度增生性疾病。其组织学特点是大量成纤维细胞（fibroblast，FB）增生，细胞外基质（extracellular matrix，ECM）特别是其中胶原蛋白多糖、糖蛋白过度沉积，微血管异常增生伴少量炎性细胞浸润，胶原纤维排列紊乱。病理性瘢痕不仅是局部形态的改变，瘢痕过度收缩还能引起器官的功能障碍，如局部功能丧失、腔道狭窄等。

病理特点：真皮层内纤维细胞增生，细胞外基质过度沉积，胶原纤维排列紊乱，皮肤附属器萎缩。

（四）软纤维瘤

软纤维瘤又称皮赘，系有蒂的良性肿瘤，为纤维组织增生的赘生物。多见于中老年人，尤其是更年期的妇女，分为多发型和孤立型。病理变化：多发型为表皮角化过度，棘层肥厚，真皮乳头瘤样增生，胶原纤维疏松。孤立型主要为真皮胶原纤维，中央处有成熟脂肪细胞，可认作为脂肪纤维瘤。

（五）皮肤神经纤维瘤

皮肤神经纤维瘤（neurofibroma）在临床上常见为皮肤及皮下组织的一种良性肿瘤，发源于神经鞘细胞及间叶组织的神经内外衣的支持结缔组织，神经干和神经末端的任何部位都可发生。属于常染色体显性遗传疾病，有 2 种类型：Ⅰ型即周围型神经纤维瘤病，亦称 Von Reckling-hausen 病；Ⅱ型较为罕见，为中枢型神经纤维瘤病，其特征为双侧性听神经瘤。

神经纤维瘤病主要临床特点为牛奶咖啡色的皮肤色素斑和周围神经或颅神经的多发神经纤维瘤，皮肤色素咖啡斑状沉着是神经纤维瘤的重要诊断之一。本病男性多于女性，病程发展缓慢，多数患者除有皮肤色素斑外没有其他症状。若伴有全身皮下小结节及皮肤色素沉着，则为多发性神经纤维瘤，亦称 Von Reckling-hausen 病，且易恶变。多发性神经纤维瘤数目不定，少的几个，多的可成百上千难以计数。小的如米粒，大的似拳头，甚至可达十数公斤以上。可松弛地悬挂于皮表、皱褶。神经纤维瘤沿神经干的走向生长时呈念珠状，或蚯蚓块状形结节。

在病理形态上，肿瘤细胞的排列有 2 种类型：①瘤细胞排列为漩涡状或彼此平行排列，细胞呈栅栏状，为 Antoni A 型；②组织结构疏松，很像黏液瘤，细胞无一定排列形式，大小形态亦不均匀，瘤细胞间常有水肿液，形成微小囊肿或小泡，为 Antoni B 型。

皮肤神经纤维瘤超声表现为皮肤真皮层及皮下组织增厚，回声减低，多普勒显示回声减低区血流丰富，为低速低阻的动脉血流频谱。神经纤维瘤沿神经干的走向生长时可表现为圆形、结节状或呈梭形不等低回声团块，两端呈"鼠尾征"，多发时呈念珠状或蚯蚓块状排列，多普勒可探及低回声团块内呈点状血流信号。

（六）皮肤肿瘤样钙质沉着症

皮肤肿瘤样钙质沉着症是一种病因不明的少见疾病，可能与外伤有关，可发生于皮肤、皮下组织、浅层肌肉、肌腱、腱鞘。根据钙质沉着的范围和形态可分为，局限型、弥漫型、肿瘤型。常有家族史，并伴有高磷酸盐血症。钙质沉着用 HE 染色呈无定形或颗粒状深蓝色，用 Von-Kossa 染色呈黑色。组织化学染色显示碱性磷酸酶活性增加，周围有异物巨细胞的慢性炎性浸润，汗腺亦有钙化。钙质一般沉积在表皮浅层，亦可达真皮深层，呈不规则颗粒及球状，偶或成巢，周围有异物巨细胞的炎性反应。表皮可呈疣状，棘层增厚，其中可见钙质颗粒，肿瘤样钙质沉着显示真皮和皮下有大块钙质沉积，周围有纤维包膜和小梁，其外有异物反应。在营养不良性钙质沉着中，钙常沉积于原发疾病所致的胶原或脂肪组织变性处。病理特点为成纤维组织及胶原纤维组成的包膜内，填充乳白色石灰样糊状钙化沉积物及淡黄色乳糜状液体，囊内见大小不等的钙化灶；囊壁可见上皮细胞和多核巨细胞。

（七）皮肤血管瘤

皮肤血管瘤为先天性毛细血管增生扩张的良性肿瘤，多在出生时或出生后不久发生。随年龄而增大，有的可逐渐自行消退。

（1）鲜红斑痣：又称毛细血管扩张痣或葡萄酒样痣，常在出生后不久发生。以枕部、面部多见，多为单侧，偶发双侧，一般不超过正中线。婴儿期生长快，以后发展缓慢，达到一定程度就不再扩大，有些可以自行消退，较大或广泛者可持续终生。病理：真皮上中部毛细血管扩张，排列不规则。

（2）单纯性血管瘤：又称毛细血管瘤或草莓状瘤，表现为一个或数个鲜红色半球形柔软而分叶状肿瘤，多在出生时或出生后 3～5 周出现，生长速度快，部分在 1 岁内长到最大限度，可消退，少数并发海绵状血管瘤。

（3）海绵状血管瘤：常发生在皮下和黏膜下，可深达肌层，多在出生时或出生后不久发生，好发于头部和面部，损害为红色、紫红色、深紫色，呈扁平状、半球形、结节形、不规则形，指头大至鸡蛋大，边界清楚或不清楚，触之柔软似海绵样，压之缩小，去压后恢复，增大时可破溃或继发感染。

（4）混合型：由两种类型的血管瘤同时存在，而以其中一型为主。有时窦内血液可凝固成血栓并可钙化成静脉石。

超声检查位于皮肤表皮或真皮层、皮下组织内多个枝条状暗区或蜂窝状多囊性肿物，内呈低回声或无回声，可见有高回声分隔，合并血栓时后方回声衰减，血管在头低位时暗区可扩大，有时还可见伴有声影的强回声光点，为静脉石所致。彩超于其内可检测到静脉血流信号，探头挤压时血流消失，蔓状血管瘤呈较大的边界清楚的多囊性肿物，在多囊性暗区内可见稀疏光点在流动，有明显搏动，有时可找到其供血的大血管。CDFI不仅可检测到静脉血流信号，而且有动脉血流信号。

（八）皮肤淋巴管瘤

皮肤淋巴管瘤是胚胎淋巴组织所形成的多房性肿瘤，多见于颈上1/3或锁骨上区，边界不明显，质地柔软，穿刺可及淡黄色的液体。由淋巴管增生、扩张形成腔隙，腔隙衬以单层内皮细胞，内含淋巴液，周围有增厚的结缔组织所形成。组织学上可分为毛细管状、海绵状和囊状3种。囊性水瘤又称囊状淋巴管瘤，好发于颈侧区及颌下三角区，肿瘤内部有大量的淋巴液积聚，透光试验阳性，10岁以下儿童好发。

毛细管型淋巴管瘤在声像图上边界不清，内积有淋巴液，间隔较薄，内为无回声，有强回声分隔。囊性水瘤表现为囊腔较大，呈多房性，房腔相互连通。液性暗区常突起伸入筋膜间隙或肌肉内，伴出血或感染时，暗区内可有密集的细点状回声。CDFI示肿块的周边及部分分隔内有少许短线状或斑点状静脉血流信号。

在超声引导下穿刺抽液后，注入酒精硬化其壁可以治疗淋巴瘤。

（九）皮肤囊肿

常见的皮肤囊肿包括皮样囊肿、表皮样囊肿、皮脂腺囊肿等。

皮样囊肿又名角质囊肿、表皮囊肿，是胚胎中期遗留在周围胚胎中的外胚叶所形成的一种囊肿。实际上是发育过程中的一种畸形，出生时即存在，有一与周围组织紧密相连的完整囊壁，囊内为碎屑状物，呈粉样，大多同时含有毛发和皮脂，是先天性囊肿。组织学上，囊肿内呈鳞状上皮、脱落的上皮细胞及角化蛋白是一种真皮内含有角质的囊肿，其壁由表皮构成，好发于青年、儿童，老年少见。发病从青少年至成年，无性别差异，可发生在身体各部位。常位于皮下，偶可见于黏膜或体内脏器。以头皮、面部、颈部、背部、臀部、阴囊、骶部多见。面部好发于近中线。口腔部好发于口底和颏下区。颏部可发生在中线任何部位，最常见是在颈中线颏下部，且绝大多数位于舌骨上方。多单发，少数多发。触诊时囊肿质柔而韧，有较大张力，似面团样。临床一般无明显自觉症状，并发炎症时可有红、肿、热、痛及功能障碍的表现。生长部位不同，病程发展及表现有异。生长于口底正中的皮样囊肿多见向口内发展，病程长后，囊肿体积增大，舌被推向上方，会影响言语。

表皮样囊肿起源于异位胚胎残余组织的外胚层组织，是胎生期第3～5周时神经管闭锁不全而发生的先天性肿瘤；还可能由于外伤破裂时，一些表皮组织碎屑随外力或异物穿刺植入皮下组织内，继续增殖生长后形成。前者称为先天性，多发生在中枢神经系统和生殖系统，后者称为后天获得性、创伤性或植入性囊肿。表皮样囊肿无皮肤附件（毛发、皮脂腺、小汗腺），可发生于表皮，常见于指端、手掌、趾和跖部，偶见于前额和头顶等部位；也可发生于颅内，由神经管闭合期间外胚层细胞移行异常所致。颌面部表皮样囊肿可发生于舌下位和颌下位，是由第一、第二对鳃弓在中线融合时埋入的上皮剩余发生；也可见于口底，由第一、第三对腮弓融合时残留的上皮所发生。

皮脂囊肿是发生于皮肤或皮下组织的增生性和肥大性皮脂腺囊肿。临床表现为一个或数个球形团块，多分布在头部、躯干或生殖器的皮肤或皮下组织内，包膜光滑，囊内充满豆腐渣样物，是由皮脂物逐渐分解形成的。

三、皮肤恶性肿瘤

皮肤癌是发生于身体暴露部位的恶性肿瘤的统称，是世界各地常见的肿瘤，以澳大利亚的发病率最高（占全部癌瘤数的50%），其次为新西兰、南非、美国南部。白色人种发病率较有色人种显著增高。我国沿海和高山地区多见，有资料统计，我国皮肤癌的年发病率为2.37/10万人口。

常见致病原因包括：①日常暴晒与紫外线照射；②化学致癌物质；③电离辐射；④慢性刺激与炎症；⑤其他，如处于免疫抑制阶段、患者免疫系统功能低下、接触病毒致癌物质等。

（一）皮肤原位癌

原位癌在1912年由鲍温（Bowen）首先报道，故又称鲍温病，是一种皮内鳞状细胞癌，属于角化不良的癌前病变，其发病可能与接受砷剂或外界刺激有关。临床鲍温病的病理表现较有特征性：皮损部位表皮明显增生，棘层肥厚，可见角化亢进和角化不全。全层表皮细胞具有异型性，主要表现为核大小不一、染色深、有丝分裂像多见。还可见角化不良细胞，表现为细胞大又圆，胞浆均一红染，核固缩或消失。真皮浅层中有中等密度的淋巴细胞浸润。

本病多发于中年以上患者，男女发病率相近，可发生于身体任何部位的皮肤或黏膜，但以躯干和臀部多见。皮损初为浅褐色小斑片，以后逐渐长大，相互融合呈斑块状，常有灰黄或黑褐色厚痂，或表浅糜烂形成溃疡。5%的鲍温病患者可发展成为侵袭性鳞癌。

超声表现为表皮层或表皮真皮层的低回声团块，形态不规则，与周围组织分界清晰，内未见明显血流信号。

（二）基底细胞癌

基底细胞癌又称基底细胞上皮瘤，是来源于表皮及其附属器的一种低度恶性肿瘤，细胞成分类似不成熟的基底细胞。发病与日光照射有密切关系，好发于头面，特别是眶周、鼻翼、鼻唇沟和颊部，亦好发于手背等暴露部位。基底细胞癌起源于基底细胞或毛囊外根鞘细胞，肿瘤由具有一定异型、大小较一致的基底细胞组成，肿瘤细胞聚集成团状、巢状或索状，其周边的一层细胞常呈栅栏状排列，常与周围组织形成裂隙，可向多方向分化，肿瘤来自基底细胞呈栅栏状排列，肿瘤与基质之间存有裂隙。

患者常在中年以后发病，初为豆粒至扁豆大的坚硬结节，表面有暗灰或黄褐色痂皮，癌组织潜伏其下。皮损继续发展形成溃疡，其特征是中央稍凹陷，周边略隆起呈堤状。表面有毛细血管扩张，可侵犯、破坏局部组织造成感染和出血，极少发生转移。少数情况下，由于基底细胞癌侵犯或压迫重要的生命器官或腔口，如眼、耳、口、骨及硬脑膜，也会导致死亡。根据皮损特点，临床上可分为4型：结节溃疡型、色素型、浅表型、硬斑病样型。基底细胞癌病程缓慢，一般不发生转移。

临床上可见有各种不同的表现：有的呈丘疹状；有的呈结节状；有的呈棕色至黑色，也有的无颜色改变；有的呈边缘卷拢的溃疡，有的硬化形似凹陷瘢痕。

超声检查显示眶周、鼻翼、鼻唇沟和颊部等部位的皮肤表皮及真皮层实质性低回声团，形态不规则，或稍突出于皮肤表面，表面不光整，彩超显示较小的肿瘤内少许血流信号，较大肿瘤内血流信号丰富，呈树枝状，阻力指数<0.6。

（三）鳞状细胞癌

鳞状细胞癌又称棘细胞癌或表皮样癌，常简称鳞癌，是表皮和附属器的恶性肿瘤，源于鳞状细胞的皮肤癌，也可发生于黏膜。病因与局部长期经受慢性刺激有关。除日光的光化性损害、放射线和某些化学物质刺激等为诱发因素外，还可发生于烧伤后所致组织脆弱、时愈时破的瘢痕、慢性骨髓炎窦道等经久不愈的创口。鳞癌的恶性程度较基底细胞癌高，易发生转移。疣状癌是鳞癌的一个特殊类型，其特征是疣状外观，生长缓慢，具有慢性侵袭性。常在放射治疗、梅毒、慢性溃疡、烧伤瘢痕、日光性角化病、皮角及肉芽肿等皮肤损害基础上发生。早期可表现为粉红色丘疹状病变，其后逐渐增大呈结节，四周有硬化区域环绕。形成溃疡后，溃疡基底呈晦暗的黄白色，常被以角化物或浆液性痂皮，有恶臭。随病程进展，肿瘤的形态或以菜花状增生为特点，称为增殖型，或以向深部或四周组织浸润侵蚀为特点，称为浸润型。

组织病理：真皮内可见浸润生长的鳞状细胞团块，鳞状细胞分化程度不一，即不典型或异形鳞状细胞，更加不典型癌组织呈团块状或条索状，浸润真皮甚至皮下。

发病年龄、性别等与基底细胞癌相仿，多见于50岁以上的男性。好发于头、面和颈部，其他身体外露部位如上肢和手背亦较常见，易发生转移。初为豆粒大坚硬结节，多呈红色，表面粗糙，典型的呈烂菜花状，破溃后形成溃疡，有恶臭。

超声检查显示头部、四肢、躯干等皮肤表皮、真皮层弱回声团，向外突出，表面形态不规则，内回声欠均匀，可侵犯皮下组织，达相邻的器官。其中疣状鳞状细胞癌呈分叶或菜花状。彩超显示团块内丰富的血流从基底部发出，呈树枝，RI<0.6。恶性程度高于基底细胞癌，增长较快，并可能发生区域淋巴结转移。

（四）乳房湿疹样癌

Paget病又称湿疹样癌，是一种常见的皮肤恶性肿瘤。乳房湿疹样瘤又称乳房Paget病，本病主要为乳腺癌，偶见大汗腺癌扩展到乳头及其周围表皮的损害，主要发生于女性乳房，少见于男性。病因多为乳头下或较深处乳腺导管内癌向上累及乳头表皮，偶见于累及乳头表皮的、原发于乳头皮肤内的大汗腺癌。临床表现很像慢性湿疹，多数患者常以乳头局部奇痒或轻微灼痛而就诊。可见患者的乳头、乳晕部位皮肤发红，轻度糜烂，有浆液性渗出而潮湿，有时还覆盖黄褐色鳞屑状痂皮，病变皮肤变硬、增厚，与正常皮肤分界清楚。可短暂好转又复发。

病理：早期表皮内仅见少量Paget细胞，细胞的胞体大，呈圆形或椭圆形，胞膜不清楚，无细胞间桥，核大，核周呈云雾状，在表皮内为单个或簇集，偶可排列成管状。可扩展至毛囊上皮内，但不侵犯真皮，与真皮之间隔以受压变扁的基底细胞。乳头下乳腺导管内可见管内癌，可局限于单个导管，亦可见于多个导管。癌细胞在管上皮内扩展，往上先达表皮基底部，位于基底细胞核基膜之间，以后向上扩展至表皮。较小的乳腺导管受累后，癌细胞极易穿破基膜而成浸润性癌。乳头糜烂型超声检查显示乳头增大，回声减低，内血流较丰富，伴导管癌时，乳头下方可见低回声团块，形态不规则，内探及点、线状血流信号。

（五）乳房外湿疹样癌

发生在乳房以外其他部位皮肤的湿疹样改变的癌性疾病，称为乳房外湿疹样癌（乳房外Paget病），诊断往往需组织病理学检查。一般认为，Paget病组织病理中无角化不良细胞，是与Bowen病鉴别的依据之一。本病好发于男性，女性少见。常发生于50岁以上患者，病程缓慢，病期半年至十多年。其损害好发于顶泌汗腺分布部位，如阴囊、阴茎、大小阴唇和阴道，少数见于肛周、会阴或腋窝等处。大多为单发，少数多发，同时发生于两个部位者更少见，极少数患者可伴发乳房Paget病。乳房外Paget病可继发于腺癌的扩展，如从直肠到肛周区，从宫颈到会阴区，从膀胱到尿道、龟头或腹股沟区等，另一方面，长期在生殖器部位。对50岁以上老年人，发生在外生殖器部位或肛周长期不愈的湿疹样皮肤损害，特别是边缘明显者，应提高警惕，活检可以明确诊断。超声检查显示皮肤表皮不光滑，真皮层增厚，回声减低，与周围组织分界不清。

（六）恶性黑色素瘤

恶性黑色素瘤（malignant melanoma，MM）发病率为全身恶性肿瘤的1%～2%，主要发生于富含黑色素细胞的皮肤、黏膜、眼球等，其中原发于皮肤的恶性黑色素瘤占90%，其发病率仅占皮肤肿瘤的10%，死亡率却达80%。因其恶性程度高，极易早期转移，是机体中进展最快、预后最差的恶性肿瘤之一。本病好发于30～60岁成人，很少发生在儿童。在发病性别上几乎无差别，唯病灶部位与性别有关，发生在躯干者以男性居多，发生在肢体者女多于男，尤以面部雀斑型黑色素瘤多见于老年妇女，好发于白色人种。澳大利亚是高发区，病因尚不清楚；主要受日光照射、照射强度和发病率有关，尤其在儿童期；其他的因素包括：有非黑色素瘤皮肤癌，如基底细胞癌、鳞状上皮癌；有家族史，尤其有2个以上的家庭成员患病；皮肤痣的数量非常多（尤其大于100颗）；异常的痣，如结构不良痣、恶性雀斑患、交界痣等；良性痣受到创伤刺激、不彻底的烧灼或活体检查；内分泌异常；免疫功能减退、病毒感染等。

1. 分型

按病理分型分为以下4种。

（1）浅表扩展型：约占70%，可见于体表任何地方。先沿体表浅层向外扩展，以后逐渐向皮肤深层扩展，即所谓"垂直发展期"。

（2）结节型：约占15%，也见于体表任何一处。以垂直发展为主，侵向皮下组织，易于发生淋巴转移，更较致命性。

（3）肢端黑痣型：约占10%，多发生于手掌、足底、甲床及黏膜等处。

（4）雀斑痣型：约占5%，发生自老年人面部已长期存在的黑色雀斑。此型做水平方向生长，可向四周扩出2～3cm或更多。组织病理表现为癌细胞形态与痣细胞相似，但显著变异。有黑色素的梭形细胞，组成带状或巢穴形细胞团。

2. 临床表现

皮损初为黑色扁平或稍隆起的块，以后迅速增大，呈大小不等的乳头瘤样黑色结节或菜花状，可破溃形成溃疡，有黑色渗液。多见于中老年患者，好发于足部，也可发生在其他部位。仔细详查皮肤的病变，良好的光照和手持放大镜必不可少，色素性皮损有下列改变者常提示有早期恶性黑色素瘤的可能。

（1）颜色：大多数恶性黑色素瘤有棕、黑、红、白或蓝混杂不匀，遇皮痣出现颜色改变，应特别提高警惕。

（2）边缘：常参差不齐呈锯齿状改变，为肿瘤向四周蔓延扩展或自行性退变所致。

（3）表面：不光滑。常粗糙而伴有鳞形或片状脱屑。有时有渗液或渗血，病灶可高出皮面。

（4）病灶周围皮肤：可出现水肿或丧失原有皮肤光泽或变白色、灰色。

（5）感觉异常：局部常有发痒、灼痛或压痛。当发生上述变化时，强烈提示有恶性黑色素瘤之嫌，可以说皮肤痣一旦出现任何变化均应行切除活检术。

3. 临床分期分级

根据AJCC皮肤MM分期（Melanoma Res. 2004，14；147.）。

ⅠA期：局限，厚度<0.75mm；ⅠB期：局限，厚度0.75～1.5m。

ⅡA期：局限，厚度1.5～4.0mm；ⅡB期：局限，厚度>4mm。

Ⅲ期：区域淋巴结肿大。

Ⅳ期：远处转移。

无转移的局部原发病变，先进行包括全部深度病变的切取活检，再根据 Breslow 厚度行广泛切除。原位病变切除范围为 0.5cm，＜1mm 切除范围为 1cm，1～4mm 切除范围为 2cm，＞4mm 切除范围为 2～3cm。

NCCN 治疗指南的临床分期对早期还加入了皮肤的 Clark 分级：0 期原位癌；ⅠA 期（低危）厚度≤1mm，无溃疡，Clark Ⅱ－Ⅲ级；ⅠB 期、Ⅱ期（中高危）厚度≤1mm，有溃疡，Clark Ⅳ－Ⅴ级或＞1mm，任何类型，N0；Ⅲ期：前哨淋巴结，区域淋巴结肿大；Ⅳ期：远处转移。

4．超声检查

瘤细胞辐射生长期时沿表皮基底层和真皮乳头层之间离心性地向四周蔓延生长时，超声表现为真皮层增厚，回声减低，形态不规则。彩色超声显示回声减低区血流较丰富或不丰富。常见于雀斑型、表浅蔓延型和肢端恶性黑色素瘤的早期阶段。当瘤细胞呈垂直生长期时，肿瘤向真皮层、皮下组织深部浸润时称为垂直生长，结节型黑色素瘤可不经辐射生长期直接进入垂直生长期，超声表现皮肤表皮及真皮层，甚至皮下组织内低回声团块，形态不规则，多呈倒锥形，呈浸润生长，后方回声稍增强。彩色超声显示团块内血流较丰富或丰富，由团块底部向团块内供血。皮肤黑色素瘤侵犯真皮层后易发生淋巴结转移。恶性黑色素瘤转移的危险性和预后与病变厚度及侵犯皮肤的层次密切相关，超声能准确测量瘤体厚度，现已成为估量淋巴结转移危险度和判断预后的一种无创的方法。

（七）瘢痕癌

瘢痕发生恶性变称为瘢痕癌。Marjolin 于 1828 年首先提出由烧伤所致瘢痕形成溃疡后发生癌变的报道，故常称此种溃疡为 Marjolin 溃疡。瘢痕癌病变的四周和基底部均为实韧致密的瘢痕组织所包围，其中血管、淋巴管稀少，并可因受瘢痕组织的束缚而管腔闭塞。

临床表现：瘢痕癌多发生于因烧伤所形成的挛缩瘢痕，常在关节的邻近部位，因瘢痕组织脆弱，又不断受到关节活动的牵拉，反复破溃，经年累月，终至癌变。可表现为开始时在瘢痕上出现的丘疹样小结，发痒，以后逐渐增大破溃，成为恶性溃疡。此外，瘢痕癌也可原发于下肢慢性溃疡或慢性骨髓炎窦道部位的瘢痕组织。溃疡病变的边缘隆起增厚，有角质增生或乳头样增生变化。瘢痕癌由于局部血循环不良，放射治疗和化学疗法均疗效不佳，故一经确诊即应手术切除。因瘢痕癌大多病程进展较慢，转移发生较晚，早期手术预后较好。由于由瘢痕组织所构成的保护屏障，故通常多认为癌细胞不易发生扩散转移，病变可在较长时间内限于局部，甚至有时可见仅在溃疡的一部分发生癌变，而其余部分则仍为呈慢性炎症表现的肉芽组织。但一旦瘤组织突破保护屏障，或因手术切除时屏障遭到破坏，癌细胞将以超乎寻常的速度，迅即散播蔓延发生转移。一般以淋巴转移为主，血行转移少见。故在治疗烧伤时应强调早期切痂植皮。若瘢痕已经形成，亦应尽早手术。

超声检查显示瘢痕处皮肤真皮层明显增厚，回声减低，于真皮层向外突出的团状、菜花状的实性低回声肿物，形态不规则，表面不光滑。彩超显示肿瘤内较丰富血流信号，呈斑点状或树枝状分布。

（八）皮脂腺癌

皮脂腺癌是罕见的皮肤附件恶性肿瘤，仅占原发性皮肤恶性肿瘤的 0.7%～1.3%。多见于老年人，男女发病率相仿，好发于眼睑、面部、头皮等处，其他部位较少见。临床上多表现为黄色结节状物，质地坚实，直径大小多在 2cm 以内；肿瘤中央有凹陷性溃疡，溃疡周围隆起的皮肤常完好。皮脂腺癌一般发展缓慢，病程自数月至数年不等，有长达 30 多年者。少数肿瘤生长迅速，可溃破呈菜花样块物，常伴继发性感染及区域淋巴结转移；少数患者发生血播散，肺为常见转移部位。超声检查显示形态不规则低弱回声团，表面不光滑，内回声较低，后方声衰减明显。彩色超声可见团块内星点状血流信号，为低阻动脉频谱。

（九）皮肤转移性肿瘤

皮肤转移性肿瘤是内脏肿瘤的广泛转移，表现于皮肤的部分，多是恶性肿瘤已达到晚期的临床表现。恶性肿瘤皮肤转移的发生率虽然较其他脏器的转移率要低，仅 5%～10%，但任何内部脏器的肿瘤都可以经过血行或淋巴道转移至远处皮肤，所以皮肤转移性肿瘤临床并不少见。

皮肤转移性肿瘤的好发部位是前胸部、腹部、头颈部。其中，腹部和头皮常常为内脏肿瘤以转移性皮损为首发症状时的好发处。皮肤转移性肿瘤的发生部位与原发肿瘤间存有一定的关系，如头皮转移最常见于肺、胃、乳腺及肝癌；面部转移经常源于口腔癌；胸部转移则多见于乳腺癌和肺癌；而结肠癌多发生腹部皮肤转移或会阴部及耻骨区域皮肤转移。

皮肤转移性肿瘤最常见的临床表现为皮肤或皮下结节，其色泽可与正常皮肤颜色相同，也可为红色、淡红或紫红色，质地比较硬或韧。结节可与皮下组织粘连，但少有破溃。

超声检查显示皮肤或皮下结节，边界清晰，形态规则或不规则，血流丰富或不丰富。

皮肤转移癌的诊断主要通过针吸细胞学检查或手术活检做出的病理诊断。其治疗首先是针对原发病灶，对于皮肤局部肿瘤，可酌情采用手术切除、放射治疗、冷冻或激光疗法。